麻酔科医として必ず知っておきたい

周術期の循環管理

循環モニタリングの原理、各種測定法から
手術別循環管理の実際とトラブルシューティングまで

編／国沢卓之
（旭川医科大学 麻酔・蘇生学講座）

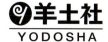

謹告

　本書に記載されている診断法・治療法に関しては，発行時点における最新の情報に基づき，正確を期するよう，著者ならびに出版社はそれぞれ最善の努力を払っております．しかし，医学，医療の進歩により，記載された内容が正確かつ完全ではなくなる場合もございます．

　したがって，実際の診断法・治療法で，熟知していない，あるいは汎用されていない新薬をはじめとする医薬品の使用，検査の実施および判読にあたっては，まず医薬品添付文書や機器および試薬の説明書で確認され，また診療技術に関しては十分考慮されたうえで，常に細心の注意を払われるようお願いいたします．

　本書記載の診断法・治療法・医薬品・検査法・疾患への適応などが，その後の医学研究ならびに医療の進歩により本書発行後に変更された場合，その診断法・治療法・医薬品・検査法・疾患への適応などによる不測の事故に対して，著者ならびに出版社はその責を負いかねますのでご了承ください．

序

　周術期管理において，循環モニターと循環制御が重要であることに議論の余地はなく，すべての職種において，絶え間なく，また，意識することなくかかわり合っている内容と思われます．しかしあまりに日常で触れ合う機会が多く，つきつめてモニタリング機器の原理を理解したり，異常値が生じるメカニズムを考えたりする機会が少ないかもしれません．また，次々と臨床に登場する数多くの機器の功罪や差違を，包括的に整理する機会はさらに少ないかもしれません．しかしながら麻酔関連の学会での演題区分を見てみると，循環管理に関する演題比率はとても多いため，これらの領域の関心の高さと臨床的重要性が示されていることが想像されました．

　そこでこのたび，循環管理を極める前の段階で，各種モニターをわかりやすく解説し，機種ごとの特徴や差違を網羅した書籍を作成できないかと本書を企画させていただきました．さらにこれらを理解するうえで，必要な原理の解説や実機の紹介，実例を挙げた循環管理も実践には必須と考え，これらを含んだ項立てをさせていただきました．麻酔科専門医をめざす医師の必携の書となることを願って制作を進めさせていただきました．

　ご執筆に関しては，麻酔科および麻酔科以外の科目をご専門とする循環管理のエキスパートの先生方を筆頭に，これからの麻酔科学会を牽引していっていただける若手医師の先生方にも多くご担当いただきました．読者の皆様におかれましては，そのエネルギーを感じながら読み進めていただけますと幸いです．また，初稿を拝読して，私は予期せぬ嬉しい誤算がございました．これは執筆者の先生方の熱意で，わかりやすい表現でありながら内容的には成書にひけをとらない項が数多く存在していることです．このため各科専門医・専攻医・初期研修医・看護師・臨床工学技士など，どなたが手にされても臨床の参考になる項が多く含まれる書籍が完成したと嬉しく感じさせていただいております．

　本書が臨床現場の皆様，ひいては患者様に大きな恩恵をもたらすことを祈念して，序文とさせていただきます．皆様のご活躍を心より祈念しております．

2016年4月

旭川医科大学　麻酔・蘇生学講座
国沢卓之

麻酔科医として必ず知っておきたい 周術期の循環管理

循環モニタリングの原理、各種測定法から
手術別循環管理の実際とトラブルシューティングまで

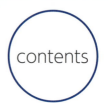

序	国沢卓之	
巻頭カラー		8
略語一覧		13

第1部　循環管理を始める前に　21

第1章　温故知新

1	Frank-Starlingの法則	佐島威行，石黒芳紀	22
2	Guytonの静脈還流曲線	佐島威行，石黒芳紀	27
3	Forrester分類	秋山浩一，中嶋康文	30
4	Stevenson/Nohria分類	秋山浩一，中嶋康文	34
5	圧容量曲線	石垣麻衣子，髙橋伸二	38
6	Fickの原理	植田裕史，髙橋伸二	44
7	Stewart-Hamilton法とpulse contour法	宮田和人，重松明香	48
8	肺動脈カテーテルの功罪	稲冨佑弦，大西佳彦	52
9	抵抗係数（RI）と拍動係数（PI）	赤坂和美	55
10	自然周波数と減衰係数	佐藤恭嘉，髙橋伸二	58
11	Westのzone分類	下出典子	62
12	後負荷の評価とその重要性	藤井　怜，坪川恒久	65

第2章　新しい機器のトピックス

1	フロートラックの第4世代アルゴリズム	佐古澄子	69
2	上大静脈血酸素飽和度測定の功罪	佐古澄子	73
3	EV1000の肺血管外水分量	佐古澄子	76
4	Radical-7®によるPIとPVI測定	佐藤　慎	80
5	LiDCOrapidの新世代アルゴリズム	佐藤　慎	83
6	エスクロン™	佐藤　慎	86

第3章　難しそう，でも有用な概念

1. 早期目標指向型治療（EGDT） ……………………………… 吉村　学　89
2. 周術期GDTプロトコルを利用した術中管理 ………………… 吉村　学　95
3. 術後回復能力強化プログラム（ERASプロトコル） ………… 吉村　学　101
4. 目標指向型輸液管理（GDT） ………………………………… 杉浦孝広　107
5. 輸液反応性 ……………………………………………………… 杉浦孝広　111
6. 動的指標 ………………………………………………………… 杉浦孝広　114

第4章　正しく理解していますか？

1. 心機能とは ……………………………………………………… 遠山裕樹　118
2. EF ………………………………………………………………… 遠山裕樹　125
3. 前負荷の3段階 〜静的指標は常に劣勢か？〜 ……………… 遠山裕樹　130

第2部　モニタリングの実際　135

第1章　多くの情報が得られる機器

1. 心電図 〜心拍数・不整脈・虚血のモニター〜 ……………… 畠山　登　136
2. 経食道心エコー検査
   A）モニターとしての役割 ………………………………… 神田浩嗣　143
   B）基礎的検査 ……………………………………………… 神田浩嗣　145
   C）診断すべき異常所見 …………………………………… 神田浩嗣　151

第2章　実際の測定項目：直接指標

1. 非観血的動脈圧 ………………………………………………… 今井英一　157
2. 観血的動脈圧 …………………………………………………… 今井英一　162
3. 中心静脈圧 ……………………………………………………… 今井英一　166
4. 肺動脈圧／肺動脈楔入圧 ……………………… 向井信弘，溝部俊樹　171
5. 混合静脈血酸素飽和度（$S\bar{v}O_2$） ………………… 内藤慶史，溝部俊樹　176
6. 心拍出量①（希釈法を利用した計測）
   A）熱希釈法 ………………………………………………… 下出典子　180
   B）経肺熱希釈法 …………………………………………… 林　健太郎　184
   C）色素希釈法 ……………………………………………… 林　健太郎　188
   D）リチウム希釈法 ………………………………………… 佐藤　慎　192

7 心拍出量②（その他）
   A) 動脈圧波形解析法 ……………………………………… 山田達也 195
   B) 脈波伝播時間解析法 ……………………………………… 山田達也 201
   C) ドプラ法 ………………………………………… 重松明香，宮田和人 204
   D) バイオインピーダンス法・バイオリアクタンス法 ………… 南　公人 208
   E) 容積補償法 ………………………………………… 佐古澄子 212
   F) 部分的二酸化炭素再呼吸法 ……………………………… 山田達也 219
   G) 経食道心エコー …………………………………………… 井出雅洋 222

第3章　実際の測定項目：間接指標

1 尿量 ……………………………………………………… 長島道生 227

2 乳酸値 …………………………………………………… 長島道生 230

3 静脈−動脈血二酸化炭素分圧較差（PCO_2 gap） ………… 長島佳代 233

4 カプノメーター ………………………………………… 石田和慶 236

5 体温モニター …………………………………………… 石田和慶 241

6 運動誘発電位（MEP） ………………………………… 和泉俊輔 247

7 脳代謝モニタリング
   A) 頸静脈血酸素飽和度（SjO_2） ………………………… 和泉俊輔 250
   B) 近赤外線分光法（NIRS） ………………………… 林　浩伸，川口昌彦 253

8 脳循環モニタリング
   A) 経頭蓋超音波ドプラ法（TCD） ………………… 林　浩伸，川口昌彦 256
   B) 眼血流 ……………………………………… 林　浩伸，川口昌彦 259

9 人工心肺機能モニタリング ……………………………… 吉田　靖 262

第3部　実際の循環管理　　267

第1章　循環管理の方法

1 循環作動薬の種類と使用法 ……………………………… 能見俊浩 268

2 機械的補助循環を利用した循環管理 ……………………… 能見俊浩 275

第2章　一般手術の循環管理

1 不整脈合併患者の麻酔 ……………………… 藤井千明，冨田晶子，林　行雄 278

2 心疾患合併非心臓手術の麻酔 ……………… 冨田晶子，藤井千明，林　行雄 282

contents

- **3** 小児麻酔 ...... 塩野晋之介，田中　基　285
- **4** 産科麻酔 ...... 松浦史博，田中　基　289
- **5** ロボット支援手術 ...... 岩崎　肇　293

第3章　心臓手術の循環管理

- **1** 心臓手術 ...... 井出雅洋　296
- **2** 小児心臓手術 ...... 岩崎達雄　300
- **3** 大血管手術 ...... 下出典子　305
- **4** 人工心肺中 ...... 吉田　靖　310
- **5** 低侵襲心臓外科手術（MICS） ...... 藤井　怜，坪川恒久　315
- **6** ロボット支援心臓手術 ...... 藤井　怜，坪川恒久　319
- **7** 経カテーテル的大動脈弁置換術（TAVI） ...... 入嵩西　毅　322

第4章　手術室外の循環管理

- **1** 集中治療領域の循環管理 ...... 鷹架健一　325
- **2** 救急領域の循環管理 ...... 丹保亜希仁　327
- **3** NICUでの循環管理 ...... 岡本年男　330

第5章　トラブルシューティング

- **1** INVOS™ 5100C 使用中の rSO_2 低下 ...... 岩崎　肇　333
- **2** 血圧上昇 ...... 下出典子　335
- **3** 動的指標は輸液過剰の指標になりうるか？ ...... 井出雅洋　337
- **4** 体動が SpO_2 に与える影響 ...... 石黒芳紀　338
- **5** 低酸素血症時の SpO_2 測定 ...... 岩崎達雄　340
- **6** 自発呼吸時の動的指標 ...... 中山力恒，溝部俊樹　342

索引 344

巻頭カラー

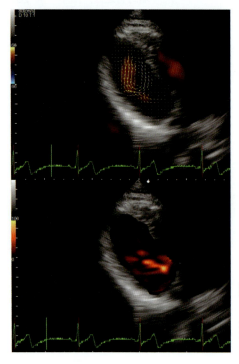

1 VFM（vector flow mapping）による心臓の血流の可視化
超音波診断装置ProSound F75 Premier（日立アロカメディカル株式会社）を用いて解析した．
（本文32ページ参照）

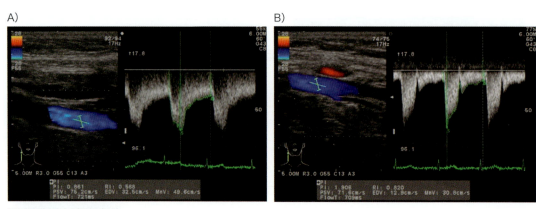

2 頸動脈血流速波形
A）内頸動脈．収縮期最高血流速度（peak systolic velocity：PSV）75.2 cm/秒と拡張終期血流速度（enddiastolic velocity：EDV）32.5 cm/秒からRI＝0.568と算出される．PIを求める際に使用する平均血流速度（mean velocity：MnV）は，各時相の最大流速のトレースにより得られる時間平均最大血流速度（time averaged maximum flow velocity：TAMV）である．各時相における平均流速を時間平均血流速度（time averaged flow velocity：TAV）として表示する装置もあることに留意する
B）外頸動脈．血管抵抗が高いために内頸動脈に比して高いRI，PIを示す．自動計測ではEDVが拡張早期に計測されることがあるため注意が必要である
（本文56ページ参照）

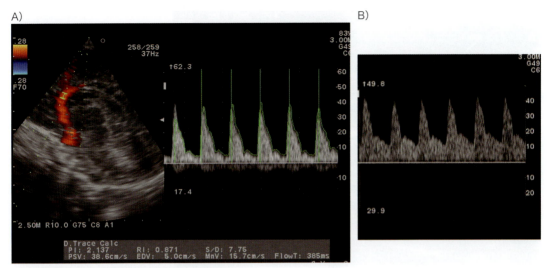

3 動脈管開存症治療前後の前大脳動脈血流
A) 結紮術前のPIは2.44,RIは0.96と高値である
B) 術後には拡張期血流の増加が得られ,PIは1.51,RIは0.75と術前に比して低下している
(写真提供:旭川医科大学麻酔科 遠山裕樹先生/同教授 国沢卓之先生)
(本文56ページ参照)

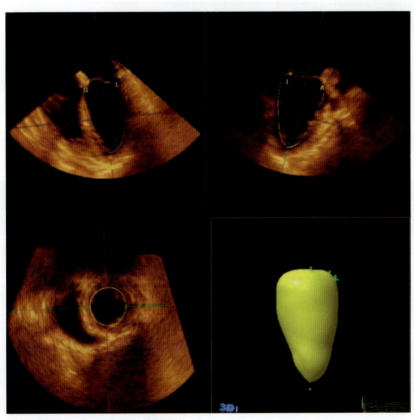

4 3次元心エコー法による計測
(本文129ページ参照)

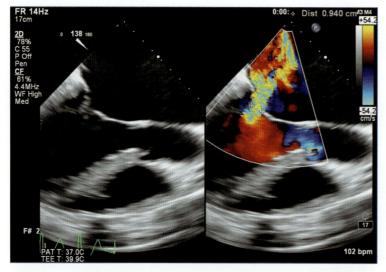

5 重症僧帽弁逆流症
中部食道長軸断面（左図），カラードプラ法（右図）でvena contracta幅が0.940 cmである
（本文155ページ参照）

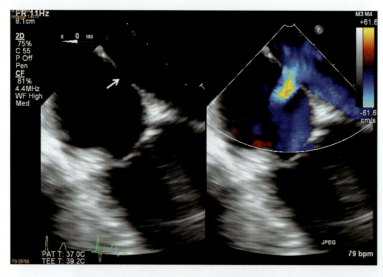

6 心房中隔欠損症
中部食道四腔断面で欠損孔（左図：矢印）を認める．カラードプラ法では左房から右房への左‒右シャントを認める（右図）
（本文156ページ参照）

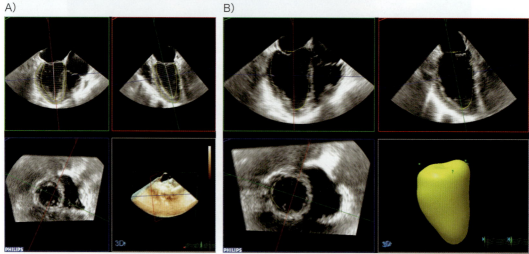

7 3D TEEによる左室容積の測定（本文226ページ参照）
A）はSimpson法，B）はfull volume dataの解析による方法．
画像提供：フィリップス社

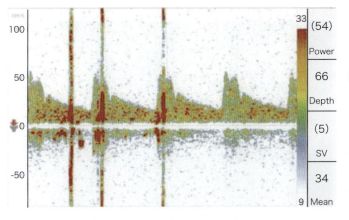

8 内頸動脈手術中のTCDによる微小塞栓子モニタリング

内頸動脈への操作を開始したところTCDにて中大脳動脈に塞栓子シグナル（high-intensity transient signals：HITS）を高頻度に観察されている．
佐藤雄一，他：術中モニタリングと血圧コントロール下に観血的に根治せしめた症候性頸部内頸動脈起始部血栓化動脈瘤の1例．脳卒中の外科，40：267-272, 2012より転載
（本文257ページ参照）

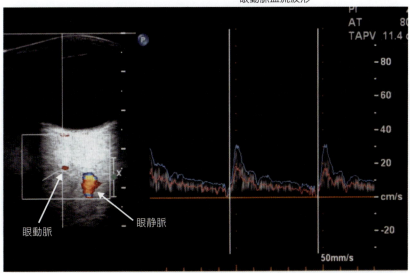

9 パルスドプラ法による眼動脈血流波形

典型的な眼動脈血流波形の特徴は，収縮期の尖ったピークと拡張期のdicrotic notchと比較的小さな血流波形が続くことである
（本文261ページ参照）

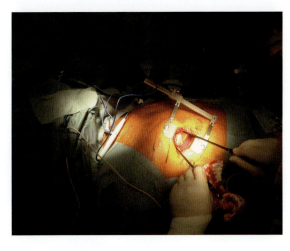

10 左肋間開胸での僧帽弁形成術

（本文316ページ参照）

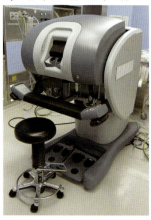
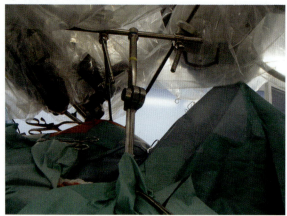

11 da Vinci サージカルシステム
(本文320ページ参照)

A) コントロールコンソール　B) ロボットユニット

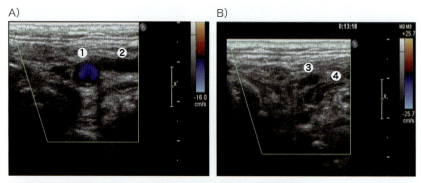

12 選択的脳灌流中の右内頸動脈の超音波画像（短軸像）
A) 右内頸動脈の血流が確認できる場合．①：内頸動脈，②：内頸静脈
B) 右内頸動脈の血流が確認できない場合．③：内頸動脈，④：内頸静脈
(本文334ページ参照)

略語一覧

略語	英語	日本語
%FS	% fractional shortening	内径短縮率
ABF	aortic blood flow in the descending aorta	下行大動脈血流量
ACT	activated coagulation time	活性凝固時間
ADH	antidiuretic hormone	抗利尿ホルモン
Af	atrial fibrillation	心房細動
AHA	American Heart Association	米国心臓協会
AKI	acute kidney injury	急性腎傷害
AP	arterial pressure	動脈圧
APCO	arterial pressure-based cardiac output	
AR	aortic regurgitation	大動脈弁閉鎖不全症
AS	aortic stenosis	大動脈弁狭窄症
ASA	American Society of Anesthesiologists	米国麻酔科学会
ASE	American Society of Echocardiography	米国心エコー図学会
AV	aortic valve	大動脈弁
BSA	body surface area	体表面積
BTシャント	Blalock-Taussigシャント	
CABG	coronary artery bypass grafting	冠動脈バイパス手術
$CaCO_2$	arterial carbon dioxide content	動脈血二酸化炭素含量
cal	calibration factor	キャリブレーション・ファクター
CaO_2	arterial oxygen content	動脈血酸素含量
CBF	cerebral blood flow	脳血流量
CCO	continuous cardiac output	連続心拍出量
CHDF	continuous hemodiafiltration	持続的血液濾過透析
CI	cardiac index	心係数
CjO_2	jugular venous oxygen content	頸静脈血酸素含量
CKD	chronic kidney disease	慢性腎臓病
$CMRO_2$	cerebral metabolic rate for oxygen	脳酸素消費量
CO	cardiac output	心拍出量
COPD	chronic obstructive pulmonary disease	慢性閉塞性肺疾患
CPB	cardio pulmonary bypass	人工心肺
CRBSI	catheter related blood stream infection	カテーテル関連血流感染
CRT	capillary refilling time	毛細血管再充満時間
CSA	cross-sectional area	断面積
$CvCO_2$	mixed venous carbon dioxide content	混合静脈血二酸化炭素含量
$C\bar{v}O_2$	oxygen content in mixed venous blood	混合静脈血酸素含量
CVP	central venous pressure	中心静脈圧
CVR	cerebral vascular resistance	脳血管抵抗
CX	circumflex artery	回旋枝
DBP	diastolic arterial pressure	拡張期血圧
DCM	dilated cardiomyopathy	拡張型心筋症
Deep TG	deep transgastric	深部経胃像
DHCA	deep hypothermic circulatory arrest	超低体温循環停止

略語	英語	日本語
DO_2	delivery O_2	酸素運搬量
DO_2I	oxygen delivery index	酸素供給指数
DOA	dopamine	ドパミン
DOB	dobutamine	ドブタミン
Ea	effective arterial elastance	実効動脈エラスタンス
EC	electrical cardiometry	電気的心臓計測法
ECG	electrocardiogram	心電図
ECMO	extracorporeal membrane oxygenation	体外式膜型人工肺
ECPR	extracorporeal cardiopulmonary resuscitation	体外循環式心肺蘇生
EDP	end diastolic pressure	拡張末期圧
EDPVR	end diastolic pressure-volume relationship	拡張末期圧・容積関係
EDV	end diastlic volume	拡張末期容積
EDV	enddiastolic velocity	拡張終期血流速度
Ees	end-systolic elastance	収縮末期エラスタンス
EF	ejection fraction	左室駆出率
EF	ejection fraction	駆出率
EGDT	early goal-directed therapy	早期目標指向型治療
EPSP	excitatory post-synaptic potential	興奮性シナプス後電位
ERAS	enhanced recovery after surgery	術後回復力強化
ESA	European Society of Anaesthesiology	欧州麻酔科学会
ESCAPE trial	Evaluation Study of Congestive Heart Failure and Pulmonary Artery Catheterization Effectiveness trial	
esCCO	estimated continuous cardiac output	
ESP	end systolic pressure	収縮末期圧
ESPVR	end systolic pressure-volume relationship	収縮末期圧・容積関係
ESV	end systolic volume	収縮末期容積
ESWS	end-systolic wall stress	収縮末期左室壁応力
ET	ejection time	駆出時間
EVLW	extra vascular lung water	肺血管外水分量
EW	external work	外的仕事
FAC	fraction area change	面積変化率
FAST	focused assessment with sonography for trauma	
FFP	fresh frozen plasma	新鮮凍結血漿
FIO_2	fraction of inspiratory oxygen	吸入酸素濃度
FPV	flow propagation velocity	左室流入血流伝搬速度
FS	left ventricular fractional shortening	左室短縮率
FTc	flow time（corrected）	左室駆出時間（補正）
FTp	flow time（peak）	左室駆出時間
GDT	goal-directed therapy	目標指向型輸液管理／目標指向型治療
GEDI	global end-diastolic volume index	全拡張終期容量
GEDV	global end diastolic volume	全拡張終期容量

略語	英語	日本語
GEF	global ejection fraction	全心駆出率
GLS	global longitudinal strain	長軸方向グローバルストレイン
hANP	human atrial natriuretic peptide	ヒト心房性ナトリウム利尿ペプチド
HCA	hypothermic circulatory arrest	低体温循環停止
HCM	hypertrophic cardiomyopathy	肥大型心筋症
HES	hydroxyethyl starch	ヒドロキシエチルスターチ
HFpEF	heart failure with preserved ejection fraction	
HFrEF	heart failure with reduced ejection fraction	
HITS	high intensity transient signals	
HPV	hypoxic vasoconstriction	
HR	heart rate	心拍数
HRV	heart rate variability	心拍数変動量
IABO	intra-aortic balloon occlusion	大動脈閉塞バルーン
IABP	intra-aortic balloon pumping	大動脈内バルーンパンピング
ICD	implantable cardioverter defibrillator	植え込み型除細動器
ICG	indocyanine green	インドシアニングリーン
ITBV	intrathoracic blood volume	胸腔内血液量
ITTV	intrathoracic thermal volume	胸腔内熱容量
IV-PCA	intravenous patient-controlled analgesia	静脈内自己疼痛管理
IVC	inferior vena cava	下大静脈
IVCT	isovolumic contraction time	等容性収縮時間
IVRT	isovolumic relaxation time	等容性拡張時間
JB-POT	Japanese Board of Perioperative Transesophageal Echocardiography	
KDIGO	Kidney Disease Improving Global Outcomes	
LA	left atrium	左房
LAD	left anterior descending artery	左前下行枝
LiDCO	lithium dilution cardiac output measurement	リチウム希釈心拍出量測定法
LITA	left internal thoracic artery	左内胸動脈
LJV	left jugular vein	左頸静脈
LV	left ventricle	左室
LVAD	left ventricular assist device	左心補助人工心臓
LVAS	left ventricular assist system	左心補助装置
LVDd	left ventricular end-diastolic dimension	左室拡張終期径
LVDs	left ventricular end-systolic dimension	左室収縮終期径
LVEDV	left ventricular end-diastolic volume	左室拡張終期容量
LVESV	left ventricular end-systolic volume	左室収縮終期容量
LVET	left ventricular ejection time	左室駆出時間
LVETc	left ventricular ejection time（corrected）	左室駆出時間（補正）
LVETi	left ventricular ejection time index	左室駆出時間係数
LVOT	left ventricular outflow tract	左心室流出路
LVSW	left ventricular stroke work	左室1回仕事量

略語	英語	日本語
LVSWI	left ventricular stroke work index	左室1回仕事量係数
MA	mean acceleration	平均加速度
MAP	mean arterial pressure	平均動脈圧
MBL法	modified Beer-Lambert 法	
MD	minute distance	血流速度（分）
MEP	motor evoked potential	運動誘発電位
MES	micro-embolic signals	
MI	mechanical index	
MICS	minimally invasive cardiac surgery	低侵襲心臓外科手術
MnV	mean velocity	平均血流速度
MPA	main pulmonary artery	主肺動脈
mPAP	mean pulmonary artery pressure	平均肺動脈圧
MPI	myocardial performance index	
MR	mitral regurgitation	僧帽弁閉鎖不全症
MS	mitral stenosis	僧帽弁狭窄症
MTT	mean transit time	平均循環時間
MV	mitral valve	僧帽弁
mVcfc	rate corrected mean Vcf	心拍補正左室平均短縮速度
NBE	National Board of Echoardiography	
NICO	noninvasive cardiac output	
NICOM	non-invasive cardiac output monitoring	
NICU	neonatal intensive care unit	新生児集中治療室
NIRS	near-infrared spectroscopy	近赤外線分光法
NRFS	non-reassuring fetal status	胎児機能不全
NRS	normal sinus rhythm	正常洞調律
NSAIDs	nonsteroidal anti-inflammatory drugs	非ステロイド性抗炎症薬
NSTEMI	non-ST elevated myocardial infarction	ST非上昇型心筋梗塞
O_2ER	oxygen extraction ratio	酸素摂取率
ONSD	optic nerve sheath diameter	視神経鞘径
OPCAB	off-pump coronary artery bypass	体外循環非使用冠動脈バイパス
Pa	pulmonary artery	肺動脈圧
PA	alveolar pressure	肺胞内圧
PAC	pulmonary artery catheter	肺動脈カテーテル
$PaCO_2$	partial pressure of arterial carbon dioxide	動脈血二酸化炭素分圧
PADP	pulmonary artery diastolic pressure	肺動脈拡張期圧
PaO_2	partial pressure of arterial oxygen	動脈血酸素分圧
PAP	pulmonary artery pressure	肺動脈圧
PASP	pulmonary artery systolic pressure	肺動脈収縮期圧
PAWP	pulmonary artery wedge pressure	肺動脈楔入圧
PBV	pulmonary blood volume	肺血液量
PC	platelet concentrate	濃厚血小板
PCCO	pulse contour cardiac output	圧波形分析式心拍出量測定法

略語一覧

略語	英語	日本語
PCI	percutaneous coronary intervention	経皮的冠動脈インターベンション
PCO_2	partial pressure of carbon dioxide	二酸化炭素分圧
PCPS	percutaneous cardiopulmonary support	経皮的心肺補助装置
PCWP	pulmonary capillary wedge pressure	肺動脈楔入圧
PE	potential energy	ポテンシャルエネルギー
PEEP	positive end-expiratory pressure	呼気終末陽圧
PEP	pre-ejection period	駆出前期時間
$P_{ET}CO_2$	end-tidal PCO_2	呼気終末二酸化炭素分圧
PGE_1	prostaglandin e_1	プロスタグランジンE_1
PH	pulmonary hypertension	肺高血圧
PI	perfusion index	灌流指標
PI	pulsatility index	拍動係数
PLR	passive leg raising	受動的下肢挙上
PM	pacemaker	ペースメーカ
PO_2	partial pressure of oxygen	酸素分圧
PP	pulse pressure	脈圧
PPV	pulse pressure variation	脈圧変動
PR	pulse rate	脈拍数
PSV	peak systolic velocity	収縮期最高血流速度
PTEeXAM	Examination of Special Competence in Perioperative Transeshophageal Echocardiograph	
PTV	pulmonary thermal volume	肺熱容量
Pv	pulmonary venous	肺静脈圧
PV	peak velocity	最高流速
PV	pulmonary valve	肺動脈弁
PVA	pressure volume area	収縮期圧容積面積
PVC	premature ventricular contraction	心室性期外収縮
PVI	pleth variability index	脈波変動指標
PVPI	pulmonary vascular permeability index	肺血管透過性係数
PVR	pulmonary vascular resistance	肺血管抵抗
PWD	pulse wave Doppler	パルス波ドプラー
PWTT	pulse wave transit time	脈波伝播時間
RA	right atrium	右房
RALP	robotic-assisted laparoscopic prostatectomy	ロボット支援腹腔鏡下前立腺全摘術
RAP	right atrial pressure	右房圧
RBC-LR	red blood cells-leukocytes reduced	赤血球液
RCA	right coronary artery	右冠動脈
RCP	retrograde cerebral perfusion	逆行性脳灌流
RI	resistance index	抵抗係数
RJV	right jugular vein	右頸静脈
RPA	right pulmonary artery	右肺動脈

略語	英語	日本語
rSO_2	regional saturation of oxygen	局所酸素飽和度
RUSH exam	rapid ultrasound in shock examination	
RV	right ventricle	右室
RVEDVI	right ventricular end-diastolic volume index	右室拡張終期容積係数
RVEF	right ventricular ejection fraction	右室駆出率
RVOT	right ventricular outflow tract	右室流出路
RVP	right ventricle pressure	右心室圧
RVP	rapid ventricular pacing	
RVSW	right ventricular stroke work	右室1回仕事量
RVSWI	right ventricular stroke work index	右室1回仕事量係数
SaO_2	arterial oxygen saturation	動脈血酸素飽和度
SBP	systolic arterial pressure	収縮期血圧
SCA	Society of Cardiovascular Anesthesiologists	米国心臓血管麻酔科医学会
SCP	selective cerebral perfusion	選択的脳灌流／順行性脳分離体外循環
$ScvO_2$	central venous oxygen saturation	中心静脈血酸素飽和度
SD	standard deviation	標準偏差
SD	stroke distance	血流速度（1心拍）
SIRS	systemic inflammatory response syndrome	全身性炎症反応症候群
SjO_2	oxygen saturation of jugular vein	頸静脈血酸素飽和度
SpO_2	oxygen saturation of peripheral artery	末梢動脈血酸素飽和度
SPV	systolic pressure variation	収縮期圧変動
SRS	spatial resolved spectroscopy	空間分解分光法
SS	sigmoid sinus	S状静脈洞
SSCG	Surviving Sepsis Campaign Guideline	
SSS	superior sagittal sinus	上矢状静脈洞
STEMI	ST elevated myocardial infarction	ST上昇型心筋梗塞
SV	stroke volume	1回拍出量
Sva	stroke volume in descending aorta	1回拍出量（下行大動脈）
SVC	superior vena cava	上大静脈
SVI	stroke volume index	1回拍出量係数
SvO_2	mixed venous oxygen saturation	混合静脈血酸素飽和度
SVR	systemic vascular resistance	体血管抵抗
SVRI	systemic vascular resistance index	体血管抵抗係数
SVV	stroke volume variation	1回拍出量変動
TAMV	time averaged maximum flow velocity	時間平均最大血流速度
TAPSE	tricuspid annular plane systolic excursion	三尖弁輪収縮期移動距離
TAV	time averaged flow velocity	時間平均血流速度
TAVI	transcatheter aortic valve implantation	経カテーテル的大動脈弁留置術
TCCS	transcranial color-coded sonography	経頭蓋超音波カラードプラ法
TCD	transcranial Doppler	経頭蓋超音波ドプラ法

略語	英語	日本語
TCI	target controlled infusion	標的濃度調節持続静注
TCO	tricuspid valve closure opening time	三尖弁閉鎖から開放までの時間
TEB	thoracic electrical bio-impedance	胸郭部電気的バイオインピーダンス
TEE	transesophageal echocardiography	経食道心エコー
TEVAR	thoracic endovascular aortic repair	胸部ステントグラフト内挿術
TG	transgastric	経胃
THI	tissue hemoglobin index	組織Hb指標
TNG	nitroglycerin	ニトログリセリン
TOF	tetralogy of Fallot	ファロー四徴症
TOI	tissue oxygenation index	組織酸素化指標
TRS	time resolved spectroscopy	時間分解分光法
TS	transverse sinus	横静脈洞
TSVR	total systemic vascular resistance	末梢血管抵抗
TSVRa	total systemic vascular resistance in descending aorta	末梢血管抵抗(下行大動脈)
TSVRI	total systemic vascular resistance index	末梢血管抵抗係数
TTFM	transit _time flow meter	トランジットタイム血流計
TV	tricuspid valve	三尖弁
V/Q	ventilation-perfusion ratio	換気血流比
VAVD	vacuum assisted venous drainage	陰圧吸引補助脱血法
VCO_2	carbon dioxide output	二酸化炭素呼出量
VF	ventricular fibrillation	心室細動
VFM	vector flow mapping	
VO_2	oxygen consumption	心筋酸素消費量
VSD	ventricular septal defect	心室中隔欠損症
VT	ventricular tachycardia	心室頻拍
VTI	velocity time integral	時間速度積分

執筆者一覧

■ 編　集

国沢卓之　　旭川医科大学麻酔・蘇生学講座

■ 執　筆（掲載順）

佐島威行	自治医科大学附属さいたま医療センター麻酔科	内藤慶史	京都府立医科大学大学院医学研究科麻酔科学教室
石黒芳紀	自治医科大学附属さいたま医療センター麻酔科	林　健太郎	旭川医科大学救急医学講座
秋山浩一	京都府立医科大学麻酔科学教室	山田達也	杏林大学医学部麻酔科学教室
中嶋康文	関西医科大学麻酔科学講座	南　公人	岐阜大学大学院医学系研究科麻酔科疼痛治療科
石垣麻衣子	筑波大学附属病院麻酔科	井出雅洋	神戸麻酔アソシエイツ
髙橋伸二	筑波大学医学医療系手術部（麻酔・蘇生学）	長島道生	旭川医科大学救急医学講座
植田裕史	筑波大学附属病院麻酔科	長島佳代	旭川医科大学麻酔・蘇生学講座
宮田和人	ニューハート・ワタナベ国際病院麻酔科	石田和慶	山口大学大学院医学系研究科医学専攻麻酔・蘇生学講座
重松明香	ニューハート・ワタナベ国際病院麻酔科	和泉俊輔	琉球大学医学部附属病院麻酔科
稲冨佑弦	国立循環器病研究センター病院麻酔科	林　浩伸	奈良県立医科大学麻酔科学教室
大西佳彦	国立循環器病研究センター病院麻酔科	川口昌彦	奈良県立医科大学麻酔科学教室
赤坂和美	旭川医科大学病院臨床検査・輸血部	吉田　靖	大阪大学医学部附属病院医療技術部臨床工学部門
佐藤恭嘉	筑波大学附属病院麻酔科	能見俊浩	イムス葛飾ハートセンター麻酔科
下出典子	兵庫医科大学病院手術センター	藤井千明	倉敷中央病院麻酔科
藤井　怜	東京慈恵会医科大学麻酔科学講座	冨田晶子	倉敷中央病院麻酔科
坪川恒久	東京慈恵会医科大学麻酔科学講座	林　行雄	桜橋渡辺病院麻酔科
佐古澄子	旭川医科大学麻酔・蘇生学講座	塩野晋之介	防衛医科大学校麻酔学講座
佐藤　慎	旭川医科大学麻酔・蘇生学講座	田中　基	埼玉医科大学総合医療センター産科麻酔科
吉村　学	JCHO徳山中央病院麻酔科	松浦史博	防衛医科大学校麻酔学講座
杉浦孝広	国立病院機構東京医療センター麻酔科	岩崎　肇	旭川医科大学麻酔・蘇生学講座
遠山裕樹	旭川医科大学麻酔・蘇生学講座	岩崎達雄	岡山大学病院小児麻酔科
畠山　登	愛知医科大学病院周術期集中治療部	入嵩西　毅	大阪大学大学院医学系研究科麻酔・集中治療医学
神田浩嗣	旭川医科大学麻酔・蘇生学講座	鷹架健一	国立病院機構帯広病院麻酔科
今井英一	新潟大学医歯学総合病院麻酔科	丹保亜希仁	名寄市立総合病院救命救急センター
向井信弘	京都府立医科大学大学院医学研究科麻酔科学教室	岡本年男	旭川医科大学病院周産母子センター
溝部俊樹	京都府立医科大学大学院医学研究科麻酔科学教室	中山力恒	京都府立医科大学大学院医学研究科麻酔科学教室

第 1 部
循環管理を始める前に

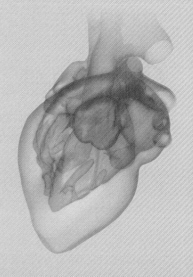

第1部　循環管理を始める前に

第1章　温故知新

1 Frank-Starlingの法則

佐島威行，石黒芳紀

- Frank-Starlingの法則とそのメカニズムを理解する
- 前負荷，収縮性，後負荷の相互作用を知る
- 実際の臨床応用を学ぶ

はじめに

　心臓の収縮力は，2つの大きなメカニズムにより規定されている．交感神経の刺激によりアドレナリンやノルアドレナリンが分泌され，β受容体刺激作用により細胞内Ca^{2+}濃度が上昇し収縮性が増大するメカニズムと，もう1つは，弛緩期の心筋が伸展されることで収縮力が増強するものである．後者は循環生理学のなかで有名な「Frank-Starlingの法則」である（図1）．

　Starlingは犬の心肺摘出標本を用いて心臓自体の機能を調べたところ，中心静脈圧（CVP）を上昇させることで，右心からの拍出量が増え，それにより肺静脈血流量が増え，左室充満圧が上昇し左心からの拍出量を増やすことがわかった．逆に，中心静脈圧を低下させた場合，左心からの拍出量が減少することを示した（図1, 2）．Starlingのこの実験で明らかにされたのは，心臓の左右の心室ともに充満圧が上昇すると心拍出量が増加するということであった（図2）．

1 長さ−張力関係

　Frank-Starlingの法則が発表される以前より，摘出した骨格筋や心筋において筋肉が伸長されることで発生する力は増加することが知られていた．図3で示したように，筋肉片の片端を床に固定し，もう一端を垂直に引っぱり，ある長さに固定し電気刺激を加える実験により，その長さにおいて発生する張力を計測することができる（図3A）．筋肉片を伸ばしていったときの発生張力を計測すると，固定長（心筋長）が長くなるほど，発生する

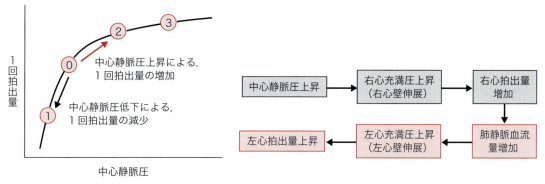

図1 ● 中心静脈圧による，1回拍出量の変化
文献2より引用

図2 ● 中心静脈圧上昇と心拍出量の関係

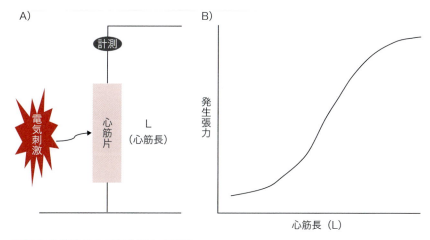

図3 ● 心筋片による発生張力の実験
文献2より引用

張力は増加する（図3B）．つまり，Frank-Starlingの法則を筋線維の収縮と発生する力を同じベクトル方向で明らかにしたのが，この長さ―張力関係（図3B）である．

心室に血液が充満して伸展されることで個々の心筋線維も伸長され，張力が増加することが，長さ―張力関係から説明することができる．

❷ 筋長の伸展が張力を変化させるメカニズム

筋肉の伸展をミクロの状態で考えてみる．筋線維の最小単位はサルコメアである．このサルコメアはアクチンが付着するZ-lineで挟まれた領域に，アクチンとミオシンが交互に重なるようになっている．筋の収縮というのは，アクチンとミオシンの相互作用によるサルコメアの短縮である．カエルの半腱様筋を用いて，サルコメア長と張力の関係性を調べた実験から，サルコメア長が2.2 μmまでは発生する張力が増加するが，2.2 μmを超えて伸ばされる場合，発生する張力が少なくなることが示された．これは，サルコメア長が

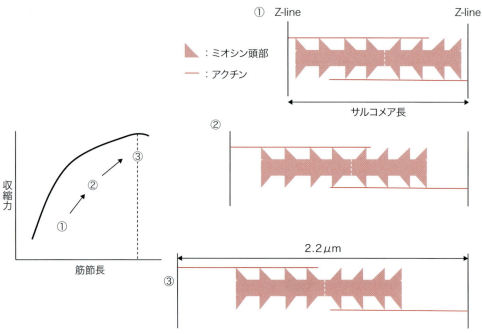

図4 ● サルコメア長による収縮力の発生機序
アクチンフィラメントが逆向きのミオシン頭部に重なることで，収縮力が減弱する．
①の状態はミオシン頭部の方向が相殺し，収縮力が小さい状態．
②の状態になるとミオシンの相殺される部分が少なくなるため，収縮力が上昇する．
③逆向きのミオシン頭部がなくなるため，最大の収縮力を発生する．このときの筋節長が2.2μmであると考えられている．
①→②→③と筋節が伸ばされるにつれて，アクチンと反対方向に向くミオシン頭部の架橋が減り，収縮力が増えてくることを示している

2.0μm以下のときには，アクチンフィラメントが筋節中央部を越えてはみ出すために，架橋が反対方向に力を発生するためである（図4①）．伸展によりこのオーバーラップしている部分が減ることで，有効な架橋形成が増えて発生張力が増加し（図4②），2.2μmで架橋形成が最大になる（図4③）．それ以上の伸展では，アクチン-ミオシンの架橋が少なくなるため，発生張力の低下が起こる．心筋の場合，骨格筋と異なり，生体内では伸長に対する抵抗が強くなるため，2.2μmを超えることはないといわれている．

また，骨格筋ではあまり顕著ではないが，心筋においては，筋の伸展によりCa^{2+}イオンに対する感受性も増加するため収縮力が増加する．近年の研究からは，サルコメアの立体格子構造が伸展により引き伸ばされて各フィラメント間の距離が近くなることで，同じCa^{2+}イオン濃度におけるアクチン-ミオシンの相互作用がより強力になることが1つのメカニズムであることが示唆されている．

❸ Frank-Starlingの法則と前負荷，収縮性，後負荷との相互関係

Frank-Starlingの法則の根底にある現象は，サルコメアが伸展することで収縮性が増すということであり，前負荷が増えれば心筋も伸展されるため，前負荷を増やすことで，収

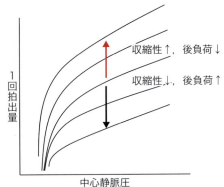

図5 ● Frank-Starling曲線の収縮性, 後負荷の変化による影響
収縮性を増加させるか, 後負荷を下げることで1回拍出量を増やすことができることがわかる.
文献2, 3を参考に作成

縮性が増加して1回拍出量が増加することになる.

　一方, 1回拍出量が増加することで, 血圧が上昇するので, 後負荷（収縮時の壁応力）が増加することになる. 後負荷とFrank-Starlingの法則は直接関係ないが, 一般に, 後負荷が増加すると, 1回拍出量は減少し, 左室収縮末期容量が増加するため, 拡張末期容量も増加して前負荷が増えることになる. これにより, 次の心拍では収縮力が増加して, 心拍出量も増える.

　このように, 収縮性の変化, 後負荷の変化も前負荷に影響し, 3つの因子が相互に作用し合っている.

❹ Frank-Starlingの臨床適用

　Frank-Starlingの法則は, 摘出した心肺モデルを用いて示されたものであり, 体内での影響は示されていない. 確かに, 中心静脈圧を上昇させることで心拍出量は増加するが, 直線関係ではないので, その有効性については患者の心臓がFrank-Starling曲線上のどの地点にいるかを常に意識しなければならない. 輸液負荷などを行い, 中心静脈圧を上げたときに, 心拍出量の上昇を認めれば, 曲線上の傾きが急な位置にいることがわかる（図1①→②）. この領域では心拍出量を増加させるのに輸液負荷が有効であることがわかる. しかし, 中心静脈圧を上昇させても心拍出量の上昇が認められない場合, 曲線のプラトー相に近いと考えられる.（図1②→③）このプラトー相に近い場合, 輸液負荷を行っても, 中心静脈圧が上昇するだけで, 心拍出量が有効に増えないだけでなく, 組織からの還流を阻害することになる. その結果, うっ血肝や腎機能低下, 静脈うっ滞による下肢のむくみなどが発生する. したがって, 臨床上, 生理的な範囲内で中心静脈圧を上昇させて心拍出量が増加しない場合, 薬理学的な補助も考える必要がある. この薬理学的に収縮性の増加, あるいは後負荷の減少により, Frank-Starlingの曲線が上方にシフトして心拍出量を増加することができる（図5）.

　生体内ではFrank-Starlingの法則は左右の心室の拍出量を等しくするという重要な役割も担っている. 例えば, 右室の拍出量が左室の拍出量よりわずかでも多い場合を考えてみ

る．右室への還流が拍出より少ないので，右室の拡張末期容量が少なくなり，拍出量は減少してくる．また左室にすると，拍出量より多い還流があると，心室の拡張末期容量が増えて，拍出は増えることになる．よって，一時的な左右の拍出量の不均衡があっても，通常は時間の経過とともに，左右の拍出量が合致するように調整される．もし，どちらかの心機能がFrank-Starlingの機序により代償されない場合には，肺循環，あるいは体循環に水分が貯留し，肺水腫，全身浮腫などになることがある．

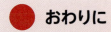

おわりに

　本項では，Frank-Starlingの法則のメカニズムから臨床への応用まで説明した．Frank-Starlingの法則は循環管理の基礎であり，正確に理解することで正しい臨床判断，治療に役立てることができる．

文献

1) Katz AM：Ernest Henry Starling, his predecessors, and the "Law of the Heart". Circulation, 106：2986-2992, 2002
2) 「Cardiovascular Physiology Concepts. 2nd ed.」（Klabunde RE），Lippincot Williams & Wilkins, 2012
3) Sarnoff SJ & Berglund E：Ventricular function. I. Starling's law of the heart studied by means of simultaneous right and left ventricular function curves in the dog. Circulation, 9：706-718, 1954

第1部 循環管理を始める前に

第1章 温故知新

2 Guytonの静脈還流曲線

佐島威行, 石黒芳紀

- 静脈還流曲線の意味を理解する
- Frank-Starlingの法則（心機能曲線）と静脈還流曲線の関係を学ぶ

1 静脈還流曲線（体血管機能曲線）

　定常状態では，心臓が拍出する血液量と心臓に返ってくる静脈還流量はほぼ等しく（全体血流量）なる．よって血液の循環は，前項（第1部-第1章1）で明らかにされた心機能と体血管機能により決定される．Guytonらは体血管機能に注目して，右房圧と体血流量（＝心拍出量，静脈還流量）の関係を調べた．

　実験的に，心臓の拍出量を減少させていくと，動脈圧は低下し，静脈圧は上昇する．拍出がなくなった時点では，動脈圧，静脈圧が等しくなり，ある一定の圧に収束する．この圧を平均体循環充満圧（mean systemic filling pressure）とよぶ．反対に，徐々に心拍出量を増やしていくと，しだいに右房圧は減少していくが，0 mmHg以下になると，ある一定の拍出量以上にならなくなる．右房圧がゼロ以下になると静脈系が虚脱してしまい，静脈還流が増えなくなるため，心拍出量も増えなくなるからである．この関係を図に示したものが体血管機能曲線（あるいは静脈還流に視点を当てて静脈還流曲線）という（図1）．

　図1で示されているように，正常の平均体循環充満圧は，おおよそ7 mmHg程度である．これが増減することで静脈還流量も変化する．すなわち，平均体循環充満圧が上昇すると曲線全体が右上方へシフトし，低下すると左下方へシフトする（図2）．平均体循環充満圧は体血管内容積（血液量）と血管のコンプライアンスで決定されるため，循環血液量が増えるか，あるいは体血管コンプライアンスが低下すると，平均体循環充満圧が増加して心臓への流入血液量も増える．見かたを変えると，同じ静脈還流量（あるいは心拍出量）のときには，循環血液量が増えるか，体血管コンプライアンスが低下すると，右房圧が上昇することがわかる．

　静脈還流は静脈が虚脱しない範囲においては，Darcyの法則により，平均体循環充満圧と右房圧の差に比例し，静脈還流に対する血管抵抗に反比例しているので，これらを含め

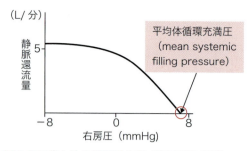

図1 正常な体血管機能曲線（静脈還流曲線）
文献2より引用

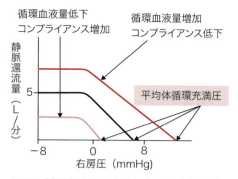

図2 循環血液量の変化による体血管機能曲線（静脈還流曲線）の変化
文献2より引用

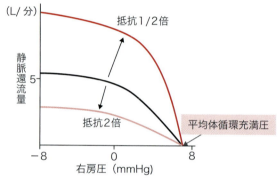

図3 静脈還流量に対する静脈系の血管抵抗値の違いによる体血管機能曲線（静脈還流曲線）の変化
文献2より引用

て，静脈還流は次の式であらわされる．

静脈還流量＝（平均体循環充満圧－右房圧）／静脈還流に対する抵抗

（健康な成人では，おおよそ静脈還流量5 L/分，平均体循環充満圧7 mmHg，静脈還流に対する抵抗1.4 mmHg/L/分である）

この式から，右房圧が上昇し，平均体循環充満圧と等しくなると圧較差がなくなるため，静脈還流量がなくなる．右房圧が減少，あるいは，平均体循環充満圧が増加すると，静脈還流量は増える．また，静脈還流に対する抵抗が上昇すると静脈還流量が減る（図3）．

❷ 静脈還流曲線と心拍出量曲線

静脈還流曲線は，右房圧と静脈還流量の関係であり，右房圧の増加により，Darcyの法則に従い，静脈還流が減少することを示している．

一方で，前述のFrank-Starlingによる心機能曲線（第1部-第1章1参照）においては，右房圧と心拍出量の関係を描いており，右房圧の増加により心拍出量が増加することがわ

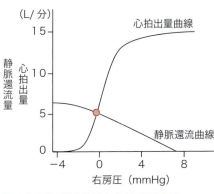

図4 ● 静脈還流曲線と心拍出量曲線

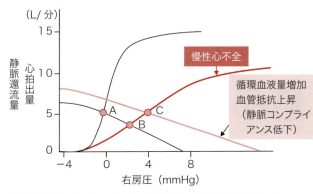

図5 ● 慢性心不全における心機能曲線と静脈還流曲線
文献3より引用

かる．この2つの曲線を同じ平面に描いてみると，図4のように描くことができる．

　静脈還流曲線と心拍出量曲線の交点（図4赤丸）は，心拍出量＝静脈還流量となる点であり，この点を循環平衡点とよぶこともある．ある一定の平均体循環充満圧と静脈血管抵抗，心機能のもとでは，心拍出量が自動的に決定されることを示している．この点を基準点とし，右房圧，心拍出量の変化による心臓以外の循環の変動を説明することができる．例えば，何らかの影響で右房圧が上昇すると，一時的に心拍出量が増えるが，静脈還流量が減少することになる．静脈還流量が減少すると右房圧が下がることになり，増加した心拍出量は減少することになる．最終的には心拍出量がもとに戻る．このように，ホメオスターシスを一定に保つように，自然に循環平衡点に戻るように調節されている．それぞれの曲線は，自律神経や循環血液量によって右方移動，左方移動し，おのおのの状態で循環平衡点が決まり，平衡点を中心に全身循環が平衡に達する．

❸ 心不全の場合（図5）

　心拍出量が低下する慢性心不全の患者と静脈還流曲線を考えてみる．慢性心不全患者の場合，変力性が低下し，心機能曲線が変化し循環平衡点がA点→B点に移動する．心拍出量の低下を代償するように，血管抵抗，循環血液量を増加させ，循環平衡点はB点→C点となる．慢性の代償反応としては，心臓のリモデリングなどが生じるために，純粋にはFlank-Starlingの機序とはいえないが，同様の代償反応により調整されているのがわかる．このように，心機能曲線を体血管機能曲線（静脈還流曲線）と組合わせることで，心臓の状態のみならず，血管，血液量などを含んだ循環全体の状態の理解が容易になる．

文献

1) Guyton AC：Determination of cardiac output by equating venous return curves with cardiac response curves. Physiol Rev, 35：123-129, 1955
2) 「Guyton and Hall Textbook of Medical Physiology 12th ed.」（Hall JE），Saunders, 2010
3) 「Cardiovascular Physiology Concepts. 2nd ed.」（Klabunde RE），Lippincot Williams & Wilkins, 2012

3 Forrester 分類

秋山浩一，中嶋康文

- Forrester分類とは，心不全の血行動態を4つのsubsetに分類して，病態や治療方針を判断することができるものである
- Frank-Starlingの心機能曲線と組合わせて，subset Iに近づけるように治療する

❶ 心不全とは？

　心不全とは，体が必要とする血液量を心臓が拍出できなくなった病態，もしくは拡張充満圧の上昇を伴わなければ拍出できない病態，と定義される．要するに，心臓が弱って体の要求に応えられなくなった状態である．原因としては，虚血性心疾患や弁膜症，不整脈，心筋症，貧血，高血圧などさまざまな疾患がありうるが，根幹の病態生理としては，神経ホルモン性因子（レニン・アンギオテンシン・アルドステロン系，カテコラミン，バゾプレシンなど）が活性化してナトリウムと水分の貯留が引き起こされ，左室充満圧の上昇，左房圧の上昇，肺うっ血へと至る．

❷ HFpEFとHFrEF

　急性心不全患者の半分は収縮能が保たれていて拡張能が低下しているheart failure with preserved ejection fraction（HFpEF）で，もう半分は収縮能も低下しているheart failure with reduced ejection fraction（HFrEF）の2グループに分けることができる[1]．高齢になるにつれ，高血圧や動脈硬化が進行すると動脈や心筋のstiffness（固さ）が増加して，HFpEFの原因となる．

　拡張期には心筋の弛緩が起こるが，それは心筋小胞体Ca^{2+}-ATPase（SERCA2a）によって細胞質中のカルシウムイオンが心筋小胞体に汲み上げられることによる．その汲み上げにはエネルギーを要する．つまり心筋の拡張は，拡張早期には受動的に起こるものではなく，能動的にエネルギーを使いながら行われるものである．この汲み上げが悪くなると拡

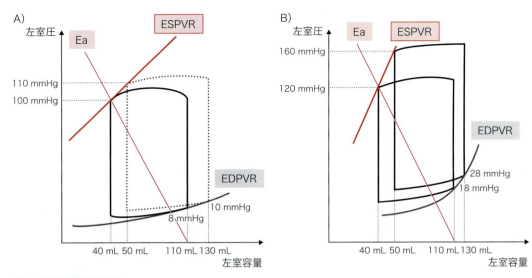

図1● 圧容量曲線の例
A）正常，B）HFpEF

張能低下につながると考えられている．

　図1は圧容量曲線の例を示しているが，図1Aは健常人で図1BはHFpEF患者の例である．EDPVR（第1部-第1章5参照）は拡張末期の圧容量関係で，HFpEF患者では拡張能が低下しているため，健常人よりも傾きが急になっている．ESPVR（第1部-第1章5参照）は収縮末期圧容量関係で，この傾きは左室の収縮末期stiffnessをあらわしており，HFpEF患者では傾きが急になっている．Ea（第1部-第1章5参照）は実効動脈（エラスタンス）のことで，この直線の傾きをあらわしており，動脈のstiffnessが増加するとHFpEF患者のように急になる．

❸ 心筋仕事量とエネルギー

　図1の圧容量曲線のループ内の面積は左室の外的仕事（EW）をあらわし，約1Wになる．これは心臓が消費するエネルギーのうちおよそ12％ほどになり（ワンポイント参照），残りの88％は基礎代謝や興奮収縮連関，ポテンシャルエネルギー（PE）などになる．図2に示すのはSugaによって発案されたPVA（systolic pressure-volume area：収縮期圧容積面積）という概念で，これはPE（potential energy）とEWの和である[2]．心不全心では正常心に比べてEWが小さく，PE部分が大きくなり，PVA全体も大きくなる．つまり心不全心では多くのエネルギーを無駄に消費していることになる．また，収縮性が一定ならPVAは$\dot{V}O_2$（oxygen consumption：心筋酸素消費量）と相関を示す．心不全心の場合には，基礎代謝や興奮収縮連関に多くの$\dot{V}O_2$が割かれ（PVA非依存性$\dot{V}O_2$），心筋が非機械的活動に多くの酸素を消費していて，効率が悪い状態となっている．

　新しいmodalityである，VFM（vector flow mapping）を用いて，心エコー画像を解

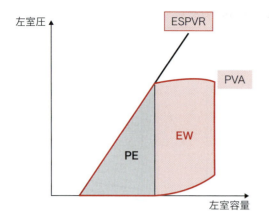

図2 ● PVA（systolic pressure-volume area：収縮期圧容積面積）
文献2より引用

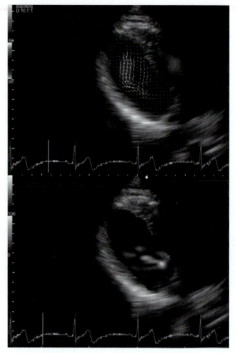

図3 ● VFM（vector flow mapping）による心臓の血流の可視化
超音波診断装置 ProSound F75 Premier（日立アロカメディカル株式会社）を用いて解析した．
（巻頭カラー **1** 参照）

析し，左室内の血流効率とエネルギー損失を計測することができる（図3）．VFMによって左室内の渦流や左室の余分な仕事量を計測することができ，今後の心不全診断のツールとして期待される．

> **ワンポイント**
>
> 駆出による圧格差 $\Delta P = 100$ mmHg として，1回拍出量Qを 70 mL とすると心拍数が 60/分のもとでは，Hagen-Poiseuille の法則より $\Delta P = Q \times R$ となり，左室の仕事率は
> $\Delta P \times Q = 100/760 \times 1.013 \times 10^5$ （N/m²） $\times 70 \times 10^{-6}$ （m³/秒） $= 0.93$ （Nm/秒）
> で，約1Wとなる．
>
> 成人の摂取カロリーを 1,800 kcal/日とすると，$1,800 \times 4,186.8$ （J）で，このうち心臓が10％消費すると仮定した場合，心臓の消費エネルギーは
> $1,800 \times 4,186.8 \times 0.1 \div 24 \div 60 \div 60 = 8.7225$ W
> $1 \div 8.7225 \fallingdotseq 0.12$
> ・・・12％となる

❹ Frank-Starling の心機能曲線と Forrester 分類

Frank-Starling の心機能曲線とは，図4Aに示すような曲線で，左室拡張末期圧（肺動

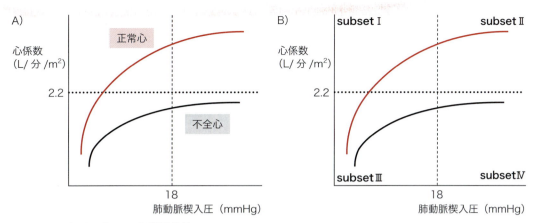

図4● Frank-Starlingの心機能曲線
A）赤線が正常心で黒線が不全心．前負荷増加により右へ移動し，強心薬投与により上へ移動する．
B）肺動脈楔入圧18 mmHgの線と心係数2.2 L/分/m²の線で4つのsubsetに分類される．
文献3より引用

脈楔入圧）と心拍出量（心係数）の関係を示したものである．正常心では前負荷を増加させると心拍出量の増大をもたらすが，心不全心では右下方に曲線が位置し，前負荷を増加させても有効に心拍出量を増加させることができないうえ，肺うっ血を増悪させることになる．

　Forrester分類は，Forresterらによって提唱された分類で，もともとは急性心筋梗塞での血行動態を心拍出量と平均肺動脈楔入圧の値で4つのsubsetに分けたものである[3]．これは心不全の病態や治療方針においても使える分類であり，Frank-Starling曲線を組合わせて病態理解と治療方針につなげることができる（図4B）．

- **subset I**：正常な状態で，この状態にもっていくことを目標に治療する．
- **subset II**：末梢循環不全を認めないが肺うっ血を伴う状態で，前負荷を軽減するために利尿薬や血管拡張薬の投与が有効である．
- **subset III**：肺うっ血はないが末梢循環不全がある状態で，輸液負荷が有効である．
- **subset IV**：末梢循環不全と肺うっ血がともにある状態で，前負荷の軽減と心拍出量を増加させるために利尿薬，血管拡張薬と強心薬の併用が必要となる．

Pitfall

全身麻酔下における手術中では，急激に血管内容量や心拍出量が変化するため，必ずしもForrester分類が通用するわけではない．手術の経過や状況を理解し，心エコーなどを利用して，患者の全身状態をその時々でベストの状態にもっていくことが大切である．

文献

1） Gheorghiade M & Pang PS：Acute heart failure syndromes. J Am Coll Cardiol, 53：557-573, 2009
2） Suga H：Total mechanical energy of a ventricle model and cardiac oxygen consumption. Am J Physiol, 236：H498-505, 1979
3） Forrester JS, et al：Correlative classification of clinical and hemodynamic function after acute myocardial infarction. Am J Cardiol, 39：137-145, 1977

第1部 循環管理を始める前に

第1章 温故知新

4 Stevenson/Nohria 分類

秋山浩一，中嶋康文

- Stevenson/Nohria 分類とは，心不全患者の病歴と身体所見から血行動態を4つの profile に分類し，予後の予測や初期治療のガイドをするものである
- うっ血と臓器低灌流の指標となる身体所見を知る必要がある

1 Stevenson/Nohria 分類

　2003年の JACC で Nohria らによって Stevenson/Nohria 分類が提唱された[1]．これは慢性心不全患者対象の study であるが，図1のように，病歴と身体所見から血行動態を4つのグループに分類し，初期治療のガイドや1年後の死亡・緊急心移植のアウトカムを予測するものである．横軸はうっ血の有無で，縦軸は臓器低灌流の有無で分類する．うっ血の指標としては，最近の起坐呼吸の有無，頸静脈怒張，ラ音の聴取，腹部頸静脈反射，腹水，末梢浮腫，肺動脈弁閉鎖音の左方放散，Valsalva 手技に対する血圧の square wave 出現，で評価する．臓器低灌流の指標としては，脈圧比の低下，交互脈，症状を伴う低血圧（起立性を除く），四肢冷感，意識レベルの低下，で評価する．評価後に profile A, profile B, profile C, profile L の4 profile に分類する．

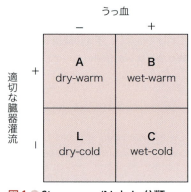

図1 ● Stevenson/Nohria 分類
文献1より引用

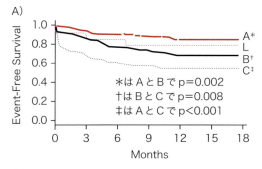

表1 ● 4 profile別全患者での1年後の死亡率＋緊急心移植についての多変量解析

分類	全患者		NYHA Ⅲ/Ⅳ	
	ハザード比	p値	ハザード比	p値
Profile A	Reference	—	Reference	—
Profile B	1.83	0.02	2.23	0.03
Profile C	2.48	0.003	2.73	0.009
Profile L	1.94	0.19	1.94	0.28

文献1より引用

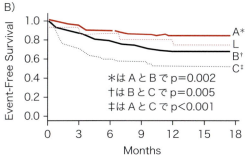

NO. AT RISK						
Profile A	123	117	111	106	101	91	75
Profile B	222	193	167	153	140	122	106
Profile C	91	49	49	45	43	39	30
Profile L	16	15	15	14	13	13	9

図2 ● 4 profile別全患者でのKaplan-Meier生存曲線の比較
A) 1年後の死亡率
B) 1年後の死亡率＋緊急心移植
文献1より引用

　Nohriaらによると，4 profile別全患者での1年後の死亡率についてのKaplan-Meier生存曲線（図2A）と，1年後の死亡率＋緊急心移植についてのKaplan-Meier生存曲線（図2B）が図2のようになるとした．どちらのアウトカムについてもprofile Bとprofile Cはprofile Aよりも悪く，profile Cはprofile Bよりも悪い結果となっている．profile Lに関してはnが少ないために有意差は出ていない．また表1のように全患者で，1年後の死亡率＋緊急心移植について多変量解析した結果，profile B（ハザード比1.83，p＝0.02）とprofile C（ハザード比2.48，p＝0.003）は独立した予測因子となった．NYHA Ⅲ/Ⅳ度の患者に限定した場合でも，profile B（ハザード比2.23，p＝0.03）とprofile C（ハザード比2.73，p＝0.009）と独立した予測因子となっている．

❷ 心不全の身体所見

　うっ血と低灌流の指標となる各身体所見のうち，複雑なものを解説する．

1）頸静脈怒張

　頸静脈の怒張は，内頸静脈と外頸静脈どちらでもよいが，内頸静脈は解剖学的に胸鎖乳突筋の背側を走行しており，よく見れば観察可能であるが，筋肉の発達によっては困難な場合がある．外頸静脈の方が皮下を走行しており観察は容易である．また，左頸静脈は鎖骨下静脈と合流した後，大動脈前面を通過するので，頸静脈圧が高値となる場合があり，計測するなら右頸静脈の方がよい．

　通常，頸静脈圧は自発呼吸下では吸気で減少し，呼気で増加する．調節呼吸下では陽圧換気となるため，吸気で増加し，呼気で減少する．どちらの場合も呼気終末で頸静脈波の頂点の高さを計測する．頸静脈の高さを計測可能にするためにベッドを30〜45度ヘッドアップする．胸骨角（胸骨柄と胸骨体の接合部分）から頸静脈波の頂点まで垂直距離を計測し，3 cm未満であれば正常，3 cm以上なら頸静脈怒張と判定する．

2）腹部頸静脈反射

　腹部の圧迫により頸静脈波が4 cm以上上昇するかをみる．そのためには，はじめの状態で頸静脈波の頂点が頸部の下方に位置するようにベッドのヘッドアップの程度を調節しておく．そして，患者に軽く開口しながら通常の呼吸を続けてもらい，臍部から上腹部正中を手のひらでゆっくりと10秒間圧迫し，頸静脈拍動の頂点が何cm，何秒変化するかをみる．頸静脈波が上昇しないか，しても1〜2心拍でもとに戻る場合は正常である．10秒間にわたって4 cm以上の上昇があった場合は腹部頸静脈反射陽性と判定する．

3）肺動脈弁閉鎖音の左方放散

　これはⅢ音のことであり，Ⅱ音の直後120〜180 m秒の拡張早期に出現する低音の過剰心音である．ベル型聴診器を用い，左側臥位で心尖部を聴診する．拡張早期に心室へ急速に流入した血液が心室壁にぶつかり，心室が振動することが原因と考えられている．Ⅲ音が聴取されると特異度99％で心不全といえるとの報告がある[2]．

4）Valsalva手技に対する血圧のsquare wave出現

　Valsalva手技とは深吸気で息こらえをすることである．まず，聴診法にて収縮期血圧を測定し，その後収縮期血圧より15 mmHg高い圧でマンシェットを加圧して，Korotkoff音の消失を確認後，Valsalva手技を10秒間行い，息をすべて吐いてもらう．Korotkoff音がValsalva手技中とその後でいつ聞こえるかで判定を行う．

　図3のように，正常ならValsalva手技開始直後に，胸腔内圧上昇による大動脈圧への影響で，一過性の血圧上昇がみられ，そのときにKorotfoff音が聴取された後，Valsalva手技終了後の交感神経反射による血圧上昇でKorotkoff音がまた聴取される（図3A）．これが心不全患者の場合には正常パターンではなく，異常パターンになる．異常パターンには2種類あり，"absent overshoot"パターンと，"square wave"パターンである．absent overshootパターンは，中等度までの心不全患者でみられるパターンで，正常パターンで

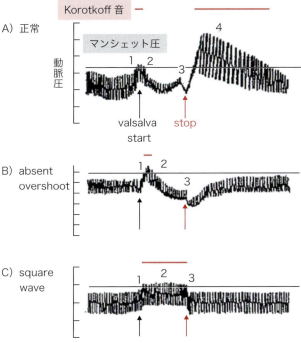

図3 ● 心不全の重症度別のValsalva手技に対する血圧反応
文献3より引用

みられるようなValsalva手技終了後の第4相のovershootがないパターンである（図3B）．これは正常なら第3相でValsalva手技の解放によって，一時的に肺静脈に血液が貯留することで低血圧となり，その後第4相で交感神経反射によって血圧上昇が起こるが，心不全心の場合には心拍出量を増加させることができないと考えられる．square waveパターンは重度の心不全患者でみられるパターンで，Valsalva手技中持続的にKorotkoff音が聴取される（図3C）．これは，末梢血管の収縮や神経ホルモン因子の賦活化，静脈還流が減少したときでさえも左室内血流量が減少しないほどの血管内容量の増加，などが原因として考えられる．

> **ワンポイント**
>
> 手術中においては患者の体を視認することが困難であり，バイタルや数字でのみ患者の全身状態を把握しがちである．術中においても患者の顔面のみならず，全身を視認することは全身状態を細かく評価するために重要であろう．

文献

1) Nohria A, et al：Clinical assessment identifies hemodynamic profiles that predict outcomes in patients admitted with heart failure. J Am Coll Cardiol, 41：1797-1804, 2003
2) Wang CS, et al：Does this dyspneic patient in the emergency department have congestive heart failure? JAMA, 294：1944-1956, 2005
3) Felker GM, et al：The Valsalva maneuver: a bedside "biomarker" for heart failure. Am J Med, 119：117-122, 2006

第1部 循環管理を始める前に

第1章 温故知新

5 圧容量曲線

石垣麻衣子，髙橋伸二

- 圧容量曲線を用いて収縮能，拡張能，前負荷，後負荷などのパラメーターが左室機能に及ぼす影響を理解する
- 代表的な病態の圧容量曲線の特徴がわかる

1 圧容量曲線とは

　圧容量曲線は，横軸に左室容量，縦軸に左室圧をとり，1心周期における左室容量と左室圧をプロットして描いた曲線である．左室機能を理解し，種々の疾患における左室機能の変化を理解するのに役立つ．

　図1Aは1心周期の左室圧および左室容量の時間変化をあらわしている．

a) 心室充満期（図1A-a）：僧帽弁が開き，左房から左室に血液が流入する．

b) 等容性収縮期：僧帽弁が閉鎖し，左室収縮が始まる．容積が変わらないため，横軸に垂直な線になる（図1A-b）．

c) 心室駆出期：大動脈弁が開き，左室から大動脈へ血液が流出する．圧が上昇した後に低下するため山なりの曲線になる（図1A-c）．

d) 等容性弛緩期：大動脈弁が閉鎖し，左室弛緩が始まる．容積が変わらないため，横軸に垂直な線になる（図1A-d）．

　この図から，左室容量に左室圧を対応させてプロットすると圧容量曲線が描ける（図1B）．

　1回拍出量（stroke volume：SV）は，

SV＝EDV（end diastolic volume：拡張末期容積）－ESV（end systolic volume：収縮末期容積）

の式であらわされ，圧容量曲線上ではループの横幅に相当する．

　左室駆出率（ejection fraction：EF）はEF＝SV/EDVの式で計算できる．

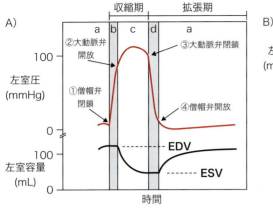
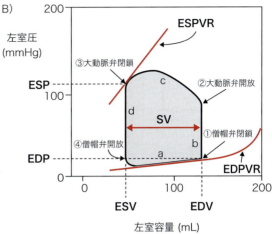

図1 ● 圧容量曲線（正常）
A）1心周期の左室圧，ならびに左室容量の時間変化，B）左室圧容量曲線
a：心室充満期，b：等容性収縮期，c：心室駆出期，d：等容性弛緩期
ESV：収縮末期容積，EDV：拡張末期容積，ESP：収縮末期圧，EDP：拡張末期圧，SV：1回拍出量，ESPVR：収縮末期圧・容積関係，EDPVR：拡張末期圧・容積関係

❷ ESPVR（収縮末期圧・容積関係）

　圧容量曲線の左肩〔ESV，ESP（end systolic pressure：収縮末期圧）の交差する点〕を通るESPVR（end systolic pressure–volume relationship：収縮末期圧・容積関係）の傾きは，前負荷・後負荷に左右されない心筋固有の**収縮能の指標**である．この勾配をEes（end-systolic elastance：**収縮末期エラスタンス**）という．
　収縮力が一定のときに下大静脈をバルーンで閉塞して前負荷を変化させながら左室収縮末期圧と左室容量を測定してプロットするとこの直線が描ける（下大静脈閉塞法）．

❸ EDPVR（拡張末期圧・容積関係）

　ESPVRと同様に，下大静脈閉塞法を用いて前負荷を変化させながら左室拡張末期圧と左室容量を測定してプロットすると，指数関数で近似できるEDPVR（end diastolic pressure–volume relationship：拡張末期圧・容積関係）曲線が描ける．EDPVR曲線は左室拡張能をあらわす．EDPVR曲線は左室容量が小さいときに傾きが小さく，容積が大きくなると傾きが急になる特徴がある．

❹ 後負荷について（図2）

　収縮末期圧-1回拍出量関係（ESV，ESPの交差する点から横軸上のEDVの点に向かっ

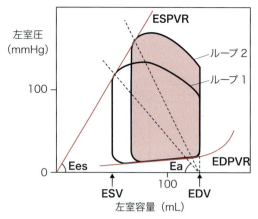
図2 ● 後負荷の指標：実効動脈エラスタンス（Ea），および後負荷の変化

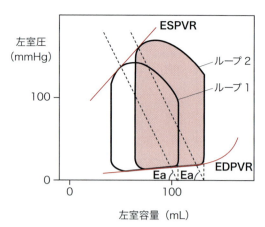
図3 ● 前負荷の指標：拡張末期容積（EDV），および前負荷の変化

Ea：実効動脈エラスタンス，Ees：収縮末期エラスタンス

て引いた直線）の勾配が**実効動脈エラスタンス**（effective arterial elastance：Ea）であり，**後負荷の指標**である．

　図2のループ2はループ1よりも実効動脈エラスタンス（Ea）が大きく，後負荷が増大しており，その影響で1回拍出量が減少している．また，2つのループにおいて拡張末期容積（EDV）は等しく，ESPVR直線の傾きも同じであり，前負荷と心収縮性は変化していない．

❺ 前負荷について（図3）

　圧容量曲線において前負荷の最もよい指標は拡張末期容積（EDV）である．拡張末期圧（end diastolic pressure：EDP）は心臓のコンプライアンスによって変化するため，前負荷のよい指標とはいえない．

　図3においてループ2はループ1よりも拡張末期容積（EDV）が大きく，前負荷が増加していることがわかる．また，実効動脈エラスタンス（Ea）の角度は同じであり後負荷は変化していない．前負荷の増加の結果として，1回拍出量は増加している．

❻ 圧容量曲線と心室仕事（図4）

　圧容量曲線で囲まれる部分の面積は，1回拍出量を送り出す際に心室が外部に対してする仕事という意味で**外的仕事**（external work：EW）とよばれる．

　ESPVR直線，EDPVR曲線，収縮期圧容量曲線で囲まれる部分の面積を**総機械的エネルギー**（pressure volume area：PVA）とよぶ．

　PVAからEWを引いた部分の面積を**ポテンシャルエネルギー**（potential energy：PE）

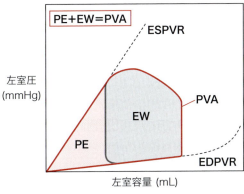

図4 ● 圧容量曲線と心室仕事
EW：外的仕事，PE：ポテンシャルエネルギー，PVA：総機械的エネルギー

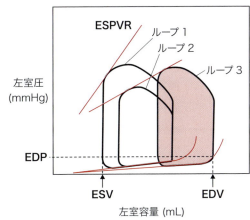

図5 ● 圧容量曲線にみる心収縮性の低下

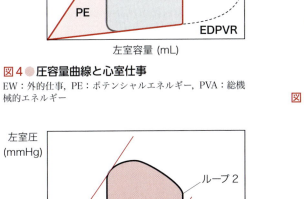

図6 ● 圧容量曲線にみる拡張能の低下

といい，1心拍が終わったときに失われるエネルギー（**内的仕事**）の大きさをあらわす．

総機械的エネルギー（PVA）は心収縮性が一定のとき心筋酸素消費量と高い相関を示すことが知られている．

❼ 心収縮性の低下について（図5）

収縮性の低下を反映してESPVR直線が右下方に移動すると，1回拍出量が低下し，収縮末期容積（ESV）が増加する（ループ2）．

収縮不全が慢性化すると，体液貯留などの代償機構が働き（代償性に前負荷・後負荷が増加し），ループが右に移動する（ループ3）．拡張末期容積（EDV）が増加し1回拍出量を稼ぐが，拡張末期圧（EDP）が上昇する．

❽ 拡張能低下について（図6）

拡張機能の低下はEDPVR曲線の上方へのシフトをきたし，同じ左室拡張末期容積（EDV）に対して拡張末期圧（EDP）が上昇する．

9 病態別の圧容量曲線

1）大動脈弁狭窄症（AS）（図7）

　　後負荷が上昇し，収縮期血圧を維持するために高い左室圧が必要になるため，縦に長い圧容量曲線になる．左室コンプライアンス低下のためにEDPVR曲線が上にシフトする．
　　圧容量曲線の面積の増加は左室の外的仕事（EW）の増加を反映し，内的仕事（PE）も著明に増加する．大動脈弁狭窄症（AS）による心筋酸素消費量の増加をあらわしている．

2）大動脈弁閉鎖不全症（AR）（図8）

　　慢性大動脈弁閉鎖不全症（AR）では容量負荷による左室の拡大が起こる．拡張末期容積（EDV）は緩徐に増大するため，拡張末期圧（EDP）は比較的正常に保たれる．心収縮性の低下がなければ収縮末期容積（ESV）は正常である．
　　ARを反映して等容性拡張期の線がX軸に垂直でなくなる．

3）僧帽弁閉鎖不全症（MR）（図9）

　　慢性僧帽弁閉鎖不全症（chronic MR）では左房とともに左室にも容量負荷が加わり，左室は拡大する．拡張末期容積（EDV）が緩徐に増大するため，拡張末期圧（EDP）は比較的正常に保たれる．低圧の左房に逆流するため，通常駆出率（EF）は増加しており，1回拍出量も保たれる．圧が低いうちに左房への逆流が始まってしまうため，等容性収縮期が極端に短くなる．
　　急性僧帽弁閉鎖不全症（acute MR）では急激な拡張末期容積（EDV）の上昇に対して拡張末期圧（EDP）の著明な上昇がみられる．

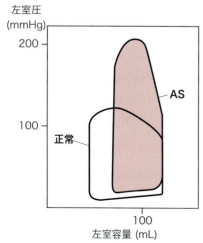

図7 ● 大動脈弁狭窄症（AS）の圧容量曲線

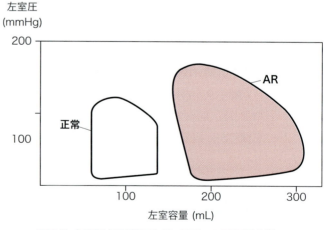

図8 ● 大動脈弁閉鎖不全症（AR）の圧容量曲線

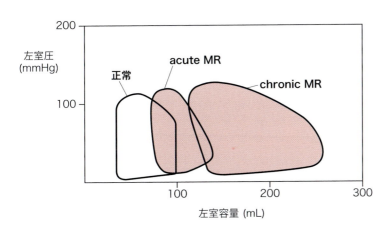

図9 僧帽弁閉鎖不全症（MR）の圧容量曲線

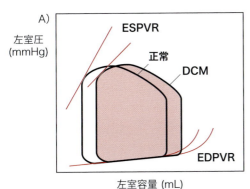

図10 心筋症の圧容量曲線
A）拡張型心筋症（DCM），B）肥大型心筋症（HCM）

4）拡張型心筋症（DCM）・肥大型心筋症（HCM）（図10A, B）

　拡張型心筋症では心収縮性の低下，左室拡大，拡張末期容積（EDP）の上昇を反映した圧容量曲線になる（図10A）．

　肥大型心筋症では左室肥大による心収縮性の上昇，コンプライアンス低下を反映して大動脈弁狭窄症（AS）に類似した圧容量曲線になる（図10B）．

まとめ

　圧容量曲線によって，前負荷，後負荷，心収縮性，拡張能の変化が左室機能に及ぼす影響を視覚的に理解することができる．また，各病態の圧容量曲線は病態生理の理解を容易にし，麻酔に伴うさまざまな介入の影響についてもイメージしやすくなる．

文献
1）「Miller's Anesthesia, Eighth Edition」（Miller RD, et al, eds), Lippincott Williams & Wilkins, pp477-478, pp2051-2061, 2015
2）「心臓手術の麻酔 第4版」（新見能成/訳），メディカル・サイエンス・インターナショナル，pp398-427, 2014年

6 Fickの原理

植田裕史，髙橋伸二

- 心拍出量が測定・計算できるようになる
- 原理自体は質量保存の法則を言い換えたものにすぎない

1 心拍出量はなぜ重要か[1]

　健全な心臓は調節機構の作用を受けながら，身体活動による末梢組織の需要に応じて血液を駆出し，その活動に必要な酸素を供給している．

　しかし心臓のポンプ機能が障害されると，心臓は末梢組織の酸素需要に応じられなくなる．この状態が心不全である．また心臓のポンプ機能が保たれていても，末梢組織の酸素需要が増大すれば同様に相対的な心不全状態であり，何らかの介入が必要となる．

　すなわちいずれにせよ，心臓のポンプ機能を評価することは，その生体に適切な循環が保たれているかを判断するために重要である．

　心拍出量は心臓が1分間に拍出する血液量のことであり，単位はL/分である．これは心臓のポンプ機能を知るための重要な指標の1つである．

2 心拍出量を知るには―Fickの原理[2]

　生体の心拍出量は，Fickの原理を用いて測定できる．Fickの原理は質量保存の法則の概念にもとづいている．

　図1のように流量Q（L/分）で流れている液体を考えよう．ある物質をn（mg/分）で投入したとき，

物質が1分間にトータルで流入する量（$C_1 \times Q + n$）＝物質が1分間で流出する量（$C_2 \times Q$）

であることが質量保存の法則より自明であるから，式を変形すれば

$$Q = \frac{n}{C_2 - C_1}$$

が得られる．

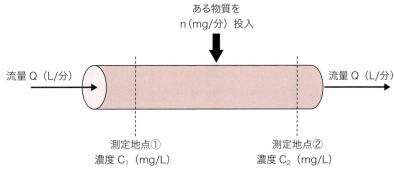

図1 ● Fickの原理のモデル
液体がQ（L/分）の流量で流れているところに，ある物質をn（mg/分）で投入する．
文献2を参考に作成

すなわち**液体中の物質について，入り口の濃度，出口の濃度，途中で加えられる量**，の3つがわかれば液体の流量が求められる，という原理がFickの原理である．

❸ Fick法による心拍出量測定の実際

さてここに，動脈血酸素飽和度100％，肺動脈血酸素飽和度75％，ヘモグロビン値12 g/dL，酸素消費量250 mL/分の人がいたとする．この人の心拍出量が求められるだろうか．

Fickの原理において，投入する物質を酸素に（つまりnを酸素消費量に），測定地点①を肺動脈に（つまりC_1を肺動脈血酸素濃度に），測定地点②を肺静脈に（つまりC_2を肺静脈血酸素濃度に）置き換えると，肺循環の血流量Qが求められる．これはシャントがない場合は心拍出量と等しい．この方法を**Fick法**とよぶ．

ちなみに酸素消費量は酸素計を用いて呼気中の酸素量を測定することでわかるが，体表面積当たりの標準的な酸素消費量である125 mL/分/m^2を利用し計算することも多い．

上記において肺動脈血酸素濃度は混合静脈血酸素濃度と等しく，肺静脈血酸素濃度は動脈血酸素濃度と等しいと仮定すると，Fickの原理を用いれば，

$$心拍出量（L/分）= \frac{酸素消費量（mL/分）}{動脈血酸素濃度（vol\%）-混合静脈血酸素濃度（vol\%）}$$

である．

> **ワンポイント**
>
> 血中酸素濃度は，
> 酸素濃度（vol%）＝ヘモグロビン値（g/dL）×1.34（mL/g）×酸素飽和度
> で計算できることが知られている．ちなみに1.34とは，1gのヘモグロビンに結合できる酸素の量（mL）である．

それではFick法を使って先ほどの患者の心拍出量を計算してみよう．

$$心拍出量 = \frac{250 \text{ mL/分}}{12 \text{ g/dL} \times 1.34 \text{ mL/g} \times 1.00 - 12 \text{ g/dL} \times 1.34 \text{ mL/g} \times 0.75}$$

$$= \frac{250 \text{ mL/分}}{4.02 \text{ mL/dL}}$$

$$≒ 62.2 \text{ dL/分}$$

$$= 6.22 \text{ L/分}$$

❹ Fickの原理の応用

1) 各臓器の血流量を求める

Fickの原理を理解すれば，さまざまなものに応用可能である．

心拍出量にとどまらず，腎血流量，脳血流量，肝血流量などの臓器血流量の測定も可能である．また投入するものを物質に限定する必要はない．すなわち，**「色素」**や**「熱」**を使ってもよいのである．

> **Pitfall**
> 加える物質を指示薬とよぶが，指示薬にしても熱にしても，実際は一定の速度で投与し続けるわけではなく急速投与するものがほとんどである．
> そのため持続的に測定すると濃度は急激な上昇・低下をみせる．
> その際は，濃度をグラフ化し積分計算することで，平均濃度を算出可能である．

2) 酸素消費量を求める

前述のFick法による心拍出量の計算では酸素消費量を用いたが，生体の酸素消費量はいつも一定というわけではなく病態によっては変化する．

その際にも，逆説的ではあるが心拍出量，動脈血酸素濃度，混合静脈血酸素濃度を求めることができれば，酸素消費量を評価することが可能だということである．

酸素消費量（mL/分）＝心拍出量（L/分）×〔動脈血酸素濃度（vol％）−混合静脈血酸素濃度（vol％）〕

例えばsepsis（敗血症）に陥っているときなどがこれにあたる．

Fick法の式をただ変形しただけであるが，この算出方法は逆Fick法ともよばれる．

❺ 肺動脈カテーテルとFickの原理

現在Fickの原理を用いて行われる最も手軽で一般的な心拍出量の測定として，**肺動脈カテーテル**を用いて行われるものが知られている．

1970年にSwanとGanzらによって報告された肺動脈カテーテル（Swan-Ganzカテーテル）の登場により，投入するものを「熱」とし，実際に測定するものを「温度」とする

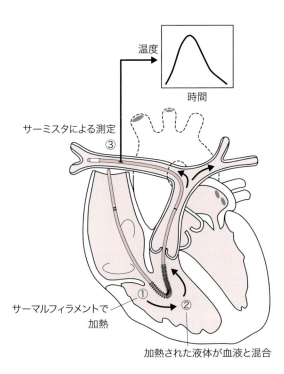

図2 ● 肺動脈カテーテルでの心拍出量モニタリング

サーマルフィラメントで加熱された血液（①）が周囲の血液と混合（②）し，その先での温度変化をサーミスタにより測定する（③）ことで，Fickの原理より心拍出量が計算可能となる．
文献3より引用

「熱希釈法」を利用しての心拍出量測定がベッドサイドで容易に可能となったのである（第2部-第2章6-A参照）．

ちなみに当時の測定は，実際に10 mLほどの水を右房ハブから急速注入していたとのこと．現在の肺動脈カテーテルでは，カテーテル先端から14〜25 cmの部位にサーマルフィラメントが巻き付いており，これが血液を加熱しその後の温度変化をカテーテル先端でモニタリングすることによって，持続的に心拍出量をモニタリングしている（図2）．

Pitfall

温度を測定して心拍出量を計算しているということは，何らかの外的要因により血液の温度が急激に変化しているときには，正確な値が出ない可能性があることを意味する．
具体的には人工心肺離脱時の加温時，急速輸液時，急速輸血時，急激な発熱時などがそれにあたる．

文献

1） 小室一成，長谷川洋：心臓の機械的活動．「標準生理学 第7版」（小澤瀞司，福田康一郎/監修），pp573-588，医学書院，2009
2） 澤村匡史：肺動脈カテーテル（PAC）：その仕組みと原理，歴史的変遷と問題点．INTENSIVIST，3：203-216，2011
3） 肺動脈カテーテル．「ICUブック 第3版」（Marino PL/著，稲田英一/訳），pp141-155，メディカルサイエンスインターナショナル，2008

7 Stewart-Hamilton法と pulse contour法

宮田和人，重松明香

- Stewart-Hamilton法もpulse contour法も心拍出量測定の計測方法である
- Stewart-Hamilton法は指示薬希釈法による測定と熱希釈法による測定がある
- pulse contour法は動脈圧波形より血流量波形を計算し心拍出量を計算する
- pulse contour法ではソフトウェアのバージョンアップによる心拍出量計算式の変更がある

1 Stewart-Hamilton法

　指示薬希釈法（色素希釈法）による心拍出量測定方法は，あらかじめ濃度のわかっている指示薬を体内に決まった量注入し，体循環によって混合希釈された指示薬の濃度変化を測定することにより心拍出量を計算するものである．指示薬希釈法による心拍出量測定の原理はStewart-Hamilton法で説明できる．

　1897年Stewartはイヌやウサギの中心静脈に生理食塩水を注入し大腿動脈から生理食塩水の濃度変化を測定し心拍出量を測定した．

　Stewart法の測定原理は以下のように考えられている．

　ある濃度の指示薬 C_0（mg/mL）を V_0（mL）体内に投与すると，体循環によって指示薬の濃度は混合希釈される．指示薬は心拍出により末梢組織に運ばれ，血中濃度は低下し最終的には0となる．

　混合希釈後の体内での指示薬の濃度を C_1（mg/mL），指示薬の濃度が0になるまでに拍出される血液量を V_1（mL），指示薬の濃度が0になるまでの時間をt（秒）とする．心拍出量をF（mL/秒）とするとF（mL/秒）＝ V_1/tであらわされる．

　最初に投与した指示薬の量は $C_0 \times V_0$（mg）であり，これは C_1 と C_1 の濃度が0になるまでの時間t，心拍出量Fをかけたものに等しい．

　すなわち $C_0 \times V_0 = C_1 \times t \times F$ となり，

心拍出量F（mL/秒）＝ $C_0 \times V_0 / C_1 \times t$

となる．

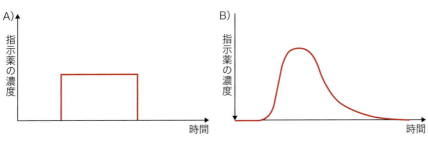

図1 ● 指示薬希釈法：指示薬の血中濃度変化
A）投与後に瞬時に変化すると仮定，B）実際の濃度変化
文献1より引用

　Stewart法による式は，指示薬の血中濃度が段階的に上昇，低下するのではなく直線的に上昇すると仮定されている（図1A）[1]．そこでその点を改善するためHamiltonが補正を加えた．血液の流れは層流であり血管内の中心部が管壁に近い部分より速度が速い．そのため，指示薬の血中濃度は緩やかに変化し，図1Bのような曲線を描くと考えられる[1]．この曲線で囲まれた面積と心拍出量とかけた値が$C_0 \times V_0$と等しくなるため，Stewart-Hamilton式では

心拍出量 $F = C_0 V_0 / \int c(t)dt$

となる．

　この方法はベッドサイドで施行することも可能であるが，シャントがある場合は不正確になる．また指示薬の再循環がないことを前提にしているため，再循環がある場合は濃度曲線の下行脚を一部推定し計算することになる．

　熱希釈法はこの指示薬希釈法を応用したもので，指示薬の代わりに熱を用いる．すなわち注入する水の量をV_0（mL），注入する水の温度をT_0，血液の温度T_b，血液の温度変化曲線を$\Delta T_b(t)$とすると

心拍出量 $F = V_0(T_b - T_0)K_1 / \int \Delta T_b(t)dt$

（K_1：熱伝導や密度で決定する係数）
となる．

　この方法による心拍出量の測定は，肺動脈カテーテルが普及してから急速に広まった．利点としては，ベッドサイドで簡便に測定できかつ指示薬希釈法のような再循環の問題を心配しなくてよい点があげられる．

❷ pulse contour法

1）動脈圧波形の成り立ち

　左室から大動脈に血液が駆出されると動脈圧波形がつくられる．最大値である収縮期圧を示した後，大動脈弁が閉鎖するとdicrotic notchが出現する．ここまでが収縮期である．拍出された血液は大動脈に流れ込むが，大動脈は弾性線維に富んでいるため血管拡張し血

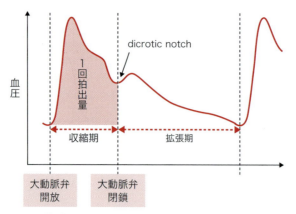

図2 ● 動脈圧波形

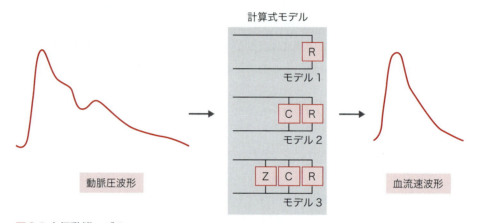

図3 ● 血行動態モデル
R：末梢血管抵抗，C：大動脈の弾性，Z：特性インピーダンス
文献2を参考に作成

液をプールする．収縮期に大動脈に蓄えられた血液が拡張期に末梢側へ放出されるとその後最小値である拡張期血圧までゆっくり圧は低下する（図2）．

　この血行動態を数式にあらわす多くのモデルが考えられた．最も単純なモデルは末梢血管抵抗（R）のみを用いたモデルである（モデル1）．しかし末梢血管抵抗だけでは，実際は動脈圧波形を説明することができないため，他の要因を追加した．大動脈の弾性性（C）を追加したのがモデル2であり，特性インピーダンス（Z）を追加したものがモデル3である（図3）[2]．

　windkesselモデルとはこのモデル3を説明したものである．末梢血管抵抗（R）は定常流に対し定常圧のかかった状態での抵抗であり，平均血圧と平均血流の比であらわされる．大動脈の弾性性（C）とは動脈コンプライアンスのことで，拍動血流が流れることで生じる圧の変化と拍動血流の比のことである．また特性インピーダンス（Z）とは大動脈近位部分におけるインピーダンスであり，大動脈基部の伸展性や大動脈弁などに規定される．

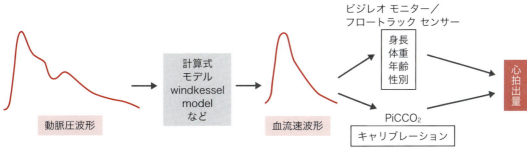

図4 ● pulse contour法による心拍出量測定
文献3を参考に作成

2）pulse contour法による心拍出量測定

　pulse contour法の心拍出量測定では，得られた動脈圧波形から前述のwindkesselモデルなどを用い，血流速波形を構築する．通常動脈圧波形は大腿動脈や橈骨動脈などの末梢動脈から得られることが多いためそれも考慮する．

　この得られた血流速波形に個々の身長，体重，年齢，性別のデータで補正し心拍出量を得るか，熱希釈法などでキャリブレーションを加え心拍出量を測定する（図4）[3]．

　現在日本で使用されている心拍出量を測定できる機器には，ビジレオ モニター／フロートラック センサー（エドワーズライフサイエンス株式会社）やPiCCO$_2$（株式会社東機貿）などがあるが，各機器の測定法の原理については第2部-第2章の各項を参照されたい．

　pulse contour法による心拍出量測定は，さまざまな数式モデルにより計算されるため，経験の集積によるソフトウェアのバージョンアップにより数値の変動がある．また測定は動脈圧波形の質によるため，測定上のアーチファクト（回路内の気泡や共振）に注意する．

文献
1）Reuter DA, et al：Cardiac output monitoring using indicator-dilution techniques: basics, limits, and perspectives. Anesth Analg, 110：799-811, 2010
2）Berton C & Cholley B：Equipment review: new techniques for cardiac output measurement--oesophageal Doppler, Fick principle using carbon dioxide, and pulse contour analysis. Crit Care, 6：216-221, 2002
3）Geerts BF, et al：Methods in pharmacology: measurement of cardiac output. Br J Clin Pharmacol, 71：316-330, 2011

第1部 循環管理を始める前に
第1章 温故知新

8 肺動脈カテーテルの功罪

稲冨佑弦，大西佳彦

- 肺動脈カテーテルは重症患者に広く使用されてきた
- 肺動脈カテーテルの使用は患者のアウトカムを改善しないとの報告が多い
- アウトカムを改善せず合併症のみが増加する場合には使用するべきではない
- 肺動脈カテーテルが有用である症例・病態を判断し使用を検討するべきである

1 肺動脈カテーテルの有用性に関するエビデンス

　肺動脈カテーテル（pulmonary artery catheter：PAC）は重症患者に広く使用されている．しかしながらその有用性に関しては近年多くの議論が行われている．Connorsらが1996年に発表したSUPPORT trial[1]では，入院期間中にPACが必要となった患者群での30日死亡率の有意な上昇とICU滞在期間と医療費の有意な上昇が報告された．しかしSUPPORT trialは傾向スコアマッチング（propensity score matching）を用いた観察研究であったため，ランダム化比較試験（RCT）での検討が必要であると結論付けられた．うっ血性心不全に対するPACの有用性を検討したThe Evaluation Study of Congestive Heart Failure and Pulmonary Artery Catheterization Effectiveness（ESCAPE）trial[2]は米国で26施設，433名の心不全患者を対象に行われた多施設RCTであるが，PACの使用は死亡率や入院期間を減少させず，有害事象が増加するという結果であった．ESCAPE trialを含む6つの大規模RCTがseptic shock，ARDS，うっ血性心不全，ハイリスク外科手術の患者において行われたが，いずれもPACの使用によって合併症は有意に増加するが，死亡率の減少や臓器障害の軽減効果は示されなかった．

2 肺動脈カテーテル使用に伴う合併症

　PACによる合併症は，誤穿刺に伴う合併症とカテーテル関連血流感染に伴う合併症が大半である．穿刺手技については近年エコーガイド下穿刺などの進歩で大きく減少している

と考えられる．またカテーテル関連血流感染（CRBSI）については留置期間を72時間以内とすることなどで発生を大幅に減少させることが可能とされており，実際にSakrらの大規模前向き観察研究[3]によるとPACの挿入は死亡率を上昇させないことが示されている．

❸ 肺動脈カテーテルは本当に患者のアウトカムを改善しないのだろうか？

　ではなぜPACの使用によって死亡率は減少しないのであろうか．2014年に日本人の大規模多施設コホート研究で注目すべきものが発表された．この論文は2007〜2012年までにThe Acute Decompensated Heart Failure Syndromes（ATTEND）registryに登録された4,842人を対象としたコホート研究[4]であり，急性心不全患者に対するPACの有用性を傾向スコアマッチングを用いて検討している．スコアのマッチした1,004人の比較では，全死亡率はPAC群で有意に低く（4.4％ vs. 1.7％），心臓死も有意に低下しており，特に収縮期血圧100 mmHg未満の患者や強心薬の使用されている患者において顕著に死亡率を低下させた．対象が同じ心不全患者であるESCAPE trialと比較すると，コントロール群の死亡率は5％と4.4％とほぼ同等であるのに対し，PAC群では4.7％と1.7％とATTEND registryでは死亡率の改善効果が認められている．ESCAPE trialではDOAまたはDOBを3 μg/kg/分以上前もって投与されていた患者，ミルリノンの投与を受けていた患者，血清クレアチニンが3.5 mg/dL以上の患者は除外されていたが，ATTEND registryではこれらの患者も含まれているため，患者の重症度が異なる可能性がある．言い換えればより重症な患者ではPACの使用が有意に生存率を上昇させる可能性があると考えられる．

　また心不全の治療について，ESCAPE trialではガイドラインに則り，強心薬をなるべく使用せず，利尿薬および血管拡張薬での治療が推奨されていたが，実際にはコントロール群とPAC群でそれぞれ強心薬が39％と44％投与されていたのに対し，ATTEND registryではコントロール群とPAC群で22.3％と21.5％であった．

　心不全治療における強心薬投与に関しては，頻脈による心筋虚血や不整脈の原因となるため死亡率を増加させるとの考え方から近年では使用を控える傾向にあるが，ESCAPE trialの行われていた時期は治療方針の変遷の過渡期であり，その結果PAC群で強心薬の使用が増加する傾向が認められた．

　PACは臨床的な状態を明確にすることを可能とする診断ツールであるが，適切な解釈が行われなければ有用性を発揮できないものであるため，漫然とした使用ではその効果は限定的となるが，前述のRCTの結果のみでPACがアウトカムを改善させないとは断言できないと考えられる．

表1 ● 肺動脈カテーテルが有用である症例

- 補助循環が使用されている症例
- 右心不全症例全般
- 肺高血圧を呈する重症左心不全症例（肺動脈楔入圧の上昇と肺血管抵抗の上昇を合併するもの）
- 慢性肺血栓塞栓性肺高血圧症や原発性肺高血圧症など重度の肺高血圧症例
- OPCABのようにスタビライザーやポジショナーの使用により心臓の拡張性や至適な前負荷が頻繁に変化する症例
- LVAD装着術

など

4 肺動脈カテーテルが有用である症例

このことからPACの使用が有用である症例を適切に選択することが重要となる．特に有用と考えられる症例としては，表1にあげた症例などがある．

文献

1) Connors AF Jr, et al：The effectiveness of right heart catheterization in the initial care of critically ill patients. SUPPORT Investigators. JAMA, 276：889-897, 1996
2) Binanay C, et al：Evaluation study of congestive heart failure and pulmonary artery catheterization effectiveness: the ESCAPE trial. JAMA, 294：1625-1633, 2005
3) Sakr Y, et al：Use of the pulmonary artery catheter is not associated with worse outcome in the ICU. Chest, 128：2722-2731, 2005
4) Sotomi Y, et al：Impact of pulmonary artery catheter on outcome in patients with acute heart failure syndromes with hypotension or receiving inotropes: from the ATTEND Registry. Int J Cardiol, 172：165-172, 2014

第1部 循環管理を始める前に
第1章 温故知新

9 抵抗係数（RI）と拍動係数（PI）

赤坂和美

- 抵抗係数（RI）と拍動係数（PI）は動脈血流波形を評価する指標である
- RIとPIの高値は，ともに末梢血管抵抗が高いことを反映する
- 治療後の血流波形の客観的評価に用いることが多い

1 求め方と意味

　抵抗係数（resistance index：RI）は抵抗指数ともいい，動脈血流速度から算出される指標で，末梢の血管抵抗を反映するとされる．RIは下記の式から算出される（図1A）．

RI＝（収縮期最高血流速度−拡張終期血流速度）/収縮期最高血流速度

　拍動係数（pulsatility index：PI）は拍動指数ともいい，血流速の変異性の程度，波形の評価を客観的にあらわす指標である．PIは下記の式にて算出される．

PI＝（収縮期最高血流速度−拡張終期血流速度）/平均血流速度

　RIが1心拍中の2点の情報しか考慮していないのに対して，PIは1心拍中のすべての情報を含んでいることから情報量が多く，末梢血管抵抗の評価に有用であるとされる．RIもPIもドプラビームと血流のなす角度に依存しない．

2 頸動脈超音波検査

　末梢血管抵抗は脳実質を栄養する内頸動脈において低く，顔面や硬膜，軟部組織を栄養する外頸動脈において高い[1]．内頸動脈は頭蓋外にて分枝せず，さらには通常は総頸動脈から分岐する際に外側，あるいは下方を走行し，外頸動脈より径が太いことから同定できるが，血流速波形からも内頸動脈と外頸動脈を判別することが可能である（図1B）．頸動脈超音波検査は頸部内頸動脈までの観察にとどまるが，内頸動脈のRIやPIが著しい高値を示す場合は，頭蓋内の内頸動脈閉塞による血管抵抗の上昇を疑うことが可能である．

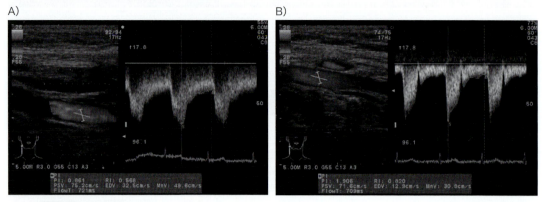

図1 頸動脈血流速波形（巻頭カラー**2**参照）
A) 内頸動脈．収縮期最高血流速度（peak systolic velocity：PSV）75.2 cm/秒と拡張終期血流速度（enddiastolic velocity：EDV）32.5 cm/秒からRI＝0.568と算出される．PIを求める際に使用する平均血流速度（mean velocity：MnV）は，各時相の最大流速のトレースにより得られる時間平均最大血流速度（time averaged maximum flow velocity：TAMV）である．各時相における平均流速を時間平均血流速度（time averaged flow velocity：TAV）として表示する装置もあることに留意する
B) 外頸動脈．血管抵抗が高いために内頸動脈に比して高いRI，PIを示す．自動計測ではEDVが拡張早期に計測されることがあるため注意が必要である

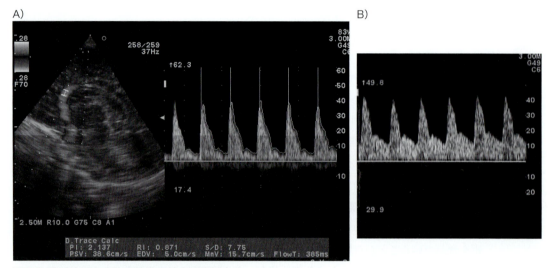

図2 動脈管開存症治療前後の前大脳動脈血流（巻頭カラー**3**参照）
A) 結紮術前のPIは2.44，RIは0.96と高値である
B) 術後には拡張期血流の増加が得られ，PIは1.51，RIは0.75と術前に比して低下している
（写真提供：旭川医科大学麻酔科 遠山裕樹先生／同教授 国沢卓之先生）

❸ 経頭蓋超音波ドプラ法

　　　経頭蓋超音波ドプラ法（transcranial Doppler：TCD，第2部‒第3章8‒A参照），さらにはBモード断層上に目的とする血管をリアルタイムに描出できる経頭蓋超音波カラードプラ法（transcranial color-coded sonography：TCCS）にて，中大脳動脈や前大脳動脈などの血流速度を記録できる．動脈管開存症の乳幼児においては前大脳動脈の拡張期血流が低値，すなわちPIが高値を示すが，結紮術後に拡張期血流が増加し，健常児と同様の血流速波形となることが知られている（図2）．

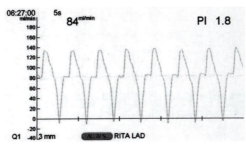

図3 ● 冠動脈バイパス術後のグラフト血流
左前下行枝へバイパスされた内胸動脈グラフトのPIは1.8,
グラフト血流量は84 mL/分と計測された
(写真提供：旭川医科大学心臓外科教授 紙谷寛之先生)

　症候性の頸動脈狭窄においては，しばしば自動調節により末梢の抵抗は低下し，頭蓋内の動脈のPIは1.0未満となるが，頸動脈血栓内膜剥離術後にPIの増加を認めることが報告されている．

4 冠動脈バイパスグラフト血流

　冠動脈にバイパスしたグラフトの血流を手術中に評価し，必要時に修復することは重要である．トランジットタイム血流計（transit-time flow meter：TTFM）を用いてグラフト血流が評価されるが，この場合のPIは

PI＝（最大流量－最小流量）/平均血流量

にて算出される（図3）．左冠動脈への動脈グラフト不全の指標としては，①平均血流量の低下（＜15 mL/分），②PIの高値（＞5），③収縮期優位の血流速波形が報告されており，大伏在静脈使用時や右冠動脈へのバイパス時にも適用されている．

　一方で，左前下行枝にバイパスされた内胸動脈グラフト血流が拡張期優位の血流速波形とならない理由としては，グラフト狭窄以外にも冠動脈血流との競合や内胸動脈の血流の多くが流れる枝の存在，心筋梗塞による支配領域の低収縮なども考えられることに留意が必要である．

文献
1) 日本脳神経超音波学会・栓子検出と治療学会合同ガイドライン作成委員会：頸部血管超音波検査ガイドライン．Neurosonology, 19：49-67, 2006

第1部 循環管理を始める前に

第1章 温故知新

10 自然周波数と減衰係数

佐藤恭嘉，髙橋伸二

- 観血的血圧測定システムの周波数特性について知る
- 入力血圧波形が出力されるまでにどのような影響を受けるかを知る
- 共振と減衰により生じる測定への影響について知る

1 観血的血圧測定システムの原理と圧波形信号

　一般的な観血的血圧測定システムは血管内に留置されたカテーテルに，生理食塩水を満たしたラインを接続し，それを通じて血圧波形を圧力トランスデューサー（変換器）に伝え，電気的信号へと変換することでモニターに血圧波形を表示することのできるシステムである．

　トランスデューサーは，主に**ストレインゲージ**[※1]とよばれるものが多く使われており，受圧膜部の変形を電気抵抗の変化に変換することで，モニター内で電圧の変化が生じることにより電気信号に変換され記録される．測定の前に受圧膜部を大気に開放し，圧力のかかっていない状態の血圧計の指示値が0となるように校正を行ってから測定を開始する．

　観血的血圧測定システムは，入力された血圧波形を正確にトランスデューサーまで伝え出力することが重要であるが，入力された血圧波形は，伝搬中に波の性質によりさまざまな影響を受けることで波形が変化することがある．ここではその性質と影響について述べる．

※1　**ストレインゲージ（strain gauge）**…ひずみゲージともよばれる力学的センサーの1つ．材料に引張力や圧縮力などの外力がかかったときに材料の電気抵抗が外力に比例して変化することを利用し，外力を電圧の変化に変換して出力することが可能である．応力や荷重測定，圧力測定などさまざまな測定系に用いられる．素材により，金属型や半導体型などがある．
現在市販されている圧力トランスデューサーのほとんどは半導体型ストレインゲージであり，受圧膜部分に直結してゲージがとり付けられ，圧の変化による膜のひずみを電気抵抗の変化として検出しているものが多い．

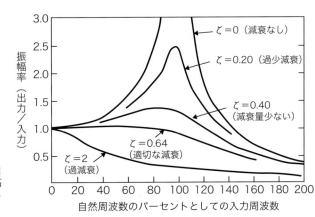

図1 ● 周波数特性
ζは減衰係数をあらわす．減衰係数が低い状態では自然周波数に近い周波数の増幅が著しく，減衰係数が高い状態ではどの周波数でも振幅が極端に減衰しているのがわかる

❷ 自然周波数と共振

　物質はどんなものでもそれ自身に決まった自然周波数（natural frequency）をもつ．外部からの衝撃などによりその自然周波数近辺の振動を与えられると，物質は非常に大きな振動を起こす．これを一般に共振とよぶ．

　観血的血圧測定システムもシステムごとに一定の自然周波数をもち，入力された血圧の波形信号が自然周波数に近いと，共振によりその周波数成分の波形が増幅されてしまう．

　動脈圧波形は一定の周波数の波ではなく，心拍数の周波数である1〜2 Hz程度の周波数をはじめとしてその10倍の20 Hz前後の周波数までを含む合成波である．したがって，一般的には24 Hz以上の自然周波数をもつシステムが，測定される血圧波形での共振を起こしにくく理想的とされている．

❸ 減衰係数とは

　圧波形がシステム内を伝わっていく過程で，圧波形のエネルギーはさまざまな抵抗を受けて少しずつ減衰を起こす．このエネルギー減衰を示す指標が減衰係数である．システム全体が長いほど，また細いほど減衰係数は高くなる．

❹ カテーテルの周波数特性

　上記で述べたように圧波形の変化を測定するシステムは，システム内で減衰や振動が発生し，それぞれのシステムごとに特異的な自然周波数と減衰係数をもつ．これらから，カテーテルに入力した圧波形の振動数によって出力がどう変化するかが決まる．これを周波数特性とよぶ．

　図1は横軸にある波形の周波数の自然周波数との比をとり，縦軸に入力に対する出力の割合を示した周波数特性のグラフである．

減衰係数が低い（減衰不足）ときは自然周波数近辺では出力周波数が増幅され，減衰係数が高い（減衰過剰）ときはどの周波数帯でも減衰が生じていることがわかる．血圧測定のために最適化された自然周波数をもつシステムにおいては，減衰係数ζ＝0.6程度が最適であるとされている．

❺ 共振による影響

　上で述べた通り，観血的血圧測定システムは24 Hz以上の自然周波数をもつものが理想的とされており，それより低い自然周波数をもつシステムでは血圧波形の一部の周波数成分が時に2〜5倍に増幅され，尖った非常に「振動的な」波形を示す．

　システムの自然周波数の低下を起こす要因としては，システムに使用しているラインが長い，細い，柔らかい場合があげられる．また，ライン内への細かな気泡によっても自然周波数が著しく低下する場合がある．したがって，ラインはなるべく短く，太く，硬い材質のものを使用し，ライン内の気泡を十分に除去する必要がある．

　また，ラインをブラブラと垂らした状態にしているとやはり共振が顕著に起こるため，チューブを垂らさないようにするなどして管理するとよい．

❻ 減衰の影響

　共振が起きてもそれが先に述べたように適正な減衰（減衰係数ζ＝0.6〜0.7程度）により打ち消されてしまえば，理論的には入力された圧波形をトランスデューサーまで正確に伝えることができる．しかし，臨床で使用されている観血的血圧測定システムのほとんどはζ＝0.2程度と減衰不足の場合が多く，共振により収縮期血圧が実際よりも高く測定されるいわゆる「オーバーシュート」を起こすことも少なくない（図2中央）．

　このような現象に対しては，ダンパーとよばれる，システム内にとり付けてラインの一部を細くして，抵抗を増やすことで減衰量を増やすデバイスが市販されており，これをとり付けて調整することで適正な減衰を生じさせることが可能であるといわれている．

　逆に減衰過剰の場合，もとの信号を減衰させすぎてしまうため，いわゆる「なまった」形になり，収縮期血圧が低く表示されることとなる（図2右）．

　減衰過剰の原因としては，ライン内の大きな気泡の存在や患者に挿入したカテーテル先端の血栓，血管壁への先当たりなどがあげられる．

❼ 周波数特性試験

　システムの自然周波数と減衰係数を簡単に知るための試験として，ステップ応答試験が用いられている．

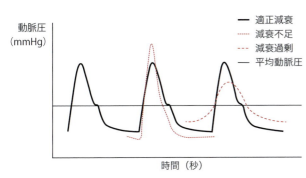

図2 ● 減衰の影響

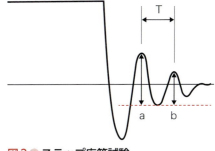

図3 ● ステップ応答試験
Tは経過時間，a, bはそれぞれ圧波形の振幅をあらわす

　測定系のシステムを生理食塩水でフラッシュし開放することで図3のような，一定の周期のステップ応答波形が得られる．この波形から得られた振幅aおよびbと時間Tから，次の式を用いることで減衰係数ζがそれぞれ算出が可能である．

$$\zeta = \frac{1}{\sqrt{\left(\frac{\pi}{ln\frac{a}{b}}\right)^2 + 1}}$$

　また，この振動系の自然周波数は，

$$f_n = \frac{1/T}{\sqrt{1-\zeta^2}}$$

より算出することができる．
　市販のシステムは自然周波数が17～30 Hz，減衰係数は0.2程度のものが多いとされる．

まとめ

　観血的血圧測定システムはシステムごとに異なる周波数特性をもつため，使用するシステムの周波数特性を把握するとともに，周波数特性に影響を及ぼすさまざまな要因があることを理解する．特に，ライン内の気泡は共振や減衰の大きな原因となりうるため，十分な除去に努めることが重要である．

文献

1）「ME早わかりQ&A 3　血圧計・心拍出量計・血流計・脈波計・血液ガス分析装置・心臓カテーテル検査」（桜井靖久，渡辺　敏/編），pp32-86，南江堂，1988
2）「臨床工学講座　生体計測装置学」（日本臨床工学技士教育施設協議会/監，石原　謙/編），pp102-112，医歯薬出版，2010
3）「MEの基礎知識と安全管理　改訂第6版」（日本生体医工学会ME技術教育委員会/著），pp178-183，南江堂，2014

11 Westのzone分類

下出典子

- 肺の血流分布は重力によって変化する
- 肺動脈カテーテルの値は肺血流量や体位，呼吸状態によって変化する
- 肺動脈カテーテルの先端の位置や波形を意識する

1 肺における血流分布はどうなっているのか？

肺血流は重力によって影響を受ける．図1のように，立位や坐位では，肺血流量は肺底部から肺尖部に向かって減少していき，肺尖部の血流量は非常に少なくなっている[1]．仰臥位の場合では，肺尖部の血流は増加するが肺底部の血流はほぼ同じなので，肺血流分布は肺のどの部分でも等しくなる．しかし，重力によって，背側の肺血流の方が腹側よりも増加している．

また，図2のように，仰臥位において，同レベルの高さの肺血流量は，肺門部が最も多く末梢へ行くほど減少することがわかっている[2]．これを**中枢-末梢血流勾配**という．

2 肺動脈圧と肺静脈圧，肺胞内圧の関係は？

Westらは重力の影響から，肺動脈圧（P_a），肺静脈圧（P_v），肺胞内圧（P_A）の圧勾配が変化すると定義し，肺を3つの区域に分けている（図3）[1]．

1) zone1：$P_A > P_a > P_v$

肺胞内圧が動脈圧，静脈圧よりも高く，血流が非常に少ない状態である．正常の状態では，収縮期には肺動脈圧が肺胞内圧を凌駕し血流はある．しかし，PEEPをかけたときや肺動脈圧が異常に低下する病態（大量出血）においては，zone1が発現する可能性がある．

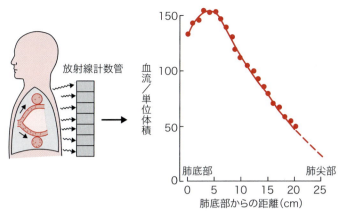

図1 ● 立位での肺血流分布
放射性キセノンを用いて立位での肺血流分布を調べている．肺底部へ行くほど血流が増加している．
文献1より引用

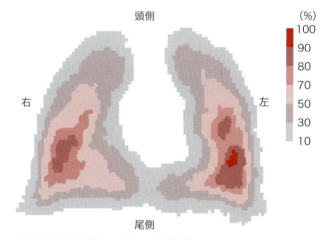

図2 ● 肺血流分布：中枢―末梢勾配
仰臥位，同じ水平レベルでの肺血流分布は中枢側が最も多く，末梢側へ行けばいくほど減少していく．重力の影響は受けていない．
文献2より引用

2) zone2：$P_a > P_A > P_v$

肺動脈圧は肺胞内圧より高いが，肺静脈圧は肺胞内圧より低いという状態である．血流は肺動脈圧と肺静脈圧の圧差でなく肺動脈圧と肺胞内圧の圧差によって規定されている（Starlingの抵抗効果）．

3) zone3：$P_a > P_v > P_A$

肺静脈圧が肺胞内圧を凌駕し血管すべてが開存している状態である．動脈と静脈の圧勾配によって血流が規定されている．

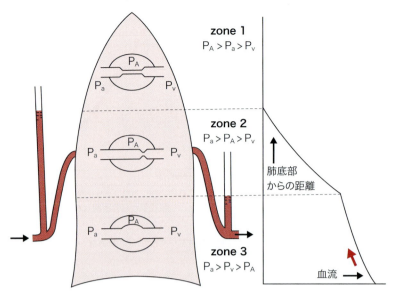

図3 ● 肺の血流分布
zone1は血流分布がなく，zone3は血管が開存している．P_a：肺動脈圧，P_v：肺静脈圧，P_A：肺胞内圧
文献1より引用

❸ 肺動脈楔入圧を正しく測定するためには，肺動脈カテーテルはどこに位置するのがよいのか？

　正しく測定するためには，肺胞内圧に影響されないzone3に位置することが必要である．肺動脈カテーテルは血流にのって挿入していくので，挿入時にzone1に入ることはないが，術中の体位や手技によって先端位置がzone1になってしまう可能性がある．

> **ワンポイント**
>
> **実際の例**
> 　下行胸部大動脈置換術が予定され，右側臥位，左肺を虚脱させ右肺だけで換気する片肺換気が必要となった．この場合，肺動脈楔入圧を正しく測定するためには，右肺動脈に肺動脈カテーテル先端を位置させる必要がある．なぜなら左肺動脈の血流は，重力と低酸素性肺血管攣縮（HPV）の影響により低下しzone1となるからである．
> 　MICS（低侵襲心臓外科手術）にて僧帽弁修復術を施行する場合はどうだろうか？軽度の左側臥位とし，右肺を虚脱させると右肺がzone1となると推測される．肺動脈カテーテルの先端は左肺に位置させたい．

文献

1）「West's Respiratory Physiology 10th edition」（West JB & Luks AM），Wolters Kluwer Health, 2012
2）Hakim TS, et al：Gravity-independent inequality in pulmonary blood flow in humans. J Appl Physiol (1985), 63：1114-1121, 1987

● 第1部 循環管理を始める前に ●

第1章 温故知新

12 後負荷の評価とその重要性

藤井 怜，坪川恒久

- 後負荷とは何かを知る
- 後負荷のモニタリングに必要な指標を知る
- 後負荷管理が重要である病態を知る
- それぞれの病態に対する管理方法を知る

1 後負荷とは

　後負荷とは，心臓が収縮し血液を拍出する際にかかる心臓への負荷と定義される．Laplaceの法則によると，球体において半径をr，内圧をP，そして表面張力をTとするとT=Pr/2の関係がなり立つ．これは心室壁にも応用できることが知られており，**左室内径をR，かかる内圧をP，左室壁厚をh，かかる力（壁応力）をTとするとT∝PR/hとなる**（ワンポイント参照：図1）．すなわち，後負荷は**収縮期壁応力**と言い換えることができる．本来なら後負荷，すなわち収縮期壁応力は収縮期全体で測定し平均値を求めることが望ましいが，これは現実的には困難である．そのため測定が簡便な収縮末期壁応力を臨床的に後負荷の指標として使用している．つまり，収縮末期の血圧，心拍出量から算出できる全体血管抵抗（systemic vascular resistance：SVR），肺血管抵抗（pulmonary vasucular resistance：PVR）を収縮末期壁応力の指標としているわけである．

　左室の後負荷はSVRに依存し，右室の後負荷はPVRに依存する．SVRをモニタリングできるデバイスはいくつかあるが，PVRをモニタリングできるのは肺動脈カテーテルのみである．

　後負荷は高すぎても，また低すぎても血行動態に大きな影響を与える．後負荷が過度に増大すると，心筋の仕事量が増大し，血圧の増大に伴って心筋の酸素消費量が増大する．心筋酸素消費量の増大は，狭心症を悪化させるなど虚血心筋に悪影響を与える可能性がある．さらに，過度に増大した後負荷は後負荷不均衡の原因ともなり，急性左心不全を引き起こす．一方，後負荷の著しい減少は，血圧を低下させ，脳血流，臓器灌流圧の低下を引き起こす．それ以外にも僧帽弁収縮期前方運動を引き起こし，血行動態を不安定化させる

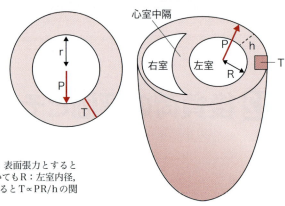

図1 ● Laplaceの法則
r：球体の半径，P：球体にかかる内圧，T：表面張力とするとT：Pr/2の関係がなり立つ．同様に心筋においてもR：左室内径，P：左室内圧，h：左室壁厚，T：壁応力とするとT∝PR/hの関係がなり立つ

可能性があることを知っておく必要があり，全身麻酔中は適切な後負荷を維持することが必要である．

> **ワンポイント**
> 応力とは単位面積当たりの力と定義され，張力とは単位長さ当たりの力と定義される．

❷ 後負荷のモニタリング

　左室の後負荷のモニタリングを行うためには，前述のSVRをモニタリングすることが必要である．

SVR＝80×（平均動脈圧−右房圧）／心拍出量（正常値は800〜1,200 dynes・秒/cm^5）

の式からSVRを求める．最も正確な計測は，肺動脈カテーテルを挿入し，右房圧，心拍出量を直接測定し，計算式に当てはめることで求められるが，ビジランスヘモダイナミックモニター（エドワーズライフサイエンス株式会社）などのデバイスを用いれば算出することができる．より低侵襲な方法であるビジレオモニター（エドワーズライフサイエンス株式会社）などの動脈圧心拍出量測定装置では，右房圧をアナログ入力，もしくは推定右房圧を代入することでSVRを得ることができる．別な方法として，有意な弁膜症がなければ心エコー図から非観血的に求めることもできる．

　同様に，右室の後負荷はPVRを用いてモニタリングする．

PVR＝80×（平均肺動脈圧−肺動脈楔入圧）／心拍出量（正常値240 dynes・秒/cm^{5}以下）

の式から求める．こちらも肺動脈カテーテルを用いて実測が可能であるし，心エコー図を用いれば非観血的測定が可能である．しかし，SVRとは異なり，動脈圧ラインとビジレオモニターを用いても測定することはできない（平均肺動脈および肺動脈楔入圧の情報が得られないため）．ここからは主にSVRに関して解説することとする．

❸ 後負荷が問題となる代表的病態

1) 後負荷不整合

透析患者に覚醒下で中心静脈穿刺を行っている最中に，突然血圧が上昇し，SpO_2が低下，あわてて気道確保を行った経験はないだろうか．これは痛みを引き金にした**後負荷の増大が引き起こす，後負荷不整合（afterload mismatch）**によるものであると考えられる．以下にその機序を説明する．

健常人において，心臓の後負荷が増大すると収縮末期容積は増大する．しかしながら次の心室充満期において同量の血液が心室に充満するために，心室拡張末期容積は増大する．この機序によって心臓は後負荷が増大した場合においても心拍出量を低下させない．しかし収縮能の低下した病的心であったり，透析患者のように動脈硬化が高度であると，後負荷がそれ以上に増大し，前負荷の増大が追いつかず，心拍出量は減少し，その結果静脈圧が上昇する．これを後負荷不整合とよぶ．日常臨床においてしばしば遭遇する病態であるが，**対応としては血管拡張治療を行い，呼吸補助を行う**と比較的早期に改善をみることが多い．

薬剤の選択であるが，ニカルジピンは動脈を拡張し，後負荷不整合の治療に多く用いられる．ニトログリセリンなど硝酸薬は，高用量では動脈，静脈ともに拡張させるが，低用量では静脈を主に拡張させるため後負荷不整合の治療にはあまり用いられない．

2) 大動脈弁狭窄症

大動脈弁狭窄症（aortic stenosis：AS）では高度の圧負荷のため**初期には心筋の求心性肥大**が認められる（図2：$T \propto PR/h$の式より，壁厚の増大は，後負荷を下げることとなり，上昇した圧負荷に対する代償性の作用をもつことになる）．しかし病態が進行すると，代償機構が破綻し，増大する後負荷に対抗するだけの心収縮が得られないため後負荷不整合となり，心不全となる．そのため，疼痛刺激などで容易に左心不全を引き起こし，呼吸不全に陥ることとなる．早い段階で手術を行い，大動脈弁狭窄を解除すると，心筋の収縮能自体は正常であるので，予後の改善が見込める．しかし，大動脈弁狭窄症末期には心筋の収縮能自体が障害され，そうなってしまうと手術を行っても収縮能は回復せず予後は不良である．

3) 僧帽弁閉鎖不全症

僧帽弁閉鎖不全症（mitral regurgitation：MR）では収縮期に大動脈弁を通る前方拍出が減少し，僧帽弁から左心房に血液が逆流する．このとき，前方拍出量と逆流量のバランスは後負荷に大きく影響を受ける．すなわち，**血圧が低下しているからといって血管収縮薬を過剰に投与すると，血圧は上昇するが，前方への心拍出量は大幅に減少する**こととなる．循環動態を改善するために後負荷を減少させ，強心作用をもつPDE Ⅲ阻害薬などが使用されることが多い．

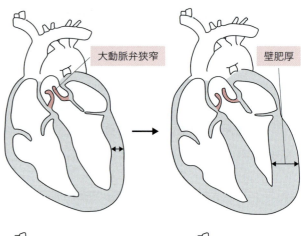

図2 ● 大動脈弁狭窄症
大動脈弁狭窄症では，初期には後負荷の増大に対して壁厚を増大させて，後負荷を減らそうとする代償作用が働く

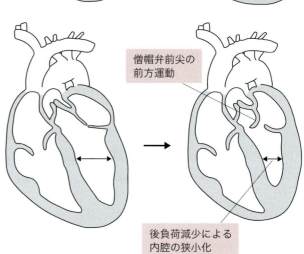

図3 ● 僧帽弁収縮期前方運動
肥大型心筋症，シグモイド心室中隔などを基礎にもつ患者は後負荷の減少により心室内腔が狭小化すると同時に前方拍出量が増大し，Venturi効果によって僧帽弁前尖が収縮期に前方に折れ曲がる

4）僧帽弁収縮期前方運動（図3）

　　　　ここまでは，後負荷が上昇することで臨床的に問題となる病態を説明してきたが，逆に**後負荷が減少し問題となる**病態が存在する．全身麻酔導入時，もしくは人工心肺離脱時に遷延する低血圧を経験することがしばしばあると思われる．このなかにはエフェドリンをはじめとする昇圧薬に反応しない症例も少なからずあるのではないだろうか．その原因として後負荷減少による僧帽弁収縮期前方運動（systolic anterior movement）があることを忘れてはならない．僧帽弁形成術後によく認められる病態であるが，シグモイド心室中隔，肥大型心筋症を基礎にもつ患者でもある条件下で認められる．

　　　　メカニズムとしては，減少した後負荷により左流出路での血液の流速が上昇し，Venturi効果によって僧帽弁前尖が引き込まれ，左室流出路が狭窄することによって血圧が低下する．対応としては，血管収縮薬により後負荷を上昇させる，もしくは輸液負荷により前負荷を上昇させて左室内腔を拡大し，左室流出路を広げることで，すみやかに血行動態は安定することが多い．

第1部 循環管理を始める前に

第2章 新しい機器のトピックス

1 フロートラックの第4世代アルゴリズム

佐古澄子

- 第1世代・第2世代フロートラックで得られる心拍出量には，敗血症などの体血管抵抗（systemic vascular resistance：SVR）が低い高心拍出量状態での過小評価や，血管収縮薬による血圧上昇時の過大評価といった問題があった
- 敗血症などでの心拍出量の過小評価は第3世代フロートラックで改善された
- 第4世代フロートラックでは心拍出量測定アルゴリズムに新たに係数K_{fast}を追加することで，血管収縮薬による急激な血圧上昇時にも，より正確に心拍出量を算出できるようになった

1 フロートラックの測定原理

　従来の動脈圧ラインの血圧トランスデューサーをフロートラック センサー（エドワーズライフサイエンス株式会社：第1部-第2章3参照）に置き換えることで，動脈圧波形から心拍出量を測定することができる．

　フロートラックによる心拍出量測定は，脈圧が1回拍出量（stroke volume：SV）に比例し，血管コンプライアンスに反比例するという原理に基づいている．

　一般に心拍出量（CO）は心拍数（HR：heart rate）とSVで以下のようにあらわされる．
CO＝HR×SV　　　　　・・・①

　これはHR≒PR（pulse rate：脈拍）よりCO＝PR×SVと置き換えられる．動脈圧波形の脈圧はSVに比例し，動脈圧の標準偏差（standard deviation：SD）は脈圧に比例する．つまり，SVとSDは比例関係にある．SVとSD間の比例定数をχとすると，
SV＝χ×SDとなる　　　　　・・・②

　動脈圧から求めた心拍出量をAPCO（arterial pressure-based cardiac output）とすると式①②よりAPCOは以下の式であらわされる．
APCO＝PR×χ×SD　　　　　・・・③

※χ：患者の血管緊張度をあらわし，PR，平均動脈圧，動脈圧の標準偏差，患者の人口統計学的特性から推定した大血管コンプライアンス，動脈波形の対称性とピークの明瞭性を分析することで算出される．

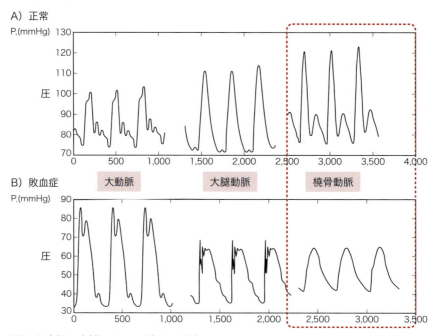

図1 中枢と末梢における脈圧の関係
エドワーズライフサイエンス株式会社提供資料より引用

❷ フロートラックのアルゴリズムの進化

第1世代・第2世代アルゴリズムで得られるAPCOには,敗血症などSVRの低い高心拍出量状態での過小評価や,血管収縮薬による急激な血圧上昇時の過大評価といった問題点があった.

1) 第3世代フロートラック

敗血症などでAPCOが過小評価される原因は,正常な患者では末梢の動脈ほど脈圧は高くなるが,SVRの低い敗血症などの患者では末梢の動脈ほど脈圧が低くなるためであった(図1).

フロートラックでは末梢動脈の脈圧の大きさを用いてAPCOを求めているため,APCOが本来のCOより過小評価されることになる.末梢血管抵抗が低い場合,動脈圧波形のディクロティックノッチのタイミングが遅くなり,圧が低くなる.これをもとに第3世代では動脈圧波形の解析から低末梢血管抵抗を識別して補正を行うように改良されている.

2) 第4世代フロートラック

フェニレフリンなどの血管収縮薬を投与したとき,以下の2つの因子が心拍出量に影響する.

A) SVR↑ → 後負荷↑ → CO↓
B) 末梢静脈から中心静脈へ血液が移動 → 前負荷↑ → CO↑

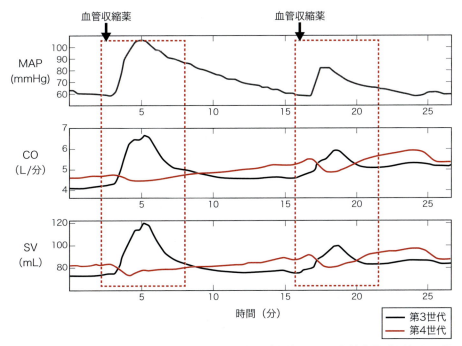

図2 第3世代および第4世代における循環血液量が十分なときの心拍出量（CO）と1回拍出量（SV）
エドワーズライフサイエンス株式会社提供資料より引用

　循環血液量が少なく，前負荷が少ない状態では，後負荷上昇による影響よりも前負荷増加による影響が強く出るため，COは増加する．**前負荷が十分にある状態では，すでに心臓の前負荷は最適化されているため，前負荷増加による影響はほとんどなく，後負荷増加による影響が前面に出た結果COは減少する**[1]．しかし，第3世代までのフロートラックではほぼすべての状況で心拍出量は増加していた（図2）．

　これは上記③の式のうち，**SDとχのデータ収集時間に差があったためである**．SDは過去20秒のデータより算出され20秒ごとに更新されるが，χは過去60秒のデータより算出され20秒ごとに更新される．このため，血管収縮薬による急激な血圧変動が起こったとき，血圧が上昇し脈圧は大きくなる（SDは上昇する）がχの変化は同時には更新されないため，③よりAPCOは増加する（図3）．

　第4世代ではこの問題を改善するためχを改良している．第3世代のχを数式化すると，

$$\chi = K3\,(v_1, \cdots, v_m)$$

であらわされ，K3が60秒間のデータから算出される数値である．第4世代では以下のように変更された．

$$\chi = K_{fast}\,(v_n) \cdot K4\,(v_1, \cdots, v_m)$$

K4はK3と同じく60秒間のデータから算出される数値であるが，**SDと同じく20秒間のデータから算出され20秒で更新されるK$_{fast}$を追加することで，血管収縮薬投与時の急激なSD変化と同時にχの変化も捉えられる**ようになり，より正確な心拍出量の算出ができるようになった（図2，3）．

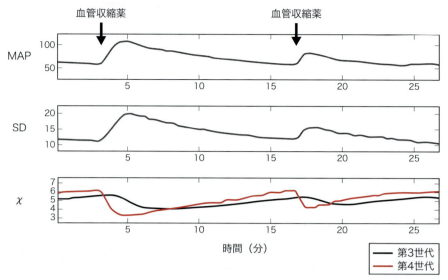

図3● 第3世代および第4世代における循環血液量が十分なときのSDとχの関係
第3世代のχは血管収縮薬による血管コンプライアンスの低下を正確に反映できず緩やかに下降するが, 第4世代ではすみやかに下降する.
エドワーズライフサイエンス株式会社提供資料より引用

文献

1) Cannesson M, et al：Effects of phenylephrine on cardiac output and venous return depend on the position of the heart on the Frank-Starling relationship. J Appl Physiol (1985), 113：281-289, 2012

● 第1部 循環管理を始める前に ●
第2章 新しい機器のトピックス

2 上大静脈血酸素飽和度測定の功罪

佐古澄子

- 混合静脈血酸素飽和度（mixed venous oxygen saturation：$S\bar{v}O_2$）は全身の酸素運搬量と酸素消費量のバランスを反映する鋭敏な指標である
- $S\bar{v}O_2$測定に必要な肺動脈カテーテル挿入には，肺動脈損傷などの重篤な合併症のリスクがある
- 中心静脈血酸素飽和度（central venous oxygen saturation：$ScvO_2$）は中心静脈カテーテルで測定可能である．$S\bar{v}O_2$と互換性があるため$S\bar{v}O_2$の代用となりえる
- ただし，$ScvO_2$と$S\bar{v}O_2$は測定部位が異なるため，脳や腹部臓器での酸素消費量，シャント血流の影響により，必ずしも変化が一致しない可能性がある
- 動静脈シャントや末梢組織での酸素利用障害があると静脈血酸素飽和度が高値となることがあるため，血中乳酸値やバイタルサイン，その他の検査所見と合わせて総合的に解釈する

1 静脈血酸素飽和度

　呼吸・循環管理の目標地点は，組織への酸素運搬量と酸素消費量のバランスを保ち，細胞の恒常性を維持することである．**静脈血酸素飽和度は酸素需給バランスを反映する感度の高い指標である．**静脈血酸素飽和度のなかで$S\bar{v}O_2$と$ScvO_2$はよく使用される．
　$S\bar{v}O_2$は上大静脈，下大静脈，冠静脈洞から右心に戻る静脈血（＝全身からの静脈血）すべてが混合する肺動脈で測定されるため，全身の酸素運搬量と消費量のバランスを真に反映する．$S\bar{v}O_2$の正常範囲は臨床的に60〜80％である．
　$ScvO_2$の測定には中心静脈カテーテルを使用する．$S\bar{v}O_2$と同様に，酸素飽和度測定機能付きのカテーテル（図1）では連続的に測定することが可能である．**$ScvO_2$は一般的に上大静脈で測定しているため，局所的（主に頭部や上半身）な血流を反映する．**

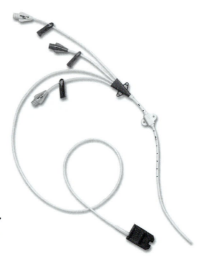

図1 ● 酸素飽和度測定機能付き中心静脈カテーテル
（プリセップCVオキシメトリーカテーテル）
写真提供：エドワーズライフサイエンス株式会社

❷ $ScvO_2 < S\bar{v}O_2$ となる場合

　一般に，上大静脈と下大静脈の酸素飽和度を比較すると上大静脈の方が低い．正常な状態では$ScvO_2$は$S\bar{v}O_2$より2～5％低くなる．この主な原因は，腎静脈の酸素含有量が高いためである．

　先天性心疾患（ASD，VSD）の左右シャントではO_2 step upがあるため，$S\bar{v}O_2$は全身の酸素需給バランスを反映せず高値となる．この場合シャント以前で測定する$ScvO_2$の方が全身の酸素需給バランスの指標として適している．

❸ $ScvO_2 > S\bar{v}O_2$ となる場合

　血行動態が不安定な場合$ScvO_2$と$S\bar{v}O_2$の関係は逆転し，$ScvO_2$が$S\bar{v}O_2$より最大20％上回る[1]．ショックの状態では，脾臓や腎臓の循環が犠牲になり上半身への血液の再分布が起こるからである．

　維持透析で上肢に透析用動静脈シャントがある場合，$ScvO_2$はシャント血流を反映して高値となる．また，血圧によりシャント血流が変化した場合，$ScvO_2$はその影響を受けて変動する．

　吸入麻酔薬使用時は，脳血流増加と脳の酸素消費量低下により$ScvO_2$は$S\bar{v}O_2$より6％程度高くなるという報告もある[2]．

❹ 中心静脈血酸素飽和度測定の利点

　$S\bar{v}O_2$を測定するためには肺動脈カテーテル挿入が不可欠である．しかし，肺動脈カテーテル留置には肺動脈損傷や心タンポナーデといった重篤な合併症の危険を伴う．これに対して$ScvO_2$は肺動脈カテーテルを挿入する必要がない．そもそも呼吸・循環動態の不安定

な重症患者の管理には中心静脈カテーテルを挿入することがほとんどであるため，この侵襲のみで測定できる利点は大きい．

❺ 中心静脈血酸素飽和度測定の欠点

$ScvO_2$ と $S\bar{v}O_2$ の絶対値は一致しないが同じように変動する傾向があるため，臨床的に互換性がある[3]という報告が散見される．

ただし $ScvO_2$ と $S\bar{v}O_2$ は測定部位が異なるため，脳や腹部臓器での酸素消費量，シャント血流の影響により，必ずしも変化が一致しない可能性があることに留意する必要がある．

また，$ScvO_2$，$S\bar{v}O_2$ ともにカテーテル先端の静脈壁への先当たりなどで絶対値が変化し，信頼性が低下する可能性がある．肺動脈カテーテルでは挿入後に容易に位置変更を行うことが可能だが，中心静脈カテーテルの固定位置の変更は肺動脈カテーテルに比べて清潔性に劣る．

❻ 中心静脈血酸素飽和度測定の意義とピットフォール

- **$S\bar{v}O_2$ は体内の酸素需給バランスにかかわる4つの因子（心拍出量，ヘモグロビン値，動脈血酸素飽和度，酸素消費量）で決定される．**心拍出量，ヘモグロビン値，動脈血酸素飽和度のいずれかが増加すると増加し，酸素消費量が増加すると低下する．$S\bar{v}O_2$ を連続的に測定するとこれらの因子に変化が起こったことを早期に認識できるため，総合的なアラートとして使用することができる．また低心機能症例での心拍出量の目標設定，貧血時の輸血開始のタイミング，酸素化の目標設定の目安としても使用される．
- **体循環での動静脈シャントがある場合，80％以上の高値となる．組織での酸素利用障害がある場合も同様である**[4]．敗血症ショックの高心拍出量状態では高静脈血酸素飽和度を示すことがあり，動脈血で十分な酸素が供給されているにもかかわらず組織で酸素利用障害があるためと考えられている．このとき，組織では嫌気性代謝が起こるため血中乳酸値は上昇する．静脈血酸素飽和度は酸素需給バランスの良い指標であるが，**静脈血酸素飽和度のみで判断するのではなく，そのほかのバイタルサインや検査データを踏まえて総合的に判断するべきである．**
- $ScvO_2$ では先端孔ルーメンから輸液をすると，輸液製剤の種類（脂肪乳剤や緑・青色色素）や高流量輸液が測定に影響する可能性がある．

文献

1) Reinhart K, et al：Comparison of central-venous to mixed-venous oxygen saturation during changes in oxygen supply/demand. Chest, 95：1216-1221, 1989
2) Reinhart K, et al：Can central-venous replace mixed-venous oxygen saturation measurements during anesthesia? Adv Exp Med Biol, 200：67-72, 1986
3) Reinhart K & Bloos F：The value of venous oximetry. Curr Opin Crit Care, 11：259-263, 2005
4) 宮尾秀樹：混合静脈血酸素飽和度と血中乳酸値測定の意義．日本臨床麻酔学会誌，25：645-651, 2005

第1部 循環管理を始める前に
第2章 新しい機器のトピックス

3 EV1000の肺血管外水分量

佐古澄子

- EV1000とは各種血行動態パラメーターを測定するためのモニタリングプラットフォームである
- EV1000，ボリュームビューセット，中心静脈カテーテルを使用して，肺血管外水分量を測定することができる
- 肺血管外水分量の測定には経肺熱希釈法が用いられる
- 肺血管外水分量は肺水腫の指標となる

1 EV1000

　EV1000は，各種モニタリングデバイスを接続して血行動態パラメーターを測定できるモニタリングプラットフォームである．接続するデバイスに応じて，心拍出量や体血管抵抗，1回拍出量変化，中心静脈血酸素飽和度，肺血管外水分量などを測定することができる（図1A）．

　EV1000にボリュームビューカテーテルを接続すると，肺血管外水分量（extra vascular lung water：EVLW）や肺血管内血液量（＝肺血液量），拡張期の心臓内の血液量（＝全拡張終期容量），肺血管透過性係数を測定することができる．**肺血管外水分量は肺実質と肺胞内の水分量をあらわし，肺水腫の指標となる**．さらに肺血管透過性係数により肺水腫の原因が心原性なのか，肺血管透過性亢進によるものなのかを評価することができる．

　フロートラック，プリセップオキシメトリーカテーテル，ボリュームビューセットを使用すると，EV1000上には図1Bのような心臓，血管，血流，肺の相互関係が表示される．

2 測定方法と測定原理

1）使用機器

　肺血管外水分量測定にはEV1000，ボリュームビューセット，中心静脈カテーテルを使用する．指示液として冷却した生理食塩水を使用する．

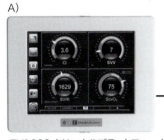
EV1000 クリニカルプラットフォーム

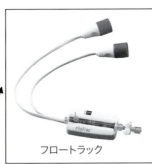
フロートラック

・心拍出量/心係数(CO/CI)
・1回拍出量/1回拍出量係数(SV/SVI)
・体血管抵抗/体血管抵抗係数(SVR/SVRI)
・1回拍出量変化(SVV)

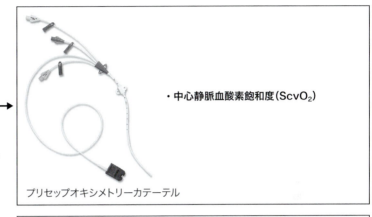
プリセップオキシメトリーカテーテル

・中心静脈血酸素飽和度($ScvO_2$)

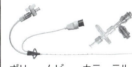
ボリュームビューカテーテル
と CVC マニフォールド

・肺血管外水分量/肺血管外水分量係数
　(EVLW/EVWI)
・全心駆出率(GEF)
・全拡張終期容量/全拡張終期容量係数
　(GEDV/GEDI)
・胸腔内血液量/胸腔内血液量係数
　(ITBV/ITBI)

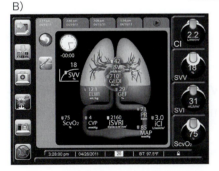

図1 ● EV1000
A) 各種デバイスにより測定可能な血行動態パラメーター
B) フィジオビュー画面～肺血管外水分量のイメージ図
写真提供：エドワーズライフサイエンス株式会社

2）測定方法

❶ EV1000，ボリュームビューセット，中心静脈カテーテルを接続する（図2）．
❷ EV1000 の設定アイコンから熱希釈測定を選択する．
❸ 指示液の容量，肺切除の有無と範囲を選択する．
❹ 指示液を中心静脈カテーテルに接続する．
❺ 画面に表示されるメッセージに従い指示液をすばやく注入する．
❻ 注入は複数回行い，測定結果を編集して平均値を算出する．

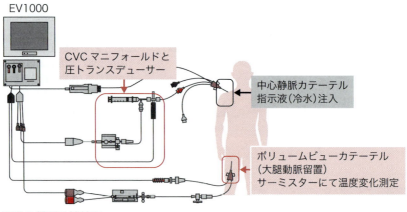

図2 ● 機器の接続図

3）測定原理

　中心静脈カテーテルと大腿動脈に留置したボリュームビューカテーテルを用いた**経肺熱希釈法により心拍出量を測定し，肺血管外水分量を算出する**．経肺熱希釈法から算出した肺血管外水分量は剖検肺の肺血管外水分量と高い相関がある[1]．

　内頸静脈に留置した中心静脈カテーテルから指示液（冷水）を急速注入すると，指示液は血液と混合しながら右心，肺，左心，大動脈を経由して大腿動脈に至る．大腿動脈に留置したボリュームビューカテーテルにはサーミスターが内蔵されており，血液温度の経時的変化を測定する．この測定結果から，熱希釈曲線を利用したStewart-Hamiltonの式（第1部-第1章7参照）を用いて心拍出量が求められる．ここで得られた心拍出量と熱希釈曲線から表1の各パラメーターを算出し，肺血管外水分量が算出される．

4）結果の解釈

　肺血管外水分量は肺実質＋肺胞内の水分量をあらわし，これを患者の予測体重で係数化した肺血管外水分量係数（extra vascular lung water index：EVWI，またはEVLWI）により，肺水腫のレベルを評価することができる．**EVWIの基準値は0〜7 mL/kgで，10 mL/kgを超えると肺水腫が示唆され，15〜20 mL/kgの場合は重度の肺水腫が示唆される**．

　肺血管外水分量と肺血液量の比である**肺血管透過性係数（pulmonary vascular permeability index：PVPI）は肺水腫の原因の鑑別に役立つ指標であり，基準値は3である**．ARDSなど肺血管透過性が亢進している（肺血流量の増加を伴わない）場合，PVPIは3を超える[2]．心原性肺水腫（肺血流量増加を伴う肺血管外水分量の増加）の場合，PVPIは3を下回る．

　全拡張終期容量は拡張終期の心臓内の血液量をあらわし，これを体表面積で除した体表面積で除した全拡張終期容量係数（global end diastolic volume index：GEDI）は前負荷の容量指標になる．GEDIの基準値は650〜800 mL/m²である．

表1 ● 肺血管外水分量の算出過程と各パラメーター

算出項目	算出方法	表す容量	心臓，肺血管，肺のシェーマ（色つきの部分が「表す容量」）
心拍出量	Stewart-Hamilton の式		
↓			
胸腔内熱容量（ITTV）	心拍出量 × 平均通過時間（熱希釈曲線より算出）	心臓＋肺血管内の血液量＋肺の水分量	
↓			
全拡張終期容量（GEDV）	胸腔内熱容量 × α（熱希釈曲線より算出）	拡張終期の心臓の血液量	
↓			
胸腔内血液量（ITBV）	全拡張終期容量 ×1.25	心臓＋肺血管内の血液量	
肺熱容量（PTV）	胸腔内熱容量－全拡張終期容量	肺血管内の血液量＋肺の水分量	
肺血液量（PBV）	全拡張終期容量 ×0.25	肺血管内の血液量	
↓			
肺血管外水分量（EVLW）	肺熱容量－肺血液量（胸腔内熱容量－胸腔内血液量でも可能）	肺の水分量	
↓			
肺血管透過性係数（PVPI）	肺血管外水分量／肺血液量		

α：熱希釈曲線のアップスロープとダウンスロープの傾きの比を表すS2/S1（スロープ比）を用いた，GEDVとITTVの比

Pitfall

- 指示薬注入量は体重により推奨量がある．
- 必ず，ボーラス前に機器に入力した注入量を注入すること．
- 心内シャントや僧帽弁閉鎖不全症，大動脈弁閉鎖不全症では誤差が生じることがある．
- 持続的血液透析濾過などの機器と併用すると誤差が生じる．持続的血液透析濾過を止めるか，可能な限り流量を下げる．
- 胸水は肺血管外水分量には含まれず，無気肺を伴う胸水があってもEVLWやEVLWIは上昇しない[2]．

文献

1) Tagami T, et al：Validation of extravascular lung water measurement by single transpulmonary thermodilution：human autopsy study. Crit Care, 14：R162, 2010
2) Kushimoto S, et al：The clinical usefulness of extravascular lung water and pulmonary vascular permeability index to diagnose and characterize pulmonary edema：a prospective multicenter study on the quantitative differential diagnostic definition for acute lung injury/acute respiratory distress syndrome. Crit Care, 16：R232, 2012

第1部 循環管理を始める前に

第2章 新しい機器のトピックス

4 Radical-7® による PI と PVI 測定

佐藤 慎

- PIは、いわば末梢のstroke volume！ 血行が保たれているか否かがわかる
- PIの変化で神経ブロックの効果判定や手術侵襲も予測できる
- PVIは、PIの変動の大きさを示し、輸液反応性の指標となる

1 Radical-7® による PI と PVI 測定の概略

Radical-7®（図1）は、Masimo SET 技術[※1]をもとにした体動に強いパルスオキシメータに加え、異常ヘモグロビン、ヘモグロビン濃度、灌流指標（perfusion index：PI, 0.02〜20％）、脈波変動指標（plethysmograph variation index：PVI, 0〜100％）のモニター機能を搭載したモデルである。

パルスオキシメータのディスプレイには、容積脈波（プレスチモグラフ）が表示されるが、その振幅は容易に100倍以上にも変化しうる。PIは、そんな測定部位のプレスチモグラフの拍動成分における振幅の大きさを非拍動成分に対する割合（％）として数値化したものである。

PI（％）＝拍動成分の信号強度／非拍動成分の信号強度×100

PIは、拍動ごとのリアルタイムでの指先の血流量を反映するとされ、つまりは末梢における1回拍出量（stroke volume：SV）と考えるとよい。

PVIは、プレスチモグラフから得られた脈波の振幅の変動を示しており、以下の式であらわされる。

PVI（％）＝（$PI_{max} - PI_{min}$）/PI_{max} × 100

従来、SVや脈圧は胸腔内圧の変化により周期的に変化し、また循環血液量減少に伴ってその変動は大きくなることが知られており、stroke volume variation（SVV）[※2]など

[※1] Masimo SET 技術…低灌流時や体動時でも高い精度で動脈血酸素飽和度を表示するため、適応型フィルタで静脈血信号を特定・分離・除去する技術。

[※2] 1回拍出量変動指数（SVV）…1回拍出量の変動。SVV（％）＝（$SV_{max} - SV_{min}$）／（$SV_{max} + SV_{min}$）/2 × 100

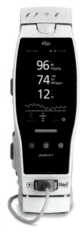

図1 ● Radical-7®
写真提供：マシモジャパン株式会社

がその指標として用いられていたが，PVIもその一種である．SVV同様の変化を呈し，輸液反応性の指標になることが示されている．

❷ 実践的ポイント

では，具体的にどういった数値，変化，表示でどのような病態を考えていくか？まずPIは既述の範囲中でも大半は1〜7の値をとる．**1〜2未満では低灌流，緊張，ストレスフルな状態にいる**ことが推測できる．ただし患者状態の評価に単独で用いるのは難しく，著者はあくまで変動を見ていくことが重要であると考えている[1]．

また，PVIは大半は30以下であり，過去の文献より**9.5〜14以上の値において輸液反応性あり**とされている[2)3)]．

❸ PI，PVIが指標として役立つ病態例

1）末梢動脈血行再建術後やコンパートメント症候群

末梢の血行は保たれているのかの評価に用いることができる．PIが低値になると虚血を示唆している可能性があり，さらなる患部の診察アセスメントを要する．

2）緊急手術，脱水，出血

循環血液量は少なくないかの評価に用いることができる．このような病態ではまず先に末梢の血流が減少するため，血圧や心拍数，またSVやSVVと比べても早く，高い感度でPIが減少を始め[4]，PVIが高くなる．

3) 麻酔, 神経ブロックの効果判定

交感神経は, 血管, 特に末梢血管の収縮・拡張に大きく関与する. 交感神経刺激時やアドレナリンが投与された際などには末梢血管収縮により脈波の振幅低下, PIの低下を引き起こすため, 手術侵襲や硬膜外カテーテル留置異常（血管内留置）検出の際のモニタリングとして応用できる. また, 逆に全身麻酔や神経ブロックにより交感神経が遮断されると脈波の増加, PIの増加を引き起こす. 例えば腰部交感神経ブロックや脊髄くも膜下麻酔・腰部硬膜外部麻酔後には下肢のPIが増加する.

4) 血圧低下時の鑑別診断

血圧低下が, 上述した循環血液量減少ではなく, アナフィラキシーショックなどの末梢血管拡張を起こす病態である可能性がある場合に, その指標となりうる. 脈波の振幅増大により, PIが増加していた場合, 積極的に血管収縮薬の投与を行うべきであり, 全身の皮膚発赤なども検索すべきである.

Pitfall

PIは, 従来のパルスオキシメータ同様に体動や低体温には弱く, ましてや末梢に拍動流があることが測定の条件であるので, 例えば人工心肺時などには数値は得られない. またPVIもPIから計算される指標であるため同様の制約を受ける. かつPIが変動するような麻酔深度・ストレス刺激の変化時や, 胸腔内圧が一定ではない自発呼吸時・換気設定を変えた人工呼吸時などはPVIは輸液反応性の指標としては不適切である.

文献

1) Mowafi HA, et al：The efficacy of perfusion index as an indicator for intravascular injection of epinephrine-containing epidural test dose in propofol-anesthetized adults. Anesth Analg, 108：549-553, 2009
2) Zimmermann M, et al：Accuracy of stroke volume variation compared with pleth variability index to predict fluid responsiveness in mechanically ventilated patients undergoing major surgery. Eur J Anaesthesiol, 27：555-561, 2010
3) Cannesson M, et al：Pleth variability index to monitor the respiratory variations in the pulse oximeter plethysmographic waveform amplitude and predict fluid responsiveness in the operationg theatre. Br J Anaesth, 101：200-206, 2008
4) van Genderen ME, et al：Peripheral perfusion index as an early predictor for central hypovolemia in awake healthy volunteers. Anesth Analg, 116：351-356, 2013

第1部 循環管理を始める前に
第2章 新しい機器のトピックス

5 LiDCOrapidの新世代アルゴリズム

佐藤 慎

- 動脈系の血管容量を動脈圧の関数に変換！ 心拍動ごとに，リアルタイムで，キャリブレーションなしに心拍出量を連続的に測定する
- ハイリスク症例での血行動態モニタリング（特に，肺動脈カテーテルの挿入が躊躇される症例），輸液管理の適正化に用いられる

❶ LiDCOrapidとは

　LiDCOrapid（図1）は，動脈圧信号から心拍出量の連続算出を可能にしたPulseCOシステムや，リチウム希釈法システムをPulseCOに搭載したLiDCOplusシステムで蓄積した臨床データをもとに，キャリブレーションに必要な情報をノモグラムとしてデータベース化し，実測値の入力を不要としたノン・キャリブレーション心拍出量モニタシステムであり，第4世代目の機器となる．

❷ PulseCOアルゴリズム

　このアルゴリズムは1心拍動（Pulse）ごとに心拍出量（CO）を算出し，Beat to Beatで血行動態関連パラメーターを連続表示する．
　具体的なCO算出は以下のステップで構成されている．

1）動脈容量Vを動脈圧Pの関数として定義（以下式）し，動脈容量波形を取得

$$V = CF \times 250 \text{ mL} \times (1 - e^{-0.0092P})$$

（CF：患者の個体差を反映するためのCalibration Factor）

　100 Hzで取得された動脈圧Pは上記の関数に入力され，動脈容量の増減分を反映した波形を描出する．ここで大動脈を中心とした弾性動脈中の血液容量変化を連続的に求めることにより，末梢への流出量である心拍出量を求めている．式中の250 mLという値は，CF＝1と仮定した際の最大充満動脈容量であり，また上の式の後半部分は，Langewouters

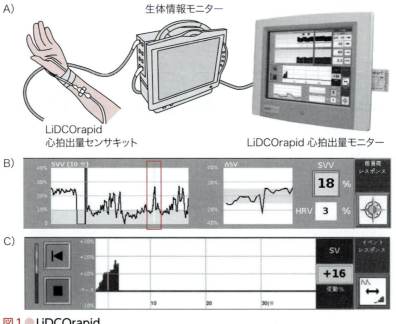

図1 ● LiDCOrapid
A) LiDCOrapid心拍出量測定システム
B) 前負荷レスポンスウィンドウ：HRV〔不整脈の指標：高い（10％以上）とパラメーターの信頼性低下〕が上昇した時間にはトレンドに黄帯で示される（上図では赤枠内）
C) イベントレスポンスウィンドウ
写真提供：アルゴンメディカルデバイスズジャパン株式会社

らが1984年に発表した文献[1]から導いている．

2）血管容量波形からの1回拍出量（SV）の算出

　その後の詳細な計算過程は公開されていないが，1）で得られた容量波形に自己相関という信号処理を施し，心周期ごとの波形を求め，得られた血管容量波形から二乗平均平方根により補正前のSVを算出する．その後，ノモグラムあるいは実測値を用いたキャリブレーションを行い補正後のSVを算出する．

❸ システム構成と算出されるパラメーター

　LiDCOrapidでは，IDや身長・体重情報を保持する「LiDCOスマートカード」と，ディスポーザブル血圧トランスデューサーで構成される「LiDCOrapid心拍出量センサキット」により，生体情報モニターの観血的動脈圧をアナログ出力して解析を行う（図1）．その信号をもとに以下のパラメーターが算出される．

　1回拍出量（SV）・1回拍出量係数（SVI）
　心拍出量（CO）・心係数（CI）
　体血管抵抗（SVR）・体血管抵抗係数（SVRI）
　1回拍出量変動（SVV）・脈圧変動（PPV）・心拍数変動量（HRV）

❹ LiDCOrapid，PulseCO アルゴリズムの特徴

1）パラメーター変化がリアルタイムでモニタリングが可能

　前述の通り，LiDCOrapid では Beat to Beat で各パラメーターが算出・表示更新され，よりリアルタイムでの CO を表示するため，麻酔導入時などの血行動態変化にも即応し，循環作動薬投与時やペーシング時などの治療介入後のレスポンスが早く正確であるといわれている[2]．

2）パラメーター変化が，視覚的にわかりやすい

　LiDCOrapid には，図1C のようにイベントレスポンスを視覚的にわかりやすく表示するウィンドウが搭載されている（図1B，C）．輸液負荷後の SV 変化率など，イベント入力後の血行動態の反応が一目で確認できる．

3）動脈圧測定ラインの周波数特性の影響を受けにくい

　LiDCOrapid では動脈圧ラインにおけるダンピングの影響が少なく，圧測定回路構成の選択自由度が高い．

❺ キャリブレーション

　前述の通り LiDCOrapid では，ノン・キャリブレーションで実施可能な"ノモグラム"による校正を行い CO などの値を決定している（2014 年 5 月には日本人のデータを反映した新しいノモグラムを採用）が，手動キャリブレーションも可能である．その際は，経食道心エコー（TEE）が特に有用である[3]．TEE であれば多少の技術が必要となり非連続的であるものの，比較的簡便に高い精度で CO 測定が施行可能であり，熱希釈法による CO と比較しても高い相関を示すとされている．

❻ 測定限界

　LiDCO 社からのガイドでは，動脈圧信号自体に大きく影響を与える以下のような症例では精度に影響が出るとされている．

- 大動脈弁閉鎖不全のある患者
- 大動脈内バルーンパンピング施術中の患者
- 末梢動脈に血管収縮／攣縮がある患者
- 心室性期外収縮が 1 分以上継続する場合

文献

1) Langewouters GJ, et al：The static elastic properties of 45 human thoracic and 20 abdominal aortas in vitro and the parameters of a new model. J Biomech, 17：425-435, 1984
2) Dyer RA, et al：Hemodynamic effects of ephedrine, phenylephrine, and the coadministration of phenylephrine with oxytocin during spinal anesthesia for elective cesarean delivery. Anesthesiology, 111：753-765, 2009
3) 山岸昭夫, 他：連続的心拍出量モニター PulseCO（TM）の有用性 -経食道エコー（TEE）による校正-. 麻酔, 58：422-425, 2009

第1部 循環管理を始める前に
第2章 新しい機器のトピックス

6 エスクロン™

佐藤 慎

- 非侵襲に，迅速に，簡単に，心拍動ごとに心拍出量が測定できる患者モニターであり，ほかにもさまざまな重要パラメーター〔収縮係数（ICON），胸腔内体液量（TFC），SVVなど〕を表示する
- 大動脈中の赤血球の向きの変化から心拍出量を求めるというのが原理である
- 成人のみならず，小児および新生児に使用できる

1 電気的心臓計測

　本項で紹介するエスクロン™（図1）は，Beat to Beatでの心拍出量が測定できる患者モニターである．測定原理〔**電気的心臓計測法（electrical cardiometry：EC法）**〕は，大動脈中を流れる**赤血球の配向変化**を，体表面に設置した4つのセンサー電極により，導電性の変化率として捉えることで，拍出量を測定する技術である．

　EC法は心周期に関連する胸郭部の電気的バイオインピーダンス（thoracic electrical bio-impedance：TEB）の変化を測定することで，1回拍出量（stroke volume：SV）の推定値が得られる．血液で満たされた大動脈が最も電気抵抗が少なく，伝導率が高い組織であるので，4つのセンサー電極の貼付により（図2）上行および下行大動脈に一定振幅の交流電流を印加して電圧を測定し，伝導率の時間的変化を記録する．なお，インピーダンスは伝導率の逆数である．

　バイオインピーダンス法の項の図1の波形（横軸の時相は等しい）を見ていただきたいが，上から順に表面心電図の信号波形（electrocardiogram：ECG），上下反転したインピーダンス変化〔−dZ（t）〕，−dZ（t）を時間積分した−dZ（t）/dt，およびプレスチモグラフである（第2部-第2章7-D参照）．

　これを見てわかるように，−dZ（t）の波形は動脈圧波形に似ている．そのためこの−dZ（t）を表示して伝導率変化波形として読み取っている．

　このB点において大動脈弁が解放されると，赤血球の向きがランダムから一定方向に揃うので，伝導率が特有の急激な変化を示す．そして，この際の信号の時間的傾斜，つまり−dZ（t）/dtの振幅が高いほど赤血球の揃う過程が迅速であることを示し，したがって心臓

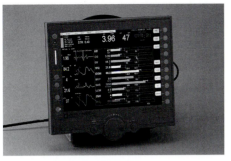 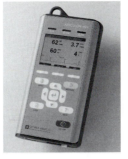

図1 ● エスクロン™（左），エスクロン™ミニ（右）
写真提供：平和物産株式会社

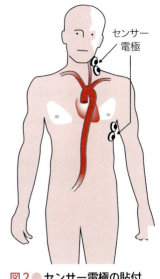

図2 ● センサー電極の貼付
文献1より引用

の収縮性が高いことを示す．実際には収縮性の指標（ICON）は以下の式であらわされる．

$$\mathrm{ICON} = \frac{\left|\left(\dfrac{dZ(t)}{dt}\right)_{MIN}\right|}{Z_0} \cdot 1000$$

分子：$-dZ(t)/dt$のピーク振幅
Z_0：ベースインピーダンス

ここでZ_0は，胸郭部の血液を含む胸郭部分の体液により決定される．

また SV は，主に体重に由来する電気的に関与する患者の体積（V_{EPT}），ピーク大動脈加速度の測定インデックスから得られた平均血流速度インデックス（$\bar{V}_{FT}$），および心拍数に対して修正された流動時間（FT_C）より，以下の式であらわされる．

$$\bar{V}_{FT} = \sqrt{\frac{\left|\left(\dfrac{dZ(t)}{dt}\right)_{MIN}\right|}{Z_0}},\ FT_C = \frac{LVET}{\sqrt{T_{RR}}},\ SV_{TEB} = V_{EPT} \cdot \bar{V}_{FT} \cdot FT_C$$

すなわち流動時間中の平均血流速度が速く，LVETが長いほど，SVが多くなる．

❷ エスクロン™，EC法の特徴

EC法は，こういった赤血球の「配列」に注目した計測法であることから，幅広い年齢層でエスクロン™の心拍出量の精度は高いとされる．

遠隔モニタリングによる胸郭インピーダンスの測定は心不全発症予測のツールとして注目されてきている．上述したようにICONは左室収縮性の指標となる．高いTFCは胸郭内の血管内液，細胞内液，肺胞内液，胸水，間質液が多いことをあらわし，高いSVVは他社と同様低い血管内液と低い前負荷をあらわす．

③ 測定限界

以下のような症例では精度に影響が出るとされている（10〜20％低下）．
- 大動脈弁閉鎖不全のある患者
- 大動脈内バルーンパンピング施術中の患者
- 動脈管開存症のある患者
- 首および胸郭の活動が多い患者（特に高頻度換気をしている乳児）

Pitfall

エスクロン™が使用している電気的速度測定のモデルは，大動脈の血液のインピーダンスの「変化」に依存するため，例えば人工心肺中など連続的な血流においてはインピーダンスが変化しないため使用できない．

文献

1) Osypka Medical 社：Electrical Cardiometry™, 12 Jan：1-10, 2009

第1部 循環管理を始める前に
第3章 難しそう，でも有用な概念

1 早期目標指向型治療（EGDT）

吉村 学

- 早期目標指向型治療（early goal-directed therapy：EGDT）の概念と変遷を理解する
- EGDTに基づいたSurviving Sepsis Campaign Guideline 2012（SSCG2012）の重症敗血症治療を理解する
- EGDTの利点と欠点も考慮に入れたマネジメントができるようになる

1 EGDTが生まれるまで

　敗血症性ショック初期では高サイトカイン血症のため静脈系拡張による前負荷の低下，動脈系拡張によるシャント血流の増大，毛細血管拡張による間質への水分漏出，心筋障害（収縮障害と拡張障害）により組織循環不全が起こる．治療として大量輸液により循環血液量を維持するとともに血管収縮薬を中心とした循環維持を行う．20世紀後半の重症敗血症治療は感染源のコントロールとこの循環動態の安定化を図ろうとするものであった．しかし単一の指標として設定した治療法（goal-oriented therapy）では治療成績の向上は得られなかった．

　2001年，Riversらは敗血症性ショック患者に対し救急外来での初期治療として，前負荷，後負荷，心筋収縮能を適正化し組織酸素需給バランスを改善することを目的とし，**6時間以内**に酸素需給バランスに関係する**心拍出量，ヘモグロビン濃度，静脈血酸素飽和度**などの各測定値の目標値を設定してそれをクリアする治療を提唱した．この敗血症性ショックの初期状態に循環・酸素代謝の指標目標への早期到達をめざす治療が**早期目標指向型治療（early goal-directed therapy：EGDT）**である．具体的には輸液で中心静脈圧（CVP）8〜12 mmHg，血管収縮薬で平均動脈圧（mean arterial pressure：MAP）≧65 mmHg，赤血球輸血で中心静脈酸素飽和度（$ScvO_2$）＞70％を6時間以内にめざした組合わせである（図1）．Riversらは通常の初期治療を施行した患者の院内死亡率が46.5％であったのに対し，EGDTを施行した患者では30.5％と劇的に改善したと報告している[1]．これを受けてEGDTはSurviving Sepsis Campaign Guideline 2012（SSCG2012）でのバンドルの主要な要素を占めている（表1）．この研究を含めEGDTの有用性を評価したメ

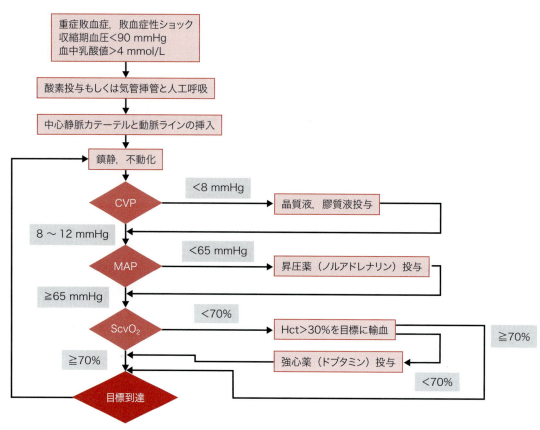

図1 ● EGDT プロトコル
Rivers らのオリジナルに SSCG2012 を考慮して改変

表1 ● Surviving Sepsis Campaign Bundle（SSCG2012より）

3時間以内に達成すべき事項
1. 乳酸値を測定する
2. 抗菌薬投与前に血液培養を採取する
3. 広域抗菌薬の投与を開始する
4. 低血圧や乳酸値4 mmol/L以上を認めた場合は晶質液30 mL/kgを投与する
6時間以内に達成すべき事項
5.（初期の輸液蘇生に反応しない低血圧の場合）平均動脈圧（MAP）≧65 mmHgを維持するよう昇圧薬を投与する
6. 輸液蘇生に反応しない低血圧（敗血症性ショック）あるいは初期乳酸値4 mmol/L（36 mg/dL）以上を認めていた場合：中心静脈圧（CVP），中心静脈酸素飽和度（ScvO$_2$）を測定する
7. 初期乳酸値が上昇していた場合には再度測定する

文献2より引用

タアナリシスでも死亡の相対リスクが有意に低下しており EGDT による循環改善は効果的であるとしている．

表2 ● 敗血症の診断基準と重症敗血症の定義（SSCG2012より）

敗血症の診断基準

感染症の存在が証明もしくは疑われ，かつ下記の項目のうちいくつかを満たす

全身所見
- 発熱：深部体温＞38.3℃
- 低体温：深部体温＜36℃
- 頻脈：心拍数＞90回/分もしくは＞年齢平均＋2 SD
- 頻呼吸
- 精神状態の変容
- 著明な浮腫または24時間以内で20 mL/kg以上の体液バランス過剰
- 高血糖：糖尿病の既往がない症例で血糖値＞140 mg/dL

炎症所見
- 白血球増加：白血球数＞12,000/μL
- 白血球減少：白血球数＜4,000/μL
- 白血球数正常で幼弱白血球＞10%
- 血清CRP値＞正常値＋2 SD
- 血清プロカルシトニン値＞正常値＋2 SD

循環所見
- 血圧低下：SBP＜90 mmHg，MAP＜70 mmHg，SBPの低下＞40 mmHgのいずれか

臓器障害所見
- 低酸素血症：P/F比＜300
- 急性の乏尿：適切な輸液蘇生にもかかわらず尿量＜0.5 mL/kg/時間が少なくとも2時間持続
- 血清クレアチニン値の増加＞0.5 mg/dL
- 凝固異常：PT-INR＞1.5またはAPTT＞60秒
- イレウス：腸蠕動音消失
- 血小板減少：血小板数＜10万/μL
- 血清ビリルビン上昇：血清総ビリルビン＞4 mg/dL

組織灌流所見
- 高乳酸血症：乳酸値＞1 mmol/L
- 毛細血管再灌流低下あるいは斑状の皮膚

重症敗血症の定義
- 敗血症に起因する低血圧
- 乳酸値＞正常上限値
- 適切な輸液蘇生にもかかわらず尿量＜0.5 mL/kg/時間が2時間以上持続
- 肺炎が感染源でない場合の急性肺障害：P/F比＜250
- 肺炎が感染源の場合の急性肺障害：P/F＜200
- 血清クレアチニン値＞2.0 mg/dL
- ビリルビン値＞2 mg/dL
- 血小板数＜10万/μL
- 凝固異常：PT-INR＞1.5

文献2より引用

❷ SSCG2012の概要

"Surviving sepsis campaign guideline for management of severe sepsis and septic shock" はもともと2004年に発表され，2008年，2012年と4年ごとに改訂されている．2012年の主な改訂内容は下記の通りである．

- 敗血症の定義は従来のSIRSの基準を用いたものから2001年のSCCM/ESICM/ACCP/ATS/SISの定義へ変更された（表2）．
- 感染症治療に関して新たにウイルス・真菌感染症の検索・治療に関する記述が追加された．
- 初期治療において乳酸値の上昇している患者における乳酸値の正常化が明記された．
- 昇圧薬の第一選択薬として，ノルアドレナリンが推奨された．

- 血糖管理の目標値が従来の150 mg/dL以下から180 mg/dL以下へと緩和された．

図1のフローチャートを中心にSSCG2012に示されている推奨項目を解説していく[2]．

1) 輸液療法

- 重症敗血症や敗血症性ショックの蘇生では，初期輸液の選択として晶質液を推奨する．
- 重症敗血症や敗血症性ショックの輸液蘇生においてヒドロキシエチルスターチ（HES）を用いない．
- 大量の晶質液を必要とする患者では，重症敗血症や敗血症性ショックの初期蘇生にアルブミン製剤を使用してもよい．
- 敗血症による組織低灌流を呈し，循環血液量減少が疑われる患者に対する初期容量負荷は最低でも30 mL/kgの晶質液を推奨する（一部，相当量のアルブミンで代替してもよいかもしれない）．患者によってはより急速で大量の輸液が必要となるかもしれない．
- 動的指標（脈圧変化や1回心拍出量変化）または静的指標（動脈圧，心拍数）に基づいて血行動態が改善している間は，容量負荷試験を継続することを推奨する．

2) 昇圧薬・強心薬

- 昇圧薬による治療は，初期目標としてMAP≧65 mmHgを推奨する．
- 昇圧薬の第一選択はノルアドレナリンを推奨する．
- 十分な血圧を保つために追加薬剤が必要な場合，アドレナリンを考慮する．
- 目標のMAPの達成やノルアドレナリンの減量のために，バソプレシン0.03単位/分をノルアドレナリンに追加してもよい．低用量バソプレシンの単独使用は初期薬剤として推奨しない．また0.03～0.04単位/分以上のバソプレシンは，他の昇圧薬で十分なMAPを達成できなかった場合以外は推奨しない．
- 頻脈のリスクが低い患者や徐脈の患者に限れば，ノルアドレナリンの代替薬としてドパミンを考慮する．
- フェニレフリンは以下の場合を除いて推奨しない．
  (a) ノルアドレナリンによる重症不整脈
  (b) 十分な心拍出量があるが低血圧が持続する場合
  (c) 昇圧薬と強心薬の併用や低用量バソプレシンで目標のMAPを達成できない場合
- 腎保護目的に低用量ドパミンを使用すべきでない．
- 左室充満圧が上昇しても心拍出量が低下しており，心機能障害が示唆される患者や，十分な血管内容量とMAPが確保されているにもかかわらず組織低灌流が持続する患者では，20μg/kg/分を超えない範囲でドブタミンの開始または（使用中であれば）昇圧薬への追加を試みてよい．

3) 輸血

- 組織低灌流が改善し重度の低酸素血症，急性出血，虚血性心疾患などの特別な状況がなければ，成人ではHb 7.0 g/dL未満の場合において7.0～9.0 g/dLを目標に赤血球輸血

を行うことを推奨する.
- 重症敗血症に関連する貧血の特異的治療としてエリスロポエチンは使用しない.
- 出血や侵襲的な処置の予定がなければ,凝固検査異常値の補正を目的とした新鮮凍結血漿（FFP）の投与は行わない方がよい.
- 重症敗血症,敗血症性ショックの治療としてアンチトロンビン製剤は投与すべきでない.
- 重症敗血症患者において予防的な血小板輸血は,明らかな出血がない患者では血小板数＜10,000/mm^3,出血リスクが高い患者では血小板＜20,000/mm^{3}の場合に考慮する.活動性出血のある患者,手術や侵襲的処置を行う患者では血小板数が50,000/mm^{3}以上であることが望ましい.

> **ワンポイント**
>
> ### DO_2とMAPの適正化を式から考える
>
> - $DO_2 = 1.34 \times Hb \times SaO_2 \times CO$
>
> 　酸素運搬量（delivery O_2：DO_2）は心臓から供給される酸素量のことである.心臓に戻ってくる静脈血酸素飽和度（$S\bar{v}O_2$）の値を評価することでDO_2が組織での酸素必要量に対し十分かどうかを判断できる.つまり$S\bar{v}O_2$が低値であるということは酸素消費量に対してHb,SaO_2,COのどれかが足りないことを意味しており,これらを考慮し輸血,カテコラミン投与などの治療が行われる.EGDTの治療戦略は生理学的な面からも妥当である.
>
> - $MAP = DBP + (SBP - DBP)/3$
>
> 　臓器血流量を反映する血圧は冠血流以外ではMAPに依存している.
> 　つまり組織灌流（perfusion）はMAPによって維持されており$S\bar{v}O_2$は指標にならない.
> 　これが破綻するとショックになり乳酸が産生される.式からわかるようにDBPが重要であり低血圧時にはSBPの意義は低い.MAP（特にDBP）改善のために大量輸液,輸血,ノルアドレナリン投与の治療が行われる.
>
> MAP：mean arterial pressure（平均動脈圧）,SBP：systolic arterial pressure（収縮期血圧）,DBP：diastolic arterial pressure（拡張期血圧）

❸ EGDTの再検証

　EGDTの有用性をより正確に検証する3つの大規模多施設無作為化臨床試験（RCT）の結果が2014～2015年に相次いで報告されている[3]．
　ProCESS trialは米国のERセンター31施設で敗血症性ショック1,341例を対象としランダムに3群（EGDT群,標準プロトコル群,通常治療群）に分けEGDTの有用性を検討している．結果は6時間後の輸液,昇圧薬,輸血治療に関しては差を認めるが60,90日死亡率,1年死亡率においては有意差を認めず腎代替療法の使用率においても有意差を認めなかった．
　ARISE trialはオーストラリア,ニュージーランドの51施設で敗血症性ショック1,600

例を対象としEGDT群と通常治療群を比べている．これも結果は6時間後の輸液，昇圧薬，強心薬，輸血治療で有意差は認めたが90日死亡率では有意差は認められなかった．

　ProMISe trialは英国の56施設で敗血症性ショック1,260例を対象とした研究であるがEGDT群と通常治療群の90日死亡率に有意差が認められなかった．

　3つのRCTの結果はEGDTの有用性を懐疑的なものにしてしまったが，通常治療群にかかわっている多くの医師は救急，集中治療専門医であり十分な治療の底上げが浸透してきた証左であるという意見もある．循環管理に精通していない，敗血症性ショック症例を経験したことのない医師に関してはこの3つの臨床試験の結果は当てはまらないかもしれない．EGDTを積極的に用いるかどうかは施設の治療レベル，医師，スタッフの知識や能力に依存するともいえる．SSCG2016でEGDTがどのような位置付けになるのか楽しみである．

文献

1) Rivers E, et al : Early Goal Directed Therapy in the Treatment of Severe Sepsis and Septic Shock. N Engl J Med, 345 : 1368-1377, 2001
2) 「敗血症診療ガイドライン2012」(山口大介/監，浅田敏文，他/編)，ライフサイエンス，2013
3) 志馬伸朗：敗血症性ショックの初期循環管理～どこをどのようにしてめざせばよいのか．循環制御，36 : 11-17, 2015

● 第1部 循環管理を始める前に
第3章 難しそう，でも有用な概念

2 周術期GDTプロトコルを利用した術中管理

吉村 学

- 重症敗血症治療のEGDT（early goal-directed therapy）を理解したうえでEGDTの概念を周術期管理に応用する
- 代表的な周術期GDT（goal-directed therapy）を理解する
- GDTフローチャートに固執せず臨機応変に対応し，周術期全体を見渡せる能力を身につける

1 周術期GDTプロトコルの成り立ち

　重症敗血症治療でEGDTによるアプローチにより死亡率が劇的に改善したことを受けて（前項参照），EGDTの概念をもとにした周術期管理が提唱されてきた．輸液投与とその反応，DO_2・$S\bar{v}O_2$などの酸素運搬能の評価，カテコラミン使用の3つをもとに目標値を定めた循環管理を行うのが一般的である．漫然と輸液を投与したり，直感と経験でカテコラミン量を操作するのでなく**目標値（ゴール）を定めそれに基づいた評価と介入をくり返していくのが周術期GDT**である．

　術中にGDTを使った報告は1997年のSinclairらが最初であると思われる．大腿骨頸部骨折の患者に対して全身麻酔を行い，経食道ドプラの補正flow timeが0.35秒以下の場合に膠質液を3 mL/kg投与し1回心拍出量が維持されるまでくり返す管理を行ったところ，コントロール群に比べ入院日数が短くなったと報告している[1]．

　輸液戦略やおのおのの測定値の詳細は他項に譲り，この項では周術期GDTのおおまかな枠組みを捉え，代表的な周術期GDTのフローチャートとアウトカムを示していきたい．

2 周術期GDTプロトコル

　ESA（European Society of Anaesthesiology：欧州麻酔科学会）の周術期GDTプロトコル[2]では大きく以下の3つに分けて解説している．このESAプロトコルの

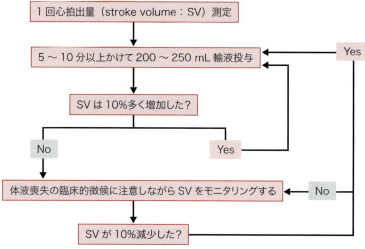

図1 ● SV（stroke volume）プロトコル
文献2より引用

特徴は特別なデバイスを必要としないことと，麻酔科医に考慮の余地を残してあるところである．

1）輸液による1回心拍出量の適正化のためのGDTプロトコル（図1）

1回心拍出量（stroke volume：SV）の増加量が負荷前の10％未満となるまで輸液負荷をくり返すという方法である．循環血液量不足の状況ではFrank-Starling曲線（第1部-第1章1参照）の傾きが急峻なためこの状況にある限り輸液負荷の適応と考えられる．患者の心機能に応じて最適化が図れ，また相対評価のため心拍出量モニターの精度の影響を受けない点が利点ではあるが，欠点としては介入が輸液負荷のみのため過量投与になりやすい．

Kuperらは多施設で主要な手術に経食道ドプラを挿入し，このプロトコル適用群（n＝649）をコントロール群（n＝658）と比較したところ，入院期間を3.7日減少することができたが，再入院，再手術，死亡率で差はなかったと報告している[3]．

2）輸液とカテコラミンによる酸素運搬量（DO_2）の適正化のためのGDTプロトコル（図2）

輸液負荷だけでなく酸素供給指数（DO_2I）を目標値に取り込み，介入としてはカテコラミンを投与する方法である．目標値の妥当性や測定値の精度が問題となるが，介入が輸液投与のみでないため輸液過剰による酸素需給バランスの悪化を防ぐことができる．

Cecconiらは人工股関節置換術を受ける患者でこのプロトコルを適用した．プロトコル適用群で術中輸血量はコントロール群に比べ多かったが，術後輸血量はコントロール群の方が上回っていた．また低血圧や頻脈性不整脈などの術後合併症が有意に少なかったと報告している[4]．

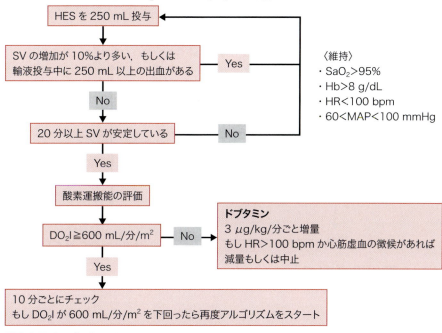

図2● iDO₂プロトコル
DO_2I (oxygen delivery index) $= CO \times [(SaO_2 \times Hb \times 1.34) + 0.003 \times PaO_2] / BSA$
文献2より引用

3) PPV (pulse pressure variation) とSVV (stroke volume variation) を指標としたGDTプロトコル (図3)

　　　脈圧の呼吸性変動 (PPV) またはSVV (1回拍出量変動) が上昇してきた時点で膠質液の輸液負荷を行う方法である．余分な晶質液が最初から入らない点が利点ではあるが目標値の妥当性が明確でないこと，呼吸設定の影響を受けるのが欠点である．腹腔鏡下手術などでは信頼性が落ちる．SVVの代わりにPPVを用いて非侵襲的に管理できる点はよい．

　　　Ramsinghらは低リスクの腹部手術に対してプロトコル適用群 (n＝18) とコントロール群 (n＝20) を比較した．プロトコル適用群では腸管機能の回復と術後2,4日の回復スコアが有意に優れていた．症例数は少ないが腸管機能の回復にGDTは影響していると考えられる[5]．

　　　ESAのプロトコルのほかに，肺動脈カテーテルや中心静脈カテーテルを挿入するような重症患者管理のフローチャートも紹介する．

4) 肺動脈カテーテルを使ったGDTプロトコル (図4)

　　　昔から肺動脈カテーテルを使用している方にとっては当たり前のプロトコルかもしれない．静脈酸素飽和度 ($S\bar{v}O_2$) が最も鋭敏な値であるので低値の場合にこれを構成している酸素供給量 (SaO_2)，心拍出量 (CO)，ヘモグロビンの値を確認し，最後に肺動脈楔入

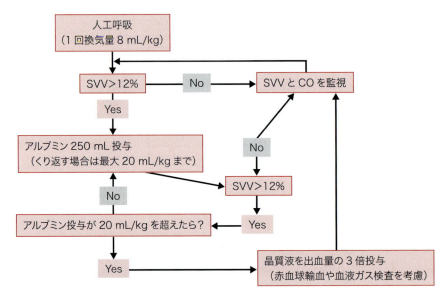

図3 PPV/SVVプロトコル
文献2より引用

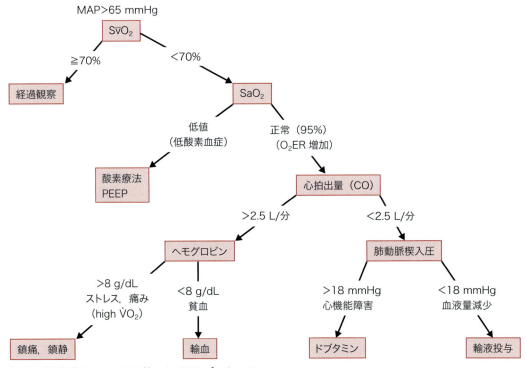

図4 肺動脈カテーテルを使ったGDTプロトコル
O_2ER：oxygen extraction ratio（酸素摂取率）
文献6より引用

圧をもとに治療戦略を選択する．古くは1988年にShoemakerらが重症患者でCI 4.5 L/分/m^2，酸素運搬量600 mL/分/m^2を維持した患者の死亡率が低下したと報告している[7]．また2006年にはFrieseらが外傷患者に肺動脈カテーテルを使用することで重傷，高齢患

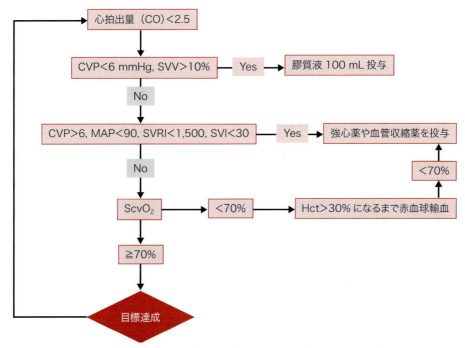

図5 フロートラック センサーとプリセップカテーテルを使ったGDTプロトコル
文献9より引用

者では予後が改善することを報告している[8]. 詳しくは他項（第1部-第1章8参照）に譲るが近年では，肺動脈カテーテル挿入に否定的な意見が多く，挿入による合併症を勘案しメリットが上回るときにのみ活用するようにしたい.

5) フロートラック センサーとプリセップカテーテルを使ったGDTプロトコル（図5）

　基本的な考え方は図4の管理と大きくは違わない．COを肺動脈カテーテルの代わりにフロートラック センサーとプリセップカテーテル（ともにエドワーズライフサイエンス株式会社）で測定し，$S\bar{v}O_2$は$ScvO_2$で代用している．肺動脈カテーテルを挿入することなく中心静脈カテーテルでほぼ同じ値を得ることができる．欠点としてフロートラック センサーは心房細動などの不整脈や大動脈弁閉鎖不全症，IABP使用のときには値が不正確になる．

　KapoorらはEuro SCOREが3点以上の中〜高リスク患者に対して人工心肺使用の心停止下で行ったCABGの術後管理にこのプロトコルを適用した．人工呼吸使用，カテコラミン投与の期間とICU在室期間，入院期間をコントロール群に比べ減らすことができたと報告している[4].

Pitfall

目標値にこだわりすぎるのはよくないかも

　1つの値を目標値に戻すべくフローチャートに固執して施行し続けてしまうことが，このGDTの欠点でもある．例えば指先の骨折の手術なのにSVVが正常化しないからといって何万mLもの輸液をすることは通常ありえない．GDTを使ったトライアルやメタアナリシスで報告されている輸液過剰などの有害事象はこの類である．SVVひとつとっても輸液以外に影響する因子は1回換気量や体位，術野操作の影響などいくらでもある．月並みな言い方だが最終的には総合的に判断するしかない．

　GDT初期は有用な報告が多かったが，近年のメタアナリシスなどではGDTを導入しても予後に差がない報告が多い傾向にある．

　GDTは初心者の周術期管理において大きな間違いを防ぐという意味での活用とチェックリストのような働きをするのかもしれない．術中の介入に対する理由付けとしては十分に役に立つツールである．

文献

1) Sinclair S, et al：Intraoperative intravascular volume optimisation and length of hospital stay after repair of proximal femoral fracture: randomised controlled trial. BMJ, 315：909-912, 1997
2) ESA：Perioperative goal-directed therapy protocol summary
   http://www.edwards.com/esrportal/download/ESA-PGDT-Protocol-Summary_ALIGN_Final.pdf
3) Kuper M, et al：Intraoperative fluid management guided by oesophageal Doppler monitoring. BMJ, 342：d3016, 2011
4) Cecconi M, et al：Goal-directed haemodynamic therapy during elective total hip arthroplasty under regional anaesthesia. Crit Care, 15：R132, 2011
5) Ramsingh DS, et al：Outcome impact of goal directed fluid therapy during high risk abdominal surgery in low to moderate risk patients: a randomized controlled trial. J Clin Monit Comput, 27：249-257, 2013
6) Pinsky MR & Vincent JL：Let us use the pulmonary artery catheter correctly and only when we need it. Crit Care Med, 33：1119-1122, 2005
7) Shoemaker WC, et al：Prospective trial of supranormal values of survivors as therapeutic goals in high-risk surgical patients. Chest, 94：1176-1186, 1988
8) Friese RS, et al：Pulmonary artery catheter use is associated with reduced mortality in severely injured patients: a National Trauma Data Bank analysis of 53,312 patients. Crit Care Med, 34：1597-1601, 2006
9) Kapoor PM, et al：Early goal-directed therapy in moderate to high-risk cardiac surgery patients. Ann Card Anaesth, 11：27-34, 2008

● 第1部 循環管理を始める前に ●

第3章 難しそう, でも有用な概念

3 術後回復能力強化プログラム (ERASプロトコル)

吉村 学

- ERASの概念を理解する
- ERASプロトコルにのっとった術前, 術中, 術後管理の具体的な方法を身につける
- 他のガイドラインと協調しながらERASの概念を体現化できるようになる

1 ERASプロトコルってなに?

　ERAS(enhanced recovery after surgery)プロトコルとは欧州静脈経腸栄養学会によって提唱されている, 消化管手術術後の**早期回復をめざした周術期管理プロトコル**のことである. 基本的な概念としては手術侵襲を少なくし, できるだけ経口摂取を行うことで正常な腸管機能を保ち, 代謝機能を維持することである. このため**周術期にさまざまなエビデンスのある介入方法を集学的に用いている**(図1). 当初は結腸開腹手術を対象としたプロトコルであったが, 現在では消化器外科にとどまらず他の手術にも応用されている. 2005年には周術期におけるストレス反応の軽減や包括的な合併症減少のための手段として詳細なレビューが報告された[1]. 近年ではプロトコルをもとに結腸手術, 膵頭十二指腸手術, 直腸・骨盤手術, 胃切除術, 膀胱全摘術に関してより具体的な管理法を提唱したERASガイドラインも発表されている. 本項では, プロトコルをもとにして麻酔科医が関与できる周術期の具体的な方法を解説していきたい.

2 術前管理

1) 入院前カウンセリング

　患者情報を収集するとともに入院の概要, 麻酔・鎮痛法, 術後管理の説明を行う. また栄養スクリーニングを行い栄養不良患者にはあらかじめ栄養管理を行う.

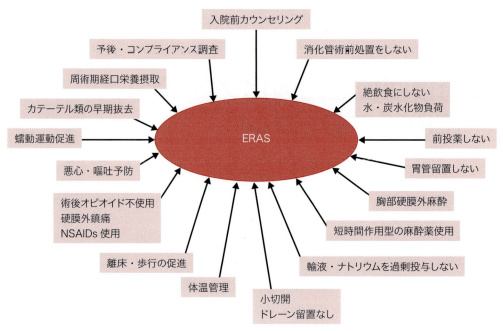

図1 ● ERASプロトコルの概要
文献1より引用

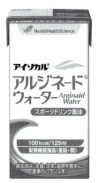

図2 ● アイソカル® アルジネード® ウォーター
写真提供：ネスレ日本株式会社ネスレヘルスサイエンス

表1 ● 絶飲食時間（文献2より引用）

摂取物	絶食時間（時間）
清澄水	2
母乳	4
人工乳・牛乳	6

2）術前絶飲食

　固形食は麻酔導入6時間前まで，飲水は2時間前まで可としている．また炭水化物投与を推奨しており，12.5％の炭水化物含有飲料水を手術前夜に800 mL，麻酔導入2時間前に400 mL摂取させることを推奨している．炭水化物を摂取することにより空腹を和らげ，飢餓状態が引き起こす体の異化反応を抑制し，術後のインスリン抵抗性を改善する．現在日本で手に入る炭水化物含有飲料水としてはアイソカル® アルジネード® ウォーター（図2）がある．術前絶飲食に関しては日本麻酔科学会からも2012年7月に「術前絶飲食ガイドライン」が公表されており（表1），これを中心に術前絶飲食の知識をまとめておきたい．

> **ワンポイント**
>
> 日本麻酔科学会のガイドライン[2]では固形食の摂取について明確な絶食時間を示していない．その理由は液体に比べ固形食に関するエビデンスが不十分であること，固形食の定義が明確でなく含まれている栄養素もさまざまであるからである．
>
> 固形食のうち軽食（トーストを食べ清澄水を飲む程度）については，欧米のガイドラインで摂取から麻酔導入まで6時間以上空けることとなっている．揚げ物，脂質を多く含む食物，肉の場合は8時間以上空ける必要がある．

3）前投薬

プロトコルでは抗不安薬や鎮痛薬の術前投与は必要ないとしている．アトロピンによる過度の分泌抑制は患者の口渇を引き起こし，不安感を助長させる．術前のオピオイド投与は胃内容排泄遅延を起こす可能性がある．

4）深部静脈血栓症

肺血栓塞栓症のほとんどが深部静脈血栓症であり積極的に血栓予防策を行う必要がある．対策として術前に弾性ストッキングを装着し，術中は間欠的空気圧迫法を併用し必要に応じて抗凝固薬を用いることが推奨されている．日本では「肺血栓塞栓症および深部静脈血栓症予防ガイドライン」（表2，3）[3]に基づき患者リスクに応じて対策を行うべきである．

❸ 術中管理

1）短時間作用型麻酔薬

プロトコルではプロポフォールやレミフェンタニルなどの短時間作用型麻酔薬による全静脈麻酔やセボフルランなどの吸入麻酔薬の使用を推奨している．モルヒネやフェンタニルなどの長時間作用型オピオイドは早期離床の妨げとなるため推奨されない．

2）硬膜外麻酔

プロトコルでは麻酔導入前に中位胸椎硬膜外カテーテルを留置し，オピオイドおよび局所麻酔薬を投与することを推奨している．硬膜外麻酔の合併症としては硬膜外血腫，硬膜外膿瘍，神経損傷などがあり，その頻度は0.01～0.06％とされているため術後抗凝固療法を行う症例では他の鎮痛法に変更することも考慮すべきである．

3）体温

プロトコルでは積極的に体温保持対策を行うことを推奨している．正常体温の維持により創部感染，心合併症，出血量，および輸血必要量の減少が可能である．

表2 リスクの階層化と静脈血栓塞栓症の発生率，および推奨される予防法（文献3より転載）

リスクレベル	下腿DVT（%）	中枢型DVT（%）	症候性PE（%）	致死性PE（%）	推奨される予防法
低リスク	2	0.4	0.2	0.002	早期離床および積極的な運動
中リスク	10～20	2～4	1～2	0.1～0.4	弾性ストッキングあるいは間欠的空気圧迫法
高リスク	20～40	4～8	2～4	0.4～1.0	間欠的空気圧迫法あるいは抗凝固療法※
最高リスク	40～80	10～20	4～10	0.2～5	（抗凝固療法※と間欠的空気圧迫法の併用）あるいは（抗凝固療法※と弾性ストッキングの併用）

※整形外科手術および腹部手術施行患者では，エノキサパリン，フォンダパリヌクス，あるいは低用量未分画ヘパリンを使用．その他の患者では，低用量未分画ヘパリンを使用．最高リスクにおいては，必要ならば，用量調節未分画ヘパリン（単独），用量調節ワルファリン（単独）を選択する．
エノキサパリン使用法：2,000単位を1日2回皮下注，術後24時間経過後投与開始（参考：我が国では15日間以上投与した場合の有効性・安全性は検討されていない）．
フォンダパリヌクス使用法：2.5mg（腎機能低下例は1.5mg）を1日1回皮下注，術後24時間経過後投与開始（参考：我が国では，整形外科手術では15日間以上，腹部手術では9日間以上投与した場合の有効性・安全性は検討されていない）．
DVT：deep vein thrombosis，PE：pulmonary embolism

表3 各領域の静脈血栓塞栓症のリスクの階層化（文献3より転載）

リスクレベル	一般外科・泌尿器科・婦人科手術	整形外科手術	産科領域
低リスク	・60歳未満の非大手術 ・40歳未満の大手術	上肢の手術	正常分娩
中リスク	・60歳以上，あるいは危険因子のある非大手術 ・40歳以上，あるいは危険因子がある大手術	・腸骨からの採骨や下肢からの神経や皮膚の採取を伴う上肢手術 ・脊椎手術 ・脊椎・脊髄損傷 ・下肢手術 ・大腿骨遠位部以下の単独外傷	帝王切開術（高リスク以外）
高リスク	40歳以上の癌の大手術	・人工股関節置換術，人工膝関節置換術，股関節骨折手術（大腿骨骨幹部を含む） ・骨盤骨切り術（キアリ骨盤骨切り術や寛骨臼回転骨切り術など） ・下肢手術にVTEの付加的な危険因子が合併する場合 ・下肢悪性腫瘍手術 ・重度外傷（多発外傷）・骨盤骨折	・高齢肥満妊婦の帝王切開術 ・静脈血栓塞栓症の既往あるいは血栓性素因の経腟分娩
最高リスク	静脈血栓塞栓症の既往あるいは血栓性素因のある大手術	高リスクの手術を受ける患者に静脈血栓塞栓症の既往あるいは血栓性素因の存在がある場合	静脈血栓塞栓症の既往あるいは血栓性素因の帝王切開術

総合的なリスクレベルは，予防の対象となる処置や疾患のリスクに，付加的な危険因子を加味して決定される．例えば，強い付加的な危険因子をもつ場合にはリスクレベルを1段階上げるべきであり，弱い付加的な危険因子の場合でも複数個重なればリスクレベルを上げることを考慮する．
リスクを高める付加的な危険因子：血栓性素因，静脈血栓塞栓症の既往，悪性疾患，癌化学療法，重症感染症，中心静脈カテーテル留置，長期臥床，下肢麻痺，下肢ギプス固定，ホルモン療法，肥満，静脈瘤など．（血栓性素因：主にアンチトロンビン欠乏症，プロテインC欠乏症，プロテインS欠乏症，抗リン脂質抗体症候群を示す）
大手術の厳密な定義はないが，すべての腹部手術あるいはその他の45分以上要する手術を大手術の基本とし，麻酔法，出血量，輸血量，手術時間などを参考として総合的に評価する．
表2，表3について：日本循環器学会，他，2008年度合同研究班報告：肺血栓塞栓症および深部静脈血栓症の診断、治療、予防に関するガイドライン（2009年改訂版）
日本循環器学会ホームページ
http://www.j-circ.or.jp/guideline/pdf/JCS2009_andoh_h.pdf
（2016年4月閲覧）より転載

4）輸液管理

過剰輸液を避けることで縫合不全，イレウス，心肺合併症を減少できる．術中は目標指標型輸液プロトコルを採用するのがよい．術後もできるだけ早期に点滴を中止し飲水を開始することを推奨している．

5）抗生物質の予防投与

プロトコルでは好気性菌，嫌気性菌を対象とした抗生物質の単回投与を皮膚切開までに施行することを推奨している．

6）胃管

胃管の挿入により合併症は変わらないかやや増えるため，ルーチンに胃管は挿入しない．術中に挿入しても麻酔覚醒前に抜去することを推奨している．

7）尿道カテーテル

ルーチンに挿入することは勧められない．早期離床を行うために胸部硬膜外鎮痛中でも早期に尿道カテーテルを抜去することが望ましい．

8）腹腔鏡補助下手術

腹腔鏡補助下手術が可能な施設では短期予後改善の可能性がある．

9）手術創

縦切開でも横切開でもいいができるだけ短い切開創とする．

10）創部ドレナージ

24時間以内の短期間ドレナージ留置はよいが日常的には行わない．

❹ 術後管理

1）術後鎮痛

原則的に術後鎮痛はオピオイドを使用せず離床を早めることが推奨されている．術後48～72時間は低用量局所麻酔薬（オピオイド併用も可）による持続硬膜外鎮痛法を用いる．低血圧による吻合部の低灌流には注意し，輸液の急速投与は行わず昇圧薬を用いる．硬膜外カテーテル抜去後はできるだけオピオイドは使用せずNSAIDsによる鎮痛を行う．

2）術後合併症の防止

術後イレウスは退院の遅れにつながるため胸部硬膜外鎮痛を用い過剰な輸液を避ける．

消化管蠕動運動促進薬を使用することはイレウス発症防止につながる．

3）術後栄養管理

術後1日目には静脈栄養を中止し術当日からの経口摂取を推奨している．適切なイレウス防止策をとることによって早期に経口摂取を開始することができる．

4）早期離床

術当日は2時間，翌日から6時間の離床ができる環境整備を行う．

5）術後悪心・嘔吐対策

術後の悪心嘔吐は疼痛と同様に侵襲となるため，リスクの高い患者では予防的対処を行うとなっている．海外のガイドラインでは多くの制吐薬が示されているが日本では多くの場合，予防的投与は保険適応外である．よって麻薬を避ける，局所麻酔を用いる，プロポフォールを中心とした全静脈麻酔を選択し吸入麻酔薬を避けるなどの方法をとるのが良策であると思われる．

6）術後調査

系統的に予後やプロトコルの内容について調査・評価を行い他施設との比較検討を行うべきである．

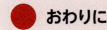
おわりに

周術期管理を通して今すぐできることを列挙した．ERASプロトコルにおいて術後回復力を遅らせる因子は痛み，消化管機能不全，術後不動である．これらは相互的に患者に悪影響を及ぼし術後回復を遅らせる．この因子を取り除いていくことにより患者の早期回復，早期退院が実現できると考える．

文献

1) Fearon KC, et al：Enhanced recovery after surgery: a consensus review of clinical care for patients undergoing colonic resection．Clin Nutr, 24：466-477, 2005
2) 日本麻酔科学会：術前絶飲食ガイドライン
   http://www.anesth.or.jp/news2012/20120712.html
3) 日本循環器学会，他，2008年度合同研究班報告：肺血栓塞栓症および深部静脈血栓症の診断、治療、予防に関するガイドライン（2009年改訂版）
   日本循環器学会ホームページ
   http://www.j-circ.or.jp/guideline/pdf/JCS2009_andoh_h.pdf（2016年4月閲覧）
4) Lassen K, et al：Consensus review of optimal perioperative care in colorectal surgery: Enhanced Recovery After Surgery (ERAS) Group recommendations．Arch Surg, 144：961-969, 2009
5) 「新戦略に基づく麻酔・周術期医学　麻酔科医のための体液・代謝・体温管理」（森田　潔/監，川信田樹人，他/編），中山書店，2014

第1部 循環管理を始める前に
第3章 難しそう，でも有用な概念

4 目標指向型輸液管理（GDT）

杉浦孝広

- 従来型の輸液管理では術後合併症が増加する懸念がある
- 晶質液の過剰投与は縫合不全や腸管機能回復遅延を引き起こす
- 適切な輸液管理は組織の灌流圧や酸素化を維持する
- 数値目標を定めた具体的な輸液戦略が患者の予後に影響する

1 目標指向型輸液管理（GDT）における目標とは？

　敗血症性ショックに対する治療戦略である早期目標指向型治療（early goal-directed therapy：EGDT）（第1部-第3章1参照）によって，初期治療患者における死亡率は46.5％から30.5％へと劇的な改善を認めた．これは治療成績を向上させるという目標のために，各測定値に対する具体的な目標数値を定め，達成させる治療戦略による結果である．

　同様に，周術期における合併症の発生率や死亡率を改善するために，具体的な達成目標を定めた治療戦略が**目標指向型輸液管理（goal-directed therapy：GDT）**である（図1）．

2 今までの輸液戦略における考え方

　従来の周術期輸液管理では，恒常性を維持するため，不足分を十分に補うことが主な目的であった．心不全や呼吸不全に陥らない範囲で，十分な輸液投与を行うことで臓器灌流を保ち，組織の酸素化を改善するためである．従来の周術期輸液管理は，以下のような根拠に基づいて行われてきた．
- 1）術前の禁飲食に加えて，不感蒸泄や尿による水分喪失によって循環血液量が減少している．
- 2）皮膚切開後は不感蒸泄が劇的に増加する．

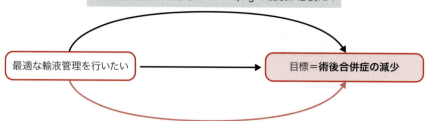

図1 ● 目標指向型輸液管理（GDT）

- 3）サードスペースへの水分移行によって循環血液量の補充が必要となる．
- 4）循環血液量が過剰となっても腎臓による調整が働くため無害である．

1）循環血液量は減少しているのか？

術前の禁飲食のみによる影響はかなり少ないことが明らかとなっている．腸管の前処置は1,000 mLの脱水に相当するといわれるが，術後回復力強化（enhanced recovery after surgery：ERAS）プログラム（第1部-第3章3参照）では，腸管の前処置を不要とし手術前の絶飲食時間の見直しや，水分・炭水化物の負荷を行うことで手術前の脱水を回避できるようになった．ERASプログラムの浸透に伴い，通常の絶飲食管理では手術室入室時における循環血液量の減少はかなり軽減された．

2）不感蒸泄

皮膚切開を行うと創部からの不感蒸泄が増加すると考えられてきた．一般的に，不感蒸泄は過大評価されており，腸管が完全に露出されるような腹部手術においても0.5〜1 mL/kg/時間程度でしかない．

3）サードスペース

古典的なサードスペースとは，機能しない細胞外液中に存在する空間である．現在のところ，このサードスペースに移動した水分を直接測定した報告はなく，その存在は示されていない．

4）腎臓による調整

晶質液の過剰投与は，血管内皮細胞表面のグリコカリックスを傷害し血管透過性を亢進させ，間質への水分の病的移行を導く．周術期には手術による機械的ストレスやサイトカインによって透過性が亢進するため，間質の浮腫が起こりやすい．

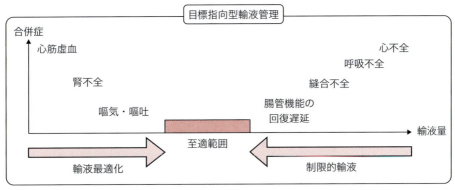

図2 ● 目標指向型輸液管理の概念

❸ 制限的輸液戦略とは？

　これらの概念によって形成された輸液量を盲目的に投与する従来の輸液管理では，腹部大手術において10〜15 mL/kg/時間程度の輸液が必要とされてきた．ところが，患者の状態を考慮せずに上記の輸液投与を行うと，過剰投与となってしまう．余剰した輸液は間質の浮腫をつくり出し，縫合不全や腸管機能の回復遅延を引き起こし入院期間も延長させる．

　そこで，サードスペースへの水分移行を考慮せず，晶質液投与を制限し術後アウトカムの向上をめざした治療戦略が**制限的輸液**である．

❹ 輸液最適化とは？

　過剰輸液による合併症が知られる一方で，循環血液量が過小となった場合には，酸素需給バランスの破綻による心筋虚血や腎障害などの危険性がある．循環血液量が減少すると，血液は重要な臓器に優先的に分配される．代償的な血流の再分布や血管収縮によって，中枢神経系や心臓に血流が集約されるが，消化管は血流が減少しやすい．心筋虚血といった重篤な合併症に至らなくても，嘔気・嘔吐や消化機能低下などの悪影響を及ぼすことが知られるようになった．血圧や尿量といった古典的な指標では消化管領域の血流を評価することはできないため，経食道心エコーや低侵襲心拍出量モニターを用いて，1回心拍出量（stroke volume：SV）や酸素供給量などを測定し，適正な値へと導くことで，組織の灌流や酸素化を維持することが可能である．臓器灌流を維持するために晶質液に加えて膠質液を積極的に投与し，心拍出量を適切に保つ戦略が**輸液最適化**である．

> **ワンポイント**
> 　制限的輸液戦略と輸液最適化のどちらが優れているかということが議論になるが，どちらでなければならないというものではなく，図2に示すように，各患者の状態を判断して輸液管理を行うことが重要である．

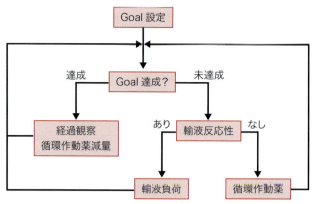

図3 ● 目標指向型輸液管理のプロトコル
Goal：循環管理目標値

❺ 目標指向型輸液管理とは？

　GDTは制限的輸液と輸液最適化の概念をふまえた輸液戦略であるといえる．GDTにおける重要なポイントは以下の3点に集約される．
- 晶質液の過剰投与を避ける（膠質液の積極的な使用）
- 循環動態モニターを用いた目標値の設定
- 輸液反応性に基づく輸液負荷もしくは循環作動薬投与

　冒頭で述べた"目標"を達成するために，循環管理目標値を設定する．設定した目標が達成されているかを具体的な数値目標から判断し，達成されていなければ輸液負荷や循環作動薬を用いて介入する．介入の結果を再評価し，至適な輸液管理に近づけていくプロトコル（図3）である．

　"具体的な数値目標＝Goal"の設定にはまだ明確なものは存在しない．European Society of Anaesthesiology（欧州麻酔科学会）のプロトコルでは，Goalを①心拍出量の最適化，②輸液と循環作動薬を用いた酸素供給指数の最適化，③呼吸性変動に基づく輸液反応性指標の最適化が提示されている．ほかにもGoal設定として，中心静脈酸素飽和度といった指標から非侵襲的な動的指標を用いたアルゴリズムまでさまざまである．GDTは循環動態のGoalを設定し，Goal達成の有無を判断することで，個々の輸液を最適化し，患者の周術期予後を改善するための輸液戦略である．

文献

1) Chappell D, et al：A rational approach to perioperative fluid management. Anesthesiology, 109：723-740, 2008
2) Nisanevich V, et al：Effect of intraoperative fluid management on outcome after intraabdominal surgery. Anesthesiology, 103：25-32, 2005
3) Pearse RM, et al：Effect of a perioperative, cardiac output-guided hemodynamic therapy algorithm on outcomes following major gastrointestinal surgery. JAMA, 311：2181-2190, 2014

● 第1部　循環管理を始める前に ●

第3章　難しそう，でも有用な概念

5 輸液反応性

杉浦孝広

- 血圧や尿量は臓器灌流を保証するものではない
- 輸液反応性とは，心拍出量に対する前負荷依存性の有無である
- 静的指標を基準に輸液反応性を判断することは困難である

はじめに

　従来の輸液管理では，血圧や尿量を輸液管理の指標としていた．平均動脈圧は脳，心臓や腎臓といった主要臓器の灌流量を規定する因子として考えられ，尿量を維持することは灌流量が保たれていることの証と判断された．しかし，平均動脈圧が維持されていても，循環血液量や心拍出量が減少した状況では，血液が消化管や皮膚から主要臓器へと自動的に調節される．一方，手術中の尿量を維持するための過剰輸液はかえって予後を悪化させてしまう．術中尿量の低下と術後腎傷害の発生にも明らかな関連性はみられていない．前項で解説した制限的輸液戦略においても，手術開始から2時間以内の尿量の低下は許容すべきであるとしている．すなわち，血圧や尿量だけに固執した輸液管理は患者を間違った方向に導くことがあることを理解するべきである．

　では，何を指標に輸液管理を行ったらよいのだろうか？ 血圧や尿量といった古典的な指標に加えて，判断材料の1つとして考えられるものが**輸液反応性**（**fluid responsiveness**）である．

1 輸液反応性とは

　輸液反応性とは，**前負荷に対して心拍出量もしくは1回心拍出量が10〜15％増加することと定義され**，増加すれば輸液反応性ありと判断する．輸液反応性は，Frank-Starling曲線（第1部-第1章1参照）を用いて理解することができる．前負荷が不足している状態（図1①）では前負荷の増加によって心拍出量が大きく増大する．しかし，十分な前負荷が得られている状態（図1②）では，この増加はわずかである．したがって，①の状態

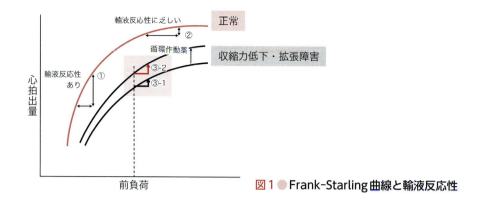

図1 ● Frank-Starling曲線と輸液反応性

では輸液による治療効果が大きいと判断し、②の状態では輸液による効果は小さいと判断できる．また，輸液による反応も乏しい状態でも心拍出量が不足している状態（図1③-1）では循環作動薬による介入によって，心拍出量を増加させることができる（図1③-2）．すなわち，輸液反応性とは心拍出量に対する前負荷依存性の有無を判断している．

❷ どうやって前負荷を増加させるのか？

多くの研究ではfluid challengeという方法を利用して輸液反応性の評価を行ってきた．これは250 mLの輸液を5〜10分で投与し心拍出量の増加を評価する方法である．負荷容量を減少させ100 mLの輸液を1分間で投与するmini-challengeでは，fluid challengeよりも少量の輸液負荷によって短時間に行う．Challenge後に心拍出量が10〜15％以上増加するか否かを判断し，増加する限り輸液が必要と判断され，心拍出量の増加が10％未満となるまで輸液負荷を行う研究が多い．これによって，個々に合わせた輸液投与を行うことができる一方で，fluid challengeを行っても50％しか反応しないとの報告もみられる．

古典的な方法である下肢挙上テスト（passive leg raising：PLR）は，下肢を30〜45度挙上することで静脈灌流を増加させ，施行から1分後に輸液反応性の評価を行う．この手技は可逆性であり輸液負荷に伴う悪影響を避けることができる反面，施行場所が限られるため，術中の使用には制限を伴う（表1）．

❸ 輸液反応性をどのように評価するのか？

輸液反応性の判断を誤れば，過剰輸液となり，間質の浮腫へとつながる．輸液の必要性を判断し，不要な輸液を避けることが可能となる指標が最も現実的である．

現在，輸液管理の指標として用いられているのが，静的指標と動的指標である．静的指標とは中心静脈圧（central venous pressure：CVP）や肺動脈楔入圧（pulmonary artery wedge pressure：PAWP）などの生体における圧情報や左室拡張終期容量などの容量情報である．

表1 ● 輸液反応性の評価

	方法	特徴	評価
fluid challenge	輸液250 mLを5〜10分で投与	非可逆的介入	1回拍出量>10〜15％の増加
mini-challenge	100 mLの輸液を1分で投与	非可逆的介入	1回拍出量>10〜15％の増加
PLR	下肢を30〜45度挙上	可逆的 施行場所に制限	1回拍出量>10〜15％の増加

　CVPは敗血症治療におけるEGDTにおいて重要な指標として用いられている（第1部-第3章1参照）．しかし，静脈は動脈に比べて30〜40倍のコンプライアンスを有し，多くの因子に影響を受けるため，CVPの絶対値と循環血液量にはあまり相関がない．同様に，PAWPは心不全の治療戦略における輸液管理や薬物管理に有用であり，左室前負荷の指標として左室拡張終期圧を反映すると言われているが，心室コンプライアンスによる影響が大きく，左室拡張終期容量がかなり増大しない限り左室拡張終期圧もPAWPも上昇しない（第1部-第4章3の図3参照）．また，胸腔内圧，拡張障害や心臓弁疾患などの影響も受けるため，患者の病態や外的要因によって解釈には注意が必要である．したがって，CVPもPAWPもその絶対値によって患者の循環血液量を正確に推察することは難しい．また，健常者に輸液負荷を行っても，CVP・PAWPと心拍出量の間には相関関係を認めていないことからも，全身麻酔下手術の輸液管理においてCVPとPAWPから輸液の必要性を判断し，輸液反応性の指標として用いることは困難である．

> **ワンポイント**
>
> 　手術室において，輸液反応性の指標としてのCVPはあまり有用ではない．しかし，敗血症においてはショック状態にある患者に対する輸液路，循環作動薬の投与経路，CVP測定など，十分な有用性が認められている．

　このようにfluid challengeという方法では，輸液を投与した後に評価するため過剰投与となる可能性がある．個々に合わせて輸液の投与を行い心拍出量を最大化することで術後合併症や予後を改善できる可能性があるが，はたして輸液量を最適化できているかどうかは不明である．

　一方，静的指標は全身麻酔下の輸液反応性を判断する根拠に乏しく，中心静脈カテーテルや肺動脈カテーテルの使用は侵襲が大きい．容量情報を得るため経食道心エコーをすべての手術患者に使用することはできず，簡便さに欠ける．侵襲が小さく，簡便で輸液負荷を行う前に必要性を判断することが可能なものとして考えられているのが，次項で述べる動的指標を用いた輸液管理である．

文献

1) Carsetti A, et al：Fluid bolus therapy: monitoring and predicting fluid responsiveness. Curr Opin Crit Care, 21：388-394, 2015
2) Marik PE, et al：Does central venous pressure predict fluid responsiveness? A systematic review of the literature and the tale of seven mares. Chest, 134：172-178, 2008
3) Kumar A, et al：Pulmonary artery occlusion pressure and central venous pressure fail to predict ventricular filling volume, cardiac performance, or the response to volume infusion in normal subject. Crit Care Med, 32：691-699, 2004

第1部 循環管理を始める前に

第3章 難しそう，でも有用な概念

6 動的指標

杉浦孝広

- 呼吸性変動とは陽圧換気に伴う心拍出量の規則的な変動である
- 呼吸性変動はheart-lung interactionによって発生する
- 呼吸性変動には測定条件が存在する
- 動的指標を用いた輸液反応性の評価は侵襲が小さい

はじめに

　動的指標には以下のようなものがあげられる．収縮期圧変動（systolic pressure variation：SPV）は収縮期圧の変動から求められる数値である．同様に，脈圧より求める脈圧変動（pulse pressure variation：PPV）や1回心拍出量変動（systolic volume variation：SVV），脈波変動指標（pleth variability index：PVI）がある．これらの動的指標は，呼吸性変動から輸液反応性を予測しうる指標である．

1 呼吸性変動とは？

　呼吸性変動とは，人工呼吸における陽圧換気が発生させる胸腔内の圧変化によって，心拍出量が規則的に変動することである．呼吸性変動が大きい場合は前項（第1部-第3章5参照）の図1①の状態であり，呼吸性変動が小さい場合は前項の図1②の状態である．呼吸性変動が大きい場合には，輸液による治療効果が大きく，呼吸性変動が小さい場合には，輸液による治療効果は小さいと考えられる．

2 呼吸性変動が発生するメカニズム〜heart-lung interaction（図1）

　吸気時に胸腔内圧が上昇すると，右心系の前負荷減少と肺血管周囲の圧増加によって右

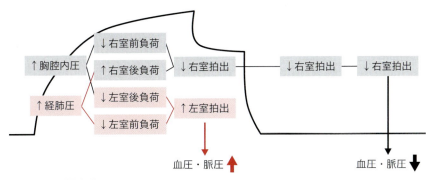

図1 ● 呼吸性変動

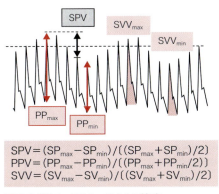

$SPV = (SP_{max} - SP_{min})/((SP_{max} + SP_{min})/2)$
$PPV = (PP_{max} - PP_{min})/((PP_{max} + PP_{min})/2)$
$SVV = (SV_{max} - SV_{min})/((SV_{max} + SV_{min})/2)$

図2 ● SPV，PPV，SVVの算出

心系の後負荷が増大する．結果として右心系心拍出量の減少が起こる．このとき，左心系では肺血管周囲圧の上昇により前負荷が増大し，後負荷が低下する．呼気時にはこの逆の影響を受ける．右心系の血液が左心系に到達する数秒後には，右心系の心拍出量減少が左心系の前負荷を低下させるため左心系の心拍出量も減少する．呼吸性変動は循環血液量が少ない状態でより顕著となる（図1）．

呼吸性変動を活かした動的指標（SPV，PPV，SVV）は図2に示すように算出される．PVIは呼吸周期における灌流指標（perfusion index：PI）の最大値，最小値から求められる数値である．PIは動脈血酸素飽和度測定において動脈血に由来する拍動成分と，皮膚や組織に由来する無拍動成分の割合であり0.02～20％の範囲で示される．他の動的指標と同様に呼吸性変動をとらえることができる（詳細は第1部－第2章4参照）．

❸ これらの指標はいつでも正確なのだろうか？

もし誤った情報で輸液管理を行えば，従来型の麻酔管理同様に患者を間違った方向に導くこととなる．動的指標は，安定した胸腔内圧の変化によって形成された呼吸性変動をとらえるため，以下のような条件を満たす必要がある（表1）．

①全身麻酔下に陽圧換気を行っていること

表1 ● 呼吸性変動を適切に評価するための必須条件

☐ 全身麻酔下の陽圧換気
☐ 洞調律
☐ 1回換気量≧8 mL/kg, PEEP＜5 cmH₂O
注意するべき状況
・開胸手術 ・腹腔鏡手術 ・循環作動薬の持続投与 ・腹臥位 ・心拍数/人工呼吸換気数＜3.6 ・片肺換気

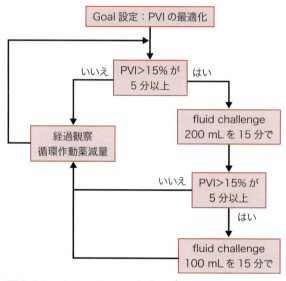

図3 ● PVIを用いたGDT実践のプロトコル

② 洞調律であること

③ 1回換気量が8 mL/kg以上であり呼気終末陽圧（positive end-expiratory pressure：PEEP）が5 cmH₂O未満であること

　自発呼吸下では，安定した胸腔内圧の変化をとらえることができない（第3部-第5章6参照）．また，心房細動を初めとする不整脈の存在下においても信頼性に欠ける値となる．調節呼吸下においても，換気量やPEEPが大きい場合には，呼吸性変動が大きくなり，小さい場合には変動率が小さくなる．ほかにも表1に示されるような状況において，測定結果に注意が必要である．

　これらの条件を満たし動的指標が正しく血行動態をとらえている場合，どう輸液反応性を評価したらよいだろうか？指標によって異なるが，10～15％をカットオフ値に設定し，これを上回る場合に輸液反応性ありと判断するのが一般的である．PVIと観血的動脈圧測定から心係数（cardiac index：CI）とSVVを使用した輸液管理の実践的プロトコル（図3，4）を示す．

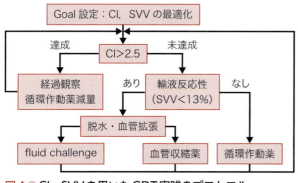

図4 ● CI，SVVを用いたGDT実践のプロトコル

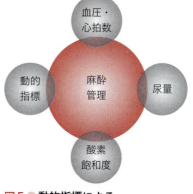

図5 ● 動的指標による麻酔管理のイメージ

> **ワンポイント**
>
> 全身麻酔下においては，動的指標の測定に安定した状況をつくり出すことが可能であるため，動的指標は輸液反応性を評価しうる．しかし，これらの数字のみを鵜呑みにして麻酔管理を行うことは慎むべきである．従来の指標に加えて，動的指標の利点欠点を十分に理解したうえでさらなる麻酔管理の向上のために使用することが肝要である（図5）．

文献

1) Maguire S, et al：Technical communication: Respiratory variation in pulse pressure and plethysmographic waveforms: intraoperative applicability in a north American academic center. Anesth Analg, 112：94-96, 2011
2) Michard F & Teboul JL：Using heart-lung interactions to assess fluid responsiveness during mechanical ventilation. Crit Care, 4：282-289, 2000
3) 小竹良文：動的指標モニタリングに基づいた輸液管理の実際．体液・代謝管理, 29：37-44, 2013

第1部 循環管理を始める前に
第4章 正しく理解していますか？

1 心機能とは

遠山裕樹

- 左室機能を理解する
- 右室機能を理解する
- 心機能を正確に評価する

はじめに

　心機能は大きく左室機能と右室機能に分かれ，それぞれ収縮能と拡張能からなる．さらに，収縮能は全体としての機能（global function）と局所の機能（regional function）に分けられる．

❶ 左室機能

1）左室収縮能

　左室収縮能は心臓のポンプ機能を反映し，心不全治療の効果判定，心疾患の手術時期の決定や予後の推定に重要であることから，正確に評価することが求められる．

a）global functionの評価方法

　global functionは，左室が全身へ血液を駆出し，全身の血液需要に十分に応えられる1回拍出量を一定の動脈圧に抗して大動脈に駆出する機能である．
　理想的な収縮能の指標は，簡便で安全に施行することができ，前負荷，後負荷，心拍数に影響されない指標である．現在のところすべての条件を満たす指標はないが，臨床の現場では左室駆出率（ejection fraction：EF）が最も用いられている．
　① EF
　左室1回拍出量（stroke volume：SV）の左室拡張終期容積（left ventricular end-diastolic volume：LVEDV）に対する割合であらわされる．SVはLVEDVと左室収縮終期

容積（left ventricular end-systolic volume：LVESV）の差で求める．測定法の詳細は次項（第1部-第4章2）にて述べる．

EF ＝（LVEDV － LVESV）/LVEDV × 100（%）

　最近の心不全学において，左室駆出率は前負荷・後負荷に強く依存する指標ではあるが，左室収縮能の指標としており，一般にEFは男性で≧52%，女性で≧54%で正常収縮能，それ以下で収縮機能障害とすることを提唱している[1]．

② 左室内径短縮率（% fractional shortening：%FS）

　Mモード法または断層心エコー図（次項第1部-第4章2参照）を用いて，左室腱索レベルでの左室拡張終期径（left ventricular end-diastolic dimension：LVDd）と左室収縮終期径（left ventricular end-systolic dimension：LVDs）を計測し，

%FS ＝（LVDd － LVDs）/LVDd × 100（%）

から求める．

　正常値：30～50%

> **Pitfall**
>
> %FSは簡便に求めることのできる収縮能の指標であるが，1次元的な左室径からの評価であるため，左室全体が均一に収縮している場合にのみ利用可能であり，局所壁運動異常をきたす状態では，必ずしも全体の心機能を反映しない．

③ 長軸方向グローバルストレイン

　長軸方向グローバルストレイン（global longitudinal strain：GLS）は，簡便性と定量性を兼ね揃えた左室収縮能の指標である．

GLS（%）＝（MLs － MLd）/MLd

　MLsはある2点間の収縮終期における心筋長で，MLdは拡張終期における心筋長である．長軸方向の収縮能を反映するGLSと主に短軸方向の収縮能を反映するEFは負の相関を認めることから，GLSは左室収縮能の指標として考えることができる．

　GLS ＞ －20%で左室収縮能低下と考える[1]．

④ 等容性圧上昇率（dP/dt）

　上記で説明したように，EFなどはさまざまな負荷の影響を受けるため，これらは左室収縮能にだけ依存しているわけではない．負荷条件は周術期には大きく変化するため，左室収縮能を正確に評価することは困難である．そこで，負荷条件に依存しない左室収縮能を評価する方法として等容性圧上昇率（dP/dt）がある（図1）．

　正常値：1,200 mmHg/秒以上

b）regional functionの評価方法

　心筋虚血が生じた場合，秒単位で拡張能異常が出現し，次に局所壁運動異常を認める．この局所壁運動異常は心電図異常や肺動脈圧変化よりも早い段階で出現し，心筋虚血の指標として高い感度と陽性的中率を有する．

　左室壁運動を評価するために，左室のセグメントはAmerican Society of Echocardiography（ASE：米国心エコー図学会）の17分割モデルに従って分類される（図2）．この

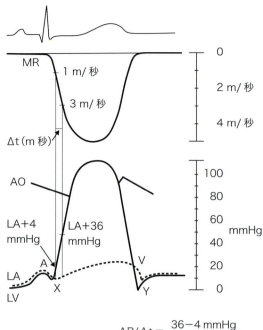

図1 ● 等容性圧上昇率（dP/dt）
ΔP：僧帽弁逆流波の速度が1 m/秒から3 m/秒（圧格差：4 mmHgから36 mmHg）へ上昇する間の左室圧の上昇幅＝32 mmHg
Δt：僧帽弁逆流波の速度が1 m/秒から3 m/秒へ上昇するまでの時間
文献2より引用

$$\Delta P/\Delta t = \frac{36-4 \text{ mmHg}}{\Delta t \text{ m秒}}$$

モデルは左室を心基部，乳頭筋レベル（中部），心尖部に3分割し，さらに心基部，乳頭筋レベルを6分割，心尖部を5分割する．

Pitfall

American Heart Association（AHA：米国心臓協会）の左室のセグメント分類では，前壁が最小番号で時計回りに番号がついているので，混同しないように注意が必要である．

局所心機能評価は心内膜の内方運動に伴う半径短縮率と壁厚増加率で行う方法が一般的であり，以下の4段階に評価する[1]（図3）．

1. 正常or過収縮（normal or hyperkinesis）
2. 低収縮（hypokinesis）
3. 無収縮（akinesis）
4. 奇異収縮（dyskinesis）

① 半径短縮率

内膜面がどれだけ心室中央に向かって動くかであり，直感的で評価しやすい．しかし，壁運動低下部位が周辺の心筋をひっぱり（tethering effect）境界領域の内方運動が障害されて，壁運動低下部位を過大評価してしまったり，逆に代償的に過大収縮している正常部位の動きに影響され，壁運動低下部位が収縮しているとみなしてしまう可能性があるので注意が必要である．

② 壁厚増加率

心臓の収縮による重心移動や回転などの影響が除外できるため，局所心機能評価では壁厚増加率で主に評価した方がよいと考える．ただし，全周性の評価が難しいのが欠点である．

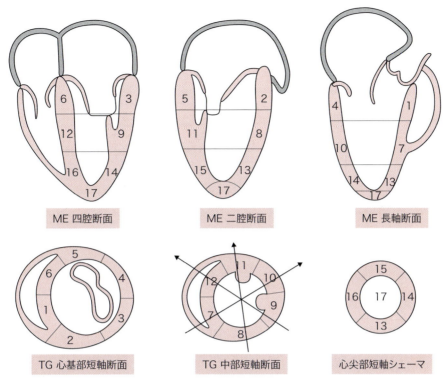

図2 ● 左室17セグメント（米国心エコー図学会）

〈心基部〉
1：心基部前壁中隔（basal anteroseptum）
2：心基部前壁（basal anterior）
3：心基部前側壁（basal anterolateral）
4：心基部下側壁（basal inferolateral）
5：心基部下壁（basal inferior）
6：心基部下壁中隔（basal inferoseptum）
〈中部〉
7：中部前壁中隔（mid anteroseptum）
8：中部前壁（mid anterior）
9：中部前側壁（mid anterolateral）
10：中部下側壁（mid inferolateral）
11：中部下壁（mid inferior）
12：中部下壁中隔（mid inferoseptum）
〈心尖部〉
13：心尖部前壁（apical anterior）
14：心尖部側壁（apical lateral）
15：心尖部下壁（apical inferior）
16：心尖部中隔（apical septal）
17：apical cap

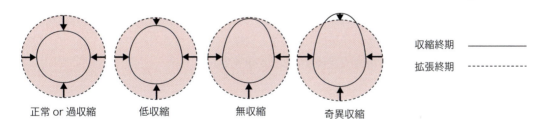

図3 ● 局所壁運動異常

> **Pitfall**
>
> 心筋虚血があれば必ず局所壁運動異常が生じるとは限らず，また，局所壁運動異常があれば必ず心筋虚血があるとは限らない．局所壁運動異常をきたす病態として気絶心筋，脚ブロック，心室ペーシング，前負荷・後負荷の異常などがあげられる．

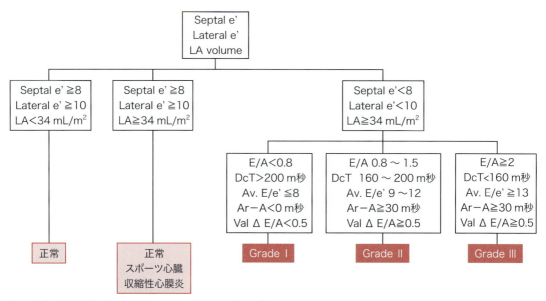

図4 ● 左室拡張能重症度評価フローチャート（ASE）
文献3より引用

2）左室拡張能

　　左室拡張能は拡張早期機能（左室弛緩能）と拡張後期機能（左室スティフネスの増大，コンプライアンスの低下）からなる．

　　左室弛緩能は圧－容積関係による受動的な過程ではなく，エネルギーを要する能動的な過程である．この過程で，左室圧は下降し，心筋細胞は進展する．

　　左室スティフネスは左室の硬さの指標であり，左室弛緩に引き続いた時相の左室拡張後期機能を規定する．すなわち，急速流入期後期から心房収縮期における左室流入動態に影響を与える．

　　EFは正常でも，左室拡張障害による心不全は，心不全症例全体の約40％以上を占めるともいわれ，拡張不全の予後は収縮不全と同様に悪いとする報告がある．よって，左室収縮能と同様に左室拡張能を評価することが重要である．

a）評価方法

　　現在使用されている指標で左室拡張能を直接評価することは困難であるため，複数の指標を使用し左室拡張能を総合的に評価する必要がある．ASEはe'値と左房容積，左室流入血流波形を基軸とした左室拡張能障害重症度分類を提唱している（図4）[3]．

① 左室流入血流波形

　　左室流入血流は超音波パルスドプラ法により容易に記録することができ，左室流入動態をあらわす良い指標である．通常は，急速流入期血流速波形（E波）と心房収縮期血流速波形（A波）からなる二峰性である．左室流入血流波形は多くの因子の影響を受けるため，これだけで左室拡張能を評価することは不可能である．

② 僧帽弁輪速度波形

　組織ドプラ法により記録することができる．通常は，急速流入期血流速波形と同様に拡張早期のe'波と心房収縮期のa'波からなる二峰性である．e'波は左房圧の影響が少なく，左室弛緩時定数と負の相関をすると報告されている．ただし，e'は測定部位に局所心機能異常がある場合には過小評価してしまう．また，E/e'から左房圧を推定することができる．

③ 左室流入血流伝搬速度

　左室流入血流伝搬速度（flow propagation velocity：FPV）は，僧帽弁口部から心尖へと向かう拡張早期血流を，その血流方向に沿って記録したカラーMモード画像上での血流の傾きである．FPVもe'と同様に左房圧の影響が少なく，左室弛緩時定数とよく相関すると報告されている．

　FPVの最大の利点は局所心機能異常に影響されないことであり，左室弛緩能の指標として確実な指標であると考える．

❷ 右室機能

1）右室収縮能

　右室機能は主に全身からの静脈還流を受け，肺動脈へ駆出する機能である．右室心筋は短軸方向よりも長軸方向の収縮が強く，その収縮は流入部に始まり，流出路まで連続的に伝播し，蠕動運動のように血液を肺動脈へ拍出する．右室収縮能は右室心筋の収縮力，前負荷および後負荷などにより規定される．右室収縮能は前負荷が大きいほど増強し，後負荷が大きいほど減弱する．

a）評価方法

　さまざまな右心機能の指標が2010年のASEのガイドラインで提唱されている（表1）[4]．

① 三尖弁輪収縮期移動距離

　三尖弁輪収縮期移動距離（tricuspid annular plane systolic excursion：TAPSE）とは，右室自由壁の三尖弁輪の長軸方向移動距離をMモード法で計測するもので，簡便で再現性のある指標である．計測は右室自由壁側のみで行うため，局所的な要素が強いことに注意が必要である．

② myocardial performance index（MPI）

　右心系の収縮能と拡張能を統合した全体的な心機能の指標である．肺高血圧症などの右心系疾患評価に広く使用されている．

MPI ＝（IVCT ＋ IVRT）/ET ＝（TCO － ET）/ET

　IVCT：isovolumic contraction time（等容性収縮時間）

　IVRT：isovolumic relaxation time（等容性拡張時間）

　ET：ejection time（駆出時間）

　TCO：tricuspid valve closure opening time（三尖弁閉鎖から開放までの時間）

表1 右心系の計測項目と異常値（文献4より引用）

心腔の大きさ	右室収縮能
右室基部径 > 4.2 cm	TAPSE < 1.6 cm
右室壁厚 > 0.5 cm	TDI S波 < 10 cm/秒
肺動脈弁輪径 > 2.7 cm	MPI（PWD法）> 0.4
右室流出路径 > 3.3 cm	MPI（TDI法）> 0.55
右房長径 > 5.3 cm	右室面積変化率 < 35%
右房短径 > 4.4 cm	右室拡張能
右室収縮末期面積 > 18 cm^2	E/A < 0.8 or > 2.1
	E/e' > 6
	E波減速時間 < 120 m秒

2）右室拡張能

　右室は壁厚が薄く，コンプライアンスが高いため，右室拡張能は右室心筋自体の拡張性だけでなく，心膜を含めた右室周囲の影響を受けやすい．したがって，右室は拡大して心膜による拡張制限が起こる場合を除いては，拡張能障害は起こりにくい．

文献

1) Lang RM, et al：Recommendations for cardiac chamber quantification by echocardiography in adults: an update from the American Society of Echocardiography and the European Association of Cardiovascular Imaging. J Am Soc Echocardiogr, 28：1-39.e14, 2015
2) Pai RG, et al：Doppler-derived rate of left ventricular pressure rise. Its correlation with the postoperative left ventricular function in mitral regurgitation. Circulation, 82：514-520, 1990
3) Nagueh SF, et al：Recommendations for the evaluation of left ventricular diastolic function by echocardiography. J Am Soc Echocardiogr, 22：107-133, 2009
4) Rudski LG, et al：Guideline for the echocardiographic assessment of the right heart in adults: a report from the American society of echocardiography. Endosed by the European association of echocardiography, a registered branch of the European society of cardiology, and the Canadian society of echocardiography. J Am Soc Echocardiogr, 23：685-713, 2010

● 第1部 循環管理を始める前に ●
第4章 正しく理解していますか？

2 EF

遠山裕樹

- EFを正確に評価する
- 左室容積の測定方法（1次元，2次元，3次元）を理解する
- それぞれの測定方法における利点と欠点を理解する

　左室収縮能評価の指標は，駆出率（ejection fraction：EF）が代表的であり，最も臨床で用いられている．

　EFは，

左室拡張終期容積（LVEDV）－左室収縮終期容積（LVESV）/左室拡張終期容積（LVEDV）× 100（%）

から求めることができる．

　EFを測定するには上記の式にあるように，左室容積を測定する必要がある．左室容積の測定方法は，Mモード法を用いた1次元レベルの測定方法から，断層法を用いた2次元，3次元レベルの測定方法，さらに3次元心エコーを用いたものがある．

　EFは手術時期の決定など，臨床においてさまざまな重要な役割を担っている．ゆえに，EFの測定は正確であることはもちろん，それぞれの測定法の特徴と限界を理解することが非常に重要となる．

1 左室容積の測定法

1）Mモード法からの計測

　左室を回転楕円体と仮定し，1次元の左室短軸径から3次元の左室容積を推定する．
　左室短軸径は僧帽弁直下の腱索レベルで左室長軸と直交するように測定することが重要である．また，Mモードでの計測はleading edge法（図1）で行う．

a) Pombo法

　左室短軸径を単純に3乗することで左室容積を推定する最も簡単な方法である．

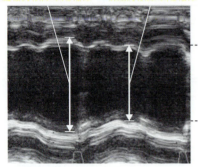

図1 ● leading edge 法
超音波信号は境界面より深部方向に厚みを生じる. 超音波の反射信号が現れたところ, すなわち手前の境界面を leading edge とよぶ. Mモードでの計測ではその厚みによる影響を最小限にする必要があるため, leading edge から leading edge で計測を行う

左室容積＝$\pi/3 \times$（左室短軸径）^{3}

拡大心では心臓は楕円体より球体に近づくため, 左室容積を過大評価してしまう.

b) Gibson法

左室容積＝$\pi/6 \times$（左室長軸径）$\times$（左室短軸径）^{2}

左室長軸径は左室短軸径から計算する.

拡張終期左室長軸径＝$5.90 + 0.98 \times$（拡張終期左室短軸径）

収縮終期左室長軸径＝$4.18 + 1.14 \times$（収縮終期左室短軸径）

c) Teichholz法

球体に近づいた拡大心にも応用することができ, 左室造影で測定された容積とよく相関すると報告されている.

左室容積＝$7.0 \times$（左室短軸径）$^3 /$（$2.4 +$ 左室短軸径）

d) Quinones法

① Simplified Quinones法

EF＝［（拡張終期左室短軸径）$^2 -$（収縮終期左室短軸径）^{2}］／（拡張終期左室短軸径）$^2 \times 100\% + K$

K：心尖部における収縮の程度による補正値

　　$+10\%$ Normal apex, $+5\%$ Hypokinetic apex, $+0\%$ Akinetic apex, -5% Dyskinetic apex, -10% Apical aneurysm

② Modified Quinones法

左室短軸径を異なる断面で計測した平均で求める（傍胸骨長軸断面, 心尖部四腔断面, 心尖部長軸断面）.

EF＝$(\%\Delta D^2) + [(1 - \%\Delta D^2)(\%\Delta L)]$

$\%\Delta D^2 =$［（平均拡張終期左室短軸径）$^2 -$（平均収縮終期左室短軸径）^{2}］／（平均終期左室短軸径）^{2}

$\%\Delta L$：心尖部における収縮の程度による補正値

　　$+15\%$ Normal apex, $+5\%$ Hypokinetic apex, $+0\%$ Akinetic apex, -5% Slightly dyskinetic apex, -15% Frankly dyskinetic apex

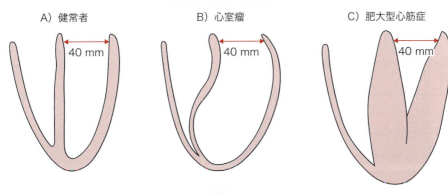

図2 ● 1次元から求める左室容積計算の限界
1次元から左室容積を求める場合，左室を回転楕円体と仮定しているため，径が同じであれば，A）健常者，B）心室瘤症例，C）肥大型心筋症症例で，いずれも左室容積は同じに計算されてしまう

> **Pitfall**
>
> Mモード法を使用してEFを測定する場合，左室容積を1次元から測定した左室径のみから求めるため，3乗されることでごくわずかな計測の差異でも，大きな誤差になってしまう．また，測定部位に局所壁運動異常（前項第1部-第4章2参照）がある場合にはEFを過小評価してしまったり，測定部位以外に局所壁運動異常がある場合にはEFを過大評価してしまう．また，局所壁運動異常例以外にも，右心負荷や先天性心疾患例のように左室の変形を認める症例や，肥大型心筋症やS字状中隔などの非対称性肥厚症例，心囊液の貯留による振り子様運動を認める症例では計測が不正確となってしまう（図2）．

2) 断層法からの計測

2次元である単一断面の面積から容積を求めるarea length法（simple-plane ellipsoid model）と，3次元レベルで容積を求めるmodified Simpson法（method of discs法）がある．

a) area length法（simple-plane ellipsoid model）

中部食道四腔断面または中部食道二腔断面を用いて計測する．

左室容積＝0.85×（左室長軸面積）^{2}／左室長径

Mモード法からの計測されたEFより正確性が高い．ただし，2次元の断面からの測定であり，左室を回転楕円体と仮定しているため，心室瘤などの病的心や局所壁運動異常を有する症例では計測に限界がある．

ただし，バイプレーン法を用いれば，2つの断面を用いることになり3次元レベルでの計測も可能となる．

b) modified Simpson法（method of discs法）（図3）

中部食道四腔断面と中部食道二腔断面を用いて計測する代表的な計測法である．左室を回転楕円体と仮定することがなく，3次元レベルで計測するため，最も正確に左室容積を求めることができる．

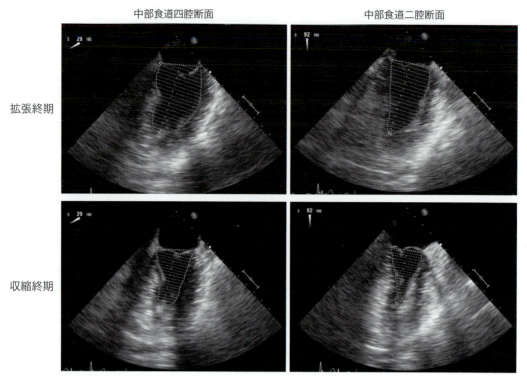

図3 ● modified Simpson法（method of discs法）
中部食道四腔断面および中部食道二腔断面の左室心内膜面をトレースすることにより，左室拡張終期容積と左室収縮終期容積を求める．
本症例では左室拡張終期容積は75 mL，左室収縮終期容積は30 mLであり，EFは60％であった

　左室腔を長軸に垂直で等間隔の厚みをもったスライスの総和と考えて，3次元的に左室容積を計測する．20スライスを用いることが多い．
　局所壁運動異常を有する症例でも，正確に計測することが可能である．
　計測のポイントは真の心尖部を捉え，心内膜面を明瞭に描出することである．真の心尖部を捉えられていない場合には，左室長軸径を過小評価することになり，左室容積を過小評価してしまう．

左室容積＝$\pi/4$（左室短軸径$_1^2$＋左室短軸径$_2^2$＋左室短軸径$_3^2$＋・・・左室短軸径$_n^2$＋）×（左室長径/n）

　ASE（米国心エコー図学会）はこの方法でEFを計測することを推奨している．しかし，術前評価には非常に有効であるが，時間と手間がかかるため，手術中にルーチンで計測するのはやや困難である．

Pitfall

modified Simpson法は左室を回転楕円体と仮定することなく3次元レベルで左室容積を計測することのできる非常に正確な方法ではあるが，それぞれのスライスが楕円であるという仮定はしている．ゆえに，左室が圧排されたり，乳頭筋が影響する場合には限界がある．

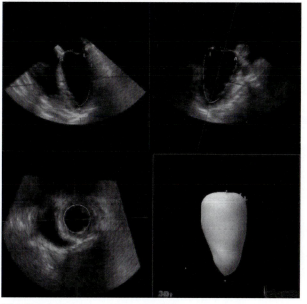

図4 ● 3次元心エコー法による計測
巻頭カラー4参照

3) 3次元心エコー法による計測

　2次元心エコー法による左室容積の計測は，左室を回転楕円体と仮定したり，真の心尖部を描出できなかったりと，正確な計測を行うには限界がある．一方，3次元心エコーは，真の心尖部を含む心臓全体の画像を描出することが可能であり，左室形態を仮定する必要がないため，正確に左室容積を計測することができる．MRIによる左室容積の計測値と比較しても3次元心エコーによる計測値はLVEDV，LVESV，EFのすべてで強い相関があると報告されている[1]．

a) 3次元心エコー法による計測の実際

　超音波装置の機種による操作の違いはあるが，左室容積の計測は非常に簡単で短時間で行うことができる．例えば，iE33（株式会社フィリップスエレクトロニクスジャパンメディカルシステムズ）では左室全体のフルボリュームデータを取得した後，定量解析ソフト（QLAB）の3DQ advanceを使用して，Multiplanar Reformatting (MPR) モード[※1]で，四腔断面と二腔断面のそれぞれの僧帽弁輪部2カ所と心尖部をプロットするだけで，あとは自動的に心内膜面が認識され左室容積が計算される（図4）．

文献

1) Jacobs LD, et al：Rapid online quantification of left ventricular volume from real-time three-dimensional echocardiographic date. Eur Heart J, 27：460-468, 2006

　※1　MPRモード…3次元データを，赤（X軸），青（Y軸），緑（Z軸）に対応した任意の3つの断面を同時に表示するモード．それぞれの軸を自由に移動・回転することができるため，任意の断面を表示することができる．

第1部　循環管理を始める前に
第4章　正しく理解していますか？

3 前負荷の3段階
～静的指標は常に劣勢か？～

遠山裕樹

- 前負荷の3段階について理解する
- 前負荷の指標（静的指標，動的指標）について理解する
- 輸液管理をより安全に実施する

1 前負荷とは

　前負荷とは，拡張期に心筋線維を進展させる負荷であり，左室拡張終期容積に相当する．左室拡張終期容積は静脈還流（循環血液量，心房収縮など）によって決定されるため，前負荷は静脈還流を反映する．Frank-Starlingの法則（第1部－第1章1参照）で明らかにされたように，1回拍出量は拡張終期容積に依存する．すなわち，前負荷が増加すると心室の収縮力が増強し，1回拍出量が増加する（図1）．

1）前負荷の3段階

　Frank-Starling曲線は前負荷の増加に伴って1回拍出量が増加する上行脚と，それに続く平坦部分，前負荷がある一定レベルを超えるとむしろ1回拍出量が減少する下行脚から構成される（図2）．

　上行脚は前負荷不足の状態で，輸液によって前負荷を上昇させることにより，1回拍出量の増加を期待することができる．すなわち，輸液反応性[※1]を期待することができる．この段階では左室拡張終期圧の上昇は認めない．最適な前負荷を超えると，曲線は平坦となり，輸液をしても1回拍出量の増加は認めず，輸液反応性は期待できなくなる．この段階から左室拡張終期圧の上昇を認めるようになる（図3）．さらに輸液をすることにより逆に1回拍出量が減少し，心不全や肺水腫の危険性が高まる．

※1　**輸液反応性**…Frank-Starling曲線の上行脚にある場合と平坦部分にある場合では，同じ輸液負荷に対する1回拍出量に増加率は異なる．上行脚では輸液により1回拍出量の増加を認めるが，平坦部分では認めない．前者を輸液反応性あり，後者を輸液反応性なしと定義する．第1部－第3章5も参照．

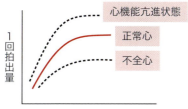

図1● Frank-Starling曲線
前負荷（左室拡張終期容積）が増加するにしたがい，1回拍出量が増加する．心機能亢進状態では曲線は左方移動し，不全心では右方移動する

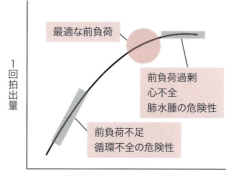

図2● 前負荷の3段階（Frank-Starling曲線）

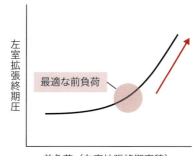

図3● 左室コンプライアンス曲線
一定の前負荷を超えると，急激に左室拡張終期圧は上昇し，心不全，肺水腫の危険性が増大する．Frank-Starling曲線では最適前負荷を超えた平坦部分から下行脚にあたる

❷ 前負荷の指標

中心静脈圧（central venous pressure：**CVP**）や肺動脈楔入（pulmonary artery wedge pressure：**PAWP**）などの静的指標はモニタリングの発展の歴史とともに使用されてきた古典的な指標である．しかし，その有用性には限界があり，多くの否定的な報告がされている．一方，**1回拍出量変動**（stroke volume variation：**SVV**）や**脈圧変動**（pulse pressure variation：**PPV**），**収縮期圧変動**（systolic pressure variation：**SPV**）などの動的指標は最近注目を集めており，その有用性は静的指標を凌駕する指標として期待されている．

1) 静的指標と動的指標

a) 静的指標

CVPとPAWPは前負荷評価の中心的な指標として用いられてきた．CVPは1960年代から臨床使用されてきたが，当初から，低圧系であるが故の測定誤差や測定値の変化の正確な解釈が困難であること，圧（CVP）で量（循環血液量）を推測することの妥当性への疑問，すなわち，CVPは循環血液量と正に相関関係を示すかという疑問をもたれていた．最近の研究では，CVP値と循環血液量の間には相関関係がなく（図4）[1]，CVP値の絶対値

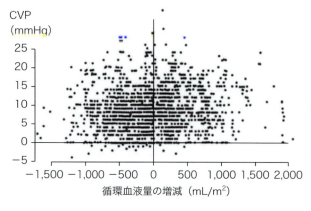

図4 ● CVPと循環血液量
さまざまな原因疾患を有する188名の重症患者において、CVPと色素希釈法で測定した循環血液量に相関関係を認めなかった（r=0.27）．
CVPで循環血液量を予想できないことは一目瞭然である．
文献1より引用

も輸液によるその経時変化も適正輸液の指標にならないと報告されている．Marikらは「CVP値で輸液反応性を予想することは，コイントスで占うのと同様である」とまで断言している[2]．しかし，Surviving Sepsis Campaign guidelines（SSCG）2012では，敗血症治療における初期蘇生の達成すべき目標の1つとしてCVP 8〜12 mmHgと，いまだにCVPを中心的な指標としているのが現状である．

PAWPもCVPと同様に，輸液反応性において否定的な報告が数多くされている．そのため，現在では肺動脈カテーテルの使用頻度は世界的に減少している．

b）動的指標

近年，輸液反応性の指標として静的指標に代わり，動的指標の有用性が注目されている．動的指標は，人工呼吸管理中における1回拍出量や脈圧などの呼吸性変動から，輸液反応性を予想する指標である．多くの研究で動的指標が輸液反応性を予想するのに高い診断精度を有していると報告している．2009年にMarikらが報告したシステマティックレビューでは，29研究，685名の検討において，PPVとSVVにおける輸液反応性陽性予測確率のROC曲線下面積は，それぞれ0.94，0.84と高い診断精度を有していた[3]．ゆえに，現時点において輸液反応性を予想する方法として，動的指標が最良の方法であると考えられる．輸液反応性を予想するcut-off値は，SVVが10〜13％以上，PPVが12〜15％以上，SPVが10 mmHg以上であると報告されている．

しかし，動的指標にも限界がある．一定した呼吸性変動を評価しなければならないため自発呼吸下では評価できず，陽圧呼吸管理下にあることが前提条件で，一般に1回換気量8 mL/kg以上が求められる．また，圧波形解析であるため不整脈のある患者では測定できない．

2）静的指標は常に劣勢か

CVPは輸液反応性の指標としては，その有用性は否定的であり，CVP低値が輸液反応性ありという指標にはならない．しかし，CVP高値の場合には，輸液負荷に反応する可能性は低く，輸液過剰を防止する指標となる可能性があり，他の臨床所見と併用することにより，十分に有効な指標となる．特に，左室コンプライアンスが低下した不全心では，

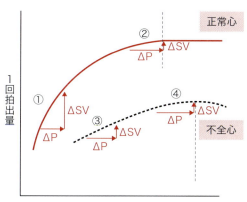

図5 ● 不全心におけるSVVの変化率
SVVは正常心では上行脚と平坦部分では数値が大きく異なる（①→②）．一方，不全心では上行脚と平坦部分での数値の変化は小さい（③→④）．そのため，不全心において，前負荷の状態が上行脚③にあるのか平坦部分④にあるのかという評価が難しくなる

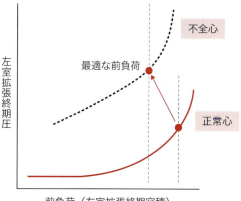

図6 ● 不全心の左室コンプライアンス曲線
不全心では正常心と比較して輸液の安全域が狭く，早期から左室拡張終期圧が上昇してくる

　Frank-Starling曲線の上行脚の角度が緩やかなため，SVVなどの動的指標でも，正常心に比べて上行脚と平坦部分での数値の変化が小さくなり，細心の注意を払っていないと容易に輸液過剰となりうる（図5）．

　一方，左室拡張終期圧は不全心では輸液過剰に対して鋭敏にかつ早期から上昇してくる（図6）．そのため，左室コンプライアンスが低下した不全心における輸液管理は，輸液反応性を動的指標で細心の注意を払いながら評価し，輸液過剰をCVPやPAWPなどの静的指標で評価することにより，より安全に行うことができる．ただし，CVP高値は輸液過剰だけではなく，胸腔内圧の上昇や肺高血圧などでも生じるため，その解釈には注意が必要である．

文献

1) Shippy CR, et al：Reliability of clinical monitoring to assess blood volume in critically ill patients. Crit Care Med, 12：107-112, 1984
2) Marik PE, et al：Does central venous pressure predict fluid responsiveness? A systematic review of the literature and the tale of seven mares. Chest, 134：172-178, 2008
3) Marik PE, et al：Dynamic changes in arterial waveform derived variables and fluid responsiveness in mechanically ventilated patients：a systematic review of the literature. Crit Care Med, 37：2642-2647, 2009

第 2 部

モニタリングの実際

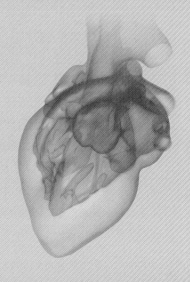

第2部 モニタリングの実際
第1章 多くの情報が得られる機器

1 心電図
～心拍数・不整脈・虚血のモニター～

畠山 登

- 心電図モニターにおける3点誘導と5点誘導について理解する
- 心拍数のモニタリングにおけるコツを理解する
- 心電図モニターは重篤な不整脈を検出するための装置であることを理解する
- 心電図波形の成り立ちと，虚血時の波形変化の機序を理解する

1 心電図モニターについて

　周術期において，心電図，心拍数，血圧，体温，経皮的動脈血酸素飽和度といった生体情報（バイタルサイン）を継続的に測定し，異常値を検出したときに警報を発することは，病態の把握や治療効果の判断，ひいては患者安全の確保に大きな役割を果たす．このような装置，あるいはシステムは生体情報モニターとよばれるが，心電図モニターはその中心をなしていて，手術室や集中治療室には必須の医療機器となっている．通常の12誘導心電図検査は四肢および胸部に10カ所の電極を装着することで四肢誘導や胸部誘導を同時に記録するが，心電図モニターは3カ所あるいは5カ所に電極を装着し，その波形を液晶パネルなどのディスプレイに表示させることで患者の監視を行う．そのため，波形を印刷しない限り細かい波形の解析は難しいが，最近の機種ではコンピュータによる波形解析が充実しており，後述する不整脈や虚血に対しても適切に警告を発するようになっている．3点に電極を装着した場合，心尖部から右上方へ向かうⅡ誘導の電位変化を捉えることができる（図1A）．心電図モニターでⅡ誘導がよく用いられるのは，心尖部から右心房の方向に電位変化を観察するため，各部位の波形を捉えやすいからである．しかし，前壁や側壁の虚血性変化は捉えにくいとされる欠点がある．

　一方，5点誘導は四肢誘導で観察することができるⅠ，Ⅱ，Ⅲ，aV_L，aV_R，aV_Fの波形が得られ，さらに胸部誘導を1カ所観察することができる（図1B）．通常，不整脈の観察を行う場合にはV_1（第4肋間胸骨右縁），あるいは心筋虚血のモニタリングを行う場合にはV_5（左前腋窩線上の第5肋間の高さ）やV_6（左中腋窩線上の第5肋間の高さ）に電極を装着する．生体情報モニターでは心電図電極を利用して呼吸回数のモニタリングが可能

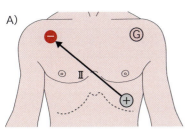
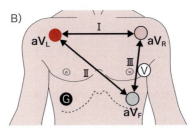

図1 ● 心電図モニター電極装着例
A) 3点誘導，B) 5点誘導
G：グラウンド（アース），V：胸部誘導

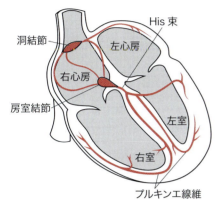

図2 ● 心臓の刺激伝導系

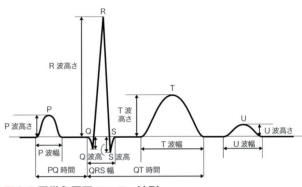

図3 ● 正常心電図モニター波形

であるが，3点誘導の場合に比べ5点誘導ではより正確に呼吸回数を観察することができる．

心電図モニターの波形は心臓刺激伝導系（図2）と密接に関連しており，正常な波形（図3）はP波，QRSコンプレックス（QRS波），T波，U波の4つの波から構成されている．洞結節のペースメーカー細胞で発生した興奮は心房筋の収縮を引き起こす．この心房筋の興奮がP波であり，右心房と左心房の興奮の重ね合わせがP波としてあらわされる．その後，刺激は房室結節からHis束を通り，両心室のプルキンエ線維へと伝えられる．心房が興奮してから心室が興奮するまでの時間を房室伝導時間といい，心電図のPQ時間であらわすことができる．II誘導においてQ波は心室での刺激伝導が心室中隔で左側から右側へ伝わるために発生する下向きの波であり，R波は左側方に向かう興奮をあらわし，最終的に興奮は心基部へ向かうためS波という下向きの波が発生する．心室が興奮して脱分極を起こした後，再分極を起こすときにT波が発生する．U波はT波に続いて観察されることがあるが，その成因については明らかではない．

❷ 心拍数のモニターとしての心電図

周術期に心電図モニターを使用する理由の1つに，心拍数（HR）の監視があげられる．

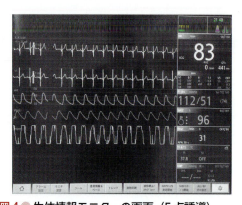

図4● 生体情報モニターの画面（5点誘導）
上からⅡ誘導，V₅誘導，観血的動脈圧波形，パルスオキシメーター波形呼吸波形を示している（GEヘルスケア・ジャパン株式会社製生体情報モニタB850）

表1● 年齢，性別による心拍数（回／分）の分布

グループ	2%	中央値	98%	サンプル数
すべて	48	68	98	46,129
男性	47	66	98	21,567
女性	49	68	98	24,562
0〜9歳	60	84	120	963
10〜19歳	49	70	101	1,345
20〜29歳男性	44	63	91	2,528
20〜29歳女性	49	69	96	2,469
30〜69歳	48	68	97	33,685
70〜99歳	46	65	93	5,139

文献1より引用

　印刷されて出力される心電図記録では，通常は記録速度が25 mm/秒であり，R-R間隔を測定することで心拍数はHR（回／分）＝1,500/R-R間隔（mm）であらわされる．心電図モニターにおいても，各モニター独自のアルゴリズムをもっているが，収集された波形からR波を検出し単位時間当たりのR-R間隔平均を算出することで心拍数を表示している．さらにほとんどの心電図モニターは心拍数検出などについてInternational Electrotechnical Comissionの基準（IEC 60601-2-27：2011）を満足するように設計されている．

　心電図モニターが正しい心拍数を計測できない可能性があるのはまず，体動や電気メスなど他の医療機器からのノイズ混入やアーチファクトの発生が考えられる．この場合，フィルタを使用するか，発生源となっている機器の使用を中止することで正しい心拍数が得られる．また，特に肥満患者においては正常な場合と比較して，心臓が水平方向に位置していることがあり，その場合Ⅱ誘導ではR波の十分な振幅が得られないために，QRS波に続くT波もR波と間違えてカウントしてしまう場合がある．そのような場合には，図1の＋電極を上方に付け替えることで解決することが多い．さらに，ペースメーカーを使用している患者の場合，その刺激電流をR波と間違えてカウントしてしまう可能性がある．この場合は生体情報モニターの設定をペースメーカーモードにすることで正しい心拍数が得られる．さらに多くの生体情報モニターでは心電図以外にもパルスオキシメーターや観血的動脈圧ラインの波形などがあり，心電図モニターで正しい心拍数が得られない場合，それらの心拍数を参考にすることもできる（図4）．

　心拍数の正常値は年齢によって変化することから注意が必要である．Masonらの報告[1]（表1）を参考にすると成人の場合，心拍数の正常値は50〜100回/分と考えてよいと思われる．

表2 ● 正常洞調律（normal sinus rhythm：NRS）の条件

- R-R間隔が一定で心拍数が正常範囲内にある
- 正常なP波が存在する
- P-QあるいはP-R間隔が正常かつ一定である
- QRSコンプレックスが形，幅ともに正常である
- 異常波形が存在しない

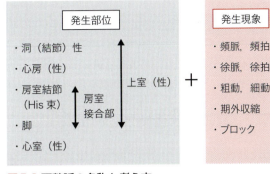

図5 ● 不整脈の名称と考え方

③ 不整脈のモニターとしての心電図

　不整脈とは，心拍のリズムに何らかの異常が発生している状態であり，そのまま経過観察してよいものから直ちに生命に影響を及ぼすものまでその重症度はさまざまである．生体情報モニターの心電図では，12誘導心電図と比較して一般的に同時に表示できる誘導数が少ないこと，また紙に出力しない限りモニター画面上での観察になることから，不整脈の詳細な診断には向いていないとされる．一方，長時間にわたり連続して観察することが可能であるため，直ちに処置が必要な致命的不整脈の検出には適しているとされる．

　正常洞調律（normal sinus rhythm：NRS）は表2に示されるような条件を満たすことが必要であり，言い換えればこれらを満たさない場合，不整脈があると判断できる．不整脈は，発生部位と発生現象に分けてパターンとして考えると理解しやすい（図5）．周術期においては，手術侵襲により炎症反応が発生し，いわゆる全身性炎症反応症候群（systemic inflammatory response syndrome：SIRS）の病態が引き起こされることで，炎症性サイトカインが産生されるとともに，出血や治療としての輸液・輸血により電解質や酸塩基平衡のバランスが崩れるため，不整脈が発生しやすい環境が形成されることになる．特に心臓手術においては周術期不整脈の発生率は高くなり，冠動脈バイパス手術の術後には40％の患者で心房細動（atrial fibrillation：Af）が発生し，2％程度の患者で心室頻拍（ventricular tachycardia：VT）や心室細動（ventricular fibrillation：VF）が発生すると報告されている[2]．さらに，心房細動そのものは患者予後に及ぼす影響は小さいと考えられるが，2次的に形成される血栓による脳梗塞を予防するための抗凝固療法の開始，また心室頻拍や心室細動では直流除細動などの処置をすみやかに行わないと生命予後に大きく影響を及ぼすことから，継続して生体情報モニターによる監視を行うことが重要であると考えられる．

　生体情報モニターにおいては，機種によりさまざまな不整脈に対して警告を発するようにプログラムされているので，どのような不整脈に対応しているかについて説明書などで確認しておく必要がある．特に重篤な不整脈となりうる**心室性期外収縮**（premature ventricular contraction：**PVC**），心室頻拍，心室細動に関しては注意して観察する必要がある．通常，単源性のPVCで1分間に数回程度のものであれば危険性は低いものと考えてよ

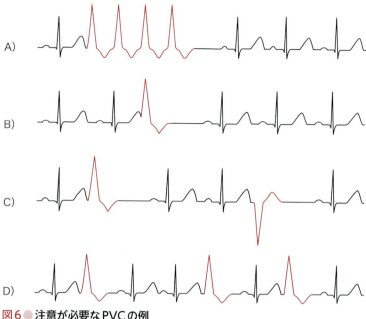

図6 ● 注意が必要なPVCの例
A) short run PVC, B) R on T PVC, C) 多形性PVC, D) 頻発性PVC

い．しかし，PVCが3連発以上発生する場合（short run），先行する心拍のT波にPVCのR波が重なるように発生するR on T型のPVCや，さらに発生源が複数存在する多形性（multifocal）PVC，またPVCが頻発する場合（頻発性PVC：frequent PVC）は心室頻拍や心室細動へ移行する可能性が高いので，早急な治療が必要となる（図6）．

心電図モニターでノイズやアーチファクトにより波形が乱れる場合には，観血的動脈圧波形，パルスオキシメーター波形を確認するとよい．心電図で波形が乱れて，不整脈のように見えても，他の2つの波形が乱れてなければ，それはノイズやアーチファクトによる干渉であると判断できる．

❹ 虚血モニターとしての心電図

狭心症や心筋梗塞などの虚血性変化は心臓全体で起きるのではなく，支配血管の領域で発生することが多い．周術期において心電図モニターは3点誘導の電極配置でⅡ誘導を監視することが多い．この方法は心尖部から右心房へ向けての電位変化を記録するため，洞結節からの刺激伝導を観察するには都合がよい．しかし心筋虚血の場合，Ⅱ誘導で捉えることができるのは下壁領域の変化が主となり，他の部分は捉えにくいのも事実である．したがって，心筋虚血のリスクが高い患者には，少なくとも5点誘導による胸部誘導による心電図監視を行うことが必要となる．また，いかなる場合においても患者が胸部症状を訴えている場合には，心電図モニターの波形にかかわらず12誘導心電図を記録するとともに，胸壁心エコーなどにより実際の壁運動を観察し，トロポニンの測定など，生化学的検

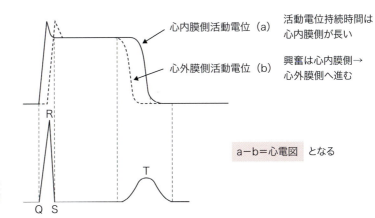

図7● 心筋活動電位と心電図の対応
心筋細胞が虚血に陥ると，静止膜電位の上昇および活動電位持続時間の短縮が起きる

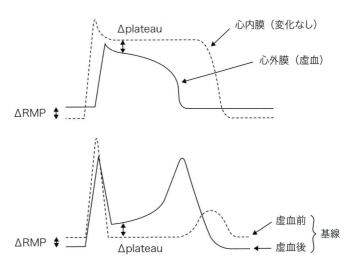

図8● 心筋梗塞によるST上昇

査も併用し判断する必要があると思われる．

　心電図モニターでは狭心症やST非上昇型心筋梗塞（non-ST elevated myocardial infarction：NSTEMI）の場合STの下降，またST上昇型心筋梗塞（ST elevated myocardial infarction：STEMI）の場合は，STの上昇が観察される．心筋細胞の活動電位は主に電位依存性ナトリウムチャネル電流（I_{Na}）やL型カルシウムチャネル電流（I_{Ca}）および再分極相を形成する遅延整流型カリウムチャネル電流（I_K）で形成され，その集合体として心電図が形成される（図7）．さらに，静止膜電位はさまざまな要因で制御されているが，Na^+/K^+ポンプの果たす役割が大きい．虚血・低酸素により細胞内アデノシン三リン酸（ATP）レベルが低下し，Na^+-K^+ ATPaseの活性が低下することでこのポンプ機能が障害され，静止膜電位は脱分極の方向へ向かう．静止膜電位が脱分極することにより，I_{Na}，I_{Ca}が減少することで，活動電位持続時間が短くなる．

　STEMIの場合，冠動脈のある程度太いところでの塞栓による血流途絶が起こるので，心外膜側の心筋が心内膜側より虚血に陥るものと考えられる．するとこの部分の心筋の活動電位に変化が起こり，図8に示すような機序で心電図のST上昇が起きるものと考えられる．一方，NSTEMIや狭心症の場合は，不十分ではあるが冠動脈血流があるので心外膜側より心内膜側の心筋細胞の活動電位に虚血性変化が生じると考えられ，図9に示すような

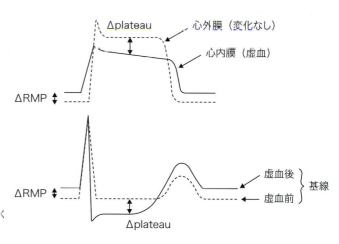

図9● 狭心症によるST低下
狭心症においては，心内膜側の虚血性変化が大きくなるためこのような心電図変化が起きる

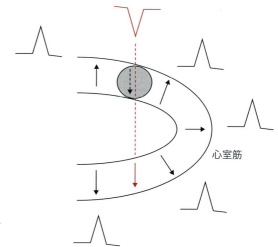

図10● 異常Q波の発生機序
梗塞部位では対側の興奮伝播を電位変化として捉えるため，健常部位とは逆向きのベクトルが発生し，異常Q波が出現する

機序でST低下が起きると考えられる．

　心筋梗塞後に発生することがある異常Q波は，非梗塞部では興奮は心内膜側から心外膜側へ伝導され，その結果心電図では上向きの電位が記録されるが，梗塞部では心筋組織が壊死に陥っているため，もはや興奮は発生しない．すると電位の記録としては対側の電位変化を捉えることとなり，この場合梗塞部からみると心外膜側から心内膜側へ向かう電位ベクトルとなっていることがわかる．そのため心電図上ではマイナス側へ向かう興奮として記録される（図10）．以前は，貫壁性の心筋梗塞でこのような変化が起きるものと考えられていたが，最近は梗塞に陥っている容積に依存して発生するとされており，QRSコンプレックスのなかでノッチが発生するなどさまざまな形態が認められる．このように異常Q波は梗塞した部分を反映して発生するため，年余にわたり残ると考えられる．

文献

1) Mason JW, et al：Electrocardiographic reference ranges derived from 79,743 ambulatory subjects. J Electrocardiol, 40：228-234, 2007
2) Pires LA, et al：Arrhythmias and conduction disturbances after coronary artery bypass graft surgery: epidemiology, management, and prognosis. Am Heart J, 129：799-808, 1995

2 経食道心エコー検査
A) モニターとしての役割

神田浩嗣

- TEEには，循環モニター，危機的状況での異常診断，decision makingの3つの役割がある
- TEEは，循環血液量推定や心機能評価において，有用なモニターとなりうる
- 基礎的知識・技術を有した医師は，血行動態が不安定な患者にTEEを施行し，その所見を上級医に報告することが大切である

はじめに

　経食道心エコー法（transesophageal echocardiography：TEE）は，さまざまな専門医によって使用されておりその重要度が増加し続けている．循環器モニターとしての特徴は，その他のモニターはすべて点または線であらわされる数値を示すのに対し，TEEは超音波を用いた画像を提供してくれることである．われわれ麻酔科医は，術中やICUなどの周術期にTEEを使用する機会が多く，心臓血管麻酔では必須の診断機器であるのはもちろんのこと，非開心術や周術期管理においても循環モニターとしての確固たる役割が築かれている．周術期に携わるすべてのスタッフがTEEのモニターとしての役割を知る必要がある．

1 3つの役割

　TEEのモニターとしての役割を知るには，米国で刊行されているガイドライン〔ASE（米国心エコー図学会）ならびにSCA（米国心臓血管麻酔科医学会）のガイドライン〕を読み解くとその答えが自ずと明確になってくる[1]．すなわち周術期に使用するTEEの主な役割は，1）循環モニター，2）危機的状況での異常診断，3）decision makingの3つがあげられる．1），2）は次項第2部-第1章2-Bで後述するBasic TEE，3）はAdvanced TEEにそれぞれ大きく分けることができる．

1) 循環モニター

　ここで述べる循環モニターとしての役割とは，TEEがもつすべての能力を駆使して診断や定量評価を行うものではない．われわれが必要とする最低限の循環モニターとしての役割は，適切な循環作動薬を投与しても血行動態が不安定に陥った患者を守るために必要なモニターとしての機能である．具体的に言うと，周術期に生命を脅かす既存の合併症を有する患者に対してTEEを施行しその状態を観察することであり，緊急時には異変をいち早く察知しAdvancedの技術を有する医師へコンサルトすることが目標となる．

2) 危機的状況での異常診断

　それでは，どのような状況でTEEを施行するべきなのか．この問いに対する答えも前述のガイドラインに示されている．患者の有する疾患が重篤な血行動態の悪化，肺機能，神経学的機能の合併症を起こす可能性がある場合や，説明のつかない継続する低血圧や低酸素血症がある場合，生命の危機にかかわる低血圧が予想される場合にTEEを行うことになる．つまり，リスクマネジメントとしてのTEEの役割である．このときに具体的にどのような異常を見つけなければいけないかは次項で後述する．

3) decision making

　decision makingとは，TEEから得られる心機能や弁機能の定量評価と的確な診断はもとより，治療の妥当性や代替案の検討，患者と医療者から客観的な情報収集を行い，臨床現場において最終的な意志決定を行うことである．具体的には，心臓血管手術においては，術式の変更・追加の判断，人工心肺離脱の是非，救急医療やICUでは迅速かつ決定的な診断を下し治療を開始・中止することである．decision makingはTEEの花形ともいえる役割である．もちろん，decision makingを行うには熟練を要し，詳細で漏れのない包括的な診断を迅速に行う能力が求められる．

Pitfall

TEEの絶対的禁忌

　TEEを施行する際に，得られる情報が患者の危険を上回る必要がある．食道損傷・穿孔の頻度は低いが報告されている．食道切除術の既往，食道穿孔，高度食道狭窄，継続中の食道出血は，TEEの絶対禁忌となっており留意が必要である．

文献

1) Reeves ST, et al : Special article: basic perioperative transesophageal echocardiography examination: a consensus statement of the American Society of Echocardiography and the Society of Cardiovascular Anesthesiologists. Anesth Analg, 117 : 543-558, 2013

2 経食道心エコー検査
B) 基礎的検査

神田浩嗣

- TEEにはBasic TEEとAdvanced TEEの大きな分類がある
- 不安定な血行動態の原因検索に必要な11断面の描出が重要となる
- 4つの基本断面における3本の冠動脈血流支配を理解する必要がある

1 背景

　経食道心エコー（TEE）が浸透して患者予後改善に貢献するようになるにしたがい，TEE施行者の教育水準と必要とされる技能に関する標準化が必要となってきた．2002年に米国心エコー図学会（American Society of Echocardiography：ASE）と米国心臓血管麻酔科医学会（Society of Cardiovascular Anesthesiologists：SCA）は，Basic TEEとAdvanced TEEに必要な症例数とプログラムを制定した（表1）[1]．さらに2007年に米国麻酔科学会（American Society of Anesthesiologists：ASA）は，すべての麻酔科医に対してTEEの学習と修練を促進するプログラムの設立が必要であるとの決定を下した．これにより心臓血管麻酔科医のみならず，すべての麻酔科医がTEEをある一定の水準で習得し活用することが求められた．これを受けてNBE（National Board of Echoardiography）は，それまでのPTEeXAM[※1]を基礎認定（Basic）と上級者認定の2つの試験を設けるに至った．

※1　**PTEeXAMとJB-POT**…PTEeXAMとは，Examination of Special Competence in Perioperative Transeshophageal Echocardiographyの略であり，主に北米で行われている周術期経食道心エコー試験である．現在はBasicとAdvancedからなり，TEEの普及や技術向上に役立っている．2004年から日本でもJB-POT（Japanese Board of Perioperative Transesophageal Echocardiography：日本周術期経食道心エコー認定委員会）が認定試験を開始し，2015年までに1,700人以上の合格者を出している．

表1 ● Basic TEEとAdvanced TEEに必要な症例数とプログラム内容

	Basic TEE	Advanced TEE
TEE検査・報告必要症例数（適切な指導下）	150	300
個々に行う診断・検査・報告（適切な指導下）	50	150
部門長必要資格	Advancedトレーニング	左記＋150検査
プログラム内容	多岐にわたる周術期検査	すべてを網羅した周術期検査

文献1より引用

表2 ● Basic TEEとAdvanced TEEの到達目標

Basic TEE	Advanced TEE
● 超音波装置を操作して，適切な画像を表示することができる ● 全身麻酔下で挿管されている患者にTEEプローブを安全に挿入することができる ● 包括的なTEE検査により明らかな異常を検索できる ● 心筋虚血や心筋梗塞を検出することができる ● 全体的な心機能を評価することができる ● 空気塞栓症を評価することができる ● 基本的弁膜症を評価することができる ● 心腔内の腫瘤性病変や血栓を検索することができる ● 心嚢液貯留を評価できる ● 一般的なアーチファクトを理解することができる ● TEEの所見を記録し報告することができる	● Basic TEEのすべての技術を身につけている ● 経心外膜・経大動脈壁エコーも含めた必要な画像を取得することができる ● 心筋虚血や心筋梗塞を疑うわずかな心機能の異常を検出できる ● 収縮能と拡張能を評価し循環動態パラメーターを推測できる ● 自己弁と人工弁の定量評価が可能である ● 外科的治療が適切であるかを評価することができる ● 不適切な外科的治療を指摘することができる ● 手術室でのdecision makingをすることができる

文献2より引用

❷ Basic TEEとAdvanced TEEに求められる知識と技術

　Basic TEEの到達目標は，診断能力に主眼をおいているわけではない．術中のモニターとしてTEEを施行できることが目的であり，緊急時の異変を迅速に察知できる能力が必要となる．Basic TEEの最終目標は，術中の生命を脅かす不安定な循環動態を呈する際に施行され，その原因を検索し外科的治療を導くためのガイドとなることである．

　診断の詳細は，Advancedの技術を有する上級医に委ねることとなる．Basic TEEはすべての麻酔科医が習得すべき領域であり，Advanced TEEは心臓血管麻酔科医が習得をめざす領域であると考えると理解しやすい．表2にBasic TEEとAdvanced TEEの各分野で推奨される技術項目を呈示する[2]．

❸ 解剖と正常所見

　TEEをモニターとして利用する際に，心臓の正常構造物がどのようにTEEで描出されるかを知る必要がある．20の基本断面が広く普及しており，近年では28の基本断面がASE

とSCAから推奨されている[3]．Basic TEEの分野でもこれらのすべての基本断面を描出できることが望ましいが，すべてを短期間に習得することは現実的ではない．そこで，基本断面のなかから不安定な血行動態の原因検索に必要な11断面を描出しこれらをまずは活用できるようになりたい（表3）．

❹ 基礎的検査に必要な11断面

1）中部食道四腔断面

プローブを食道に挿入し，トランスデューサー角度を0度のままで35 cm程度進めると描出される．三尖弁を描出するためにトランスデューサー角度を10〜20度に回転させると有効なことがある．4つの心臓の部屋を同時に観察することができる，最も重要な断面となる．さらに心房中隔，僧帽弁の前尖・後尖，三尖弁の中隔尖・後尖も観察可能である．心室の壁運動異常の評価，カラーフロードプラーを用いた房室弁の異常検索に有効である．

2）中部食道二腔断面

中部食道四腔断面からトランスデューサー角度を80〜100度まで回転させ右心室が見えなくなると得られる断面である．左房，左室，僧帽弁，左心耳の観察が可能である．左室の壁運動異常の評価，左心耳血栓の描出，カラーフロードプラーを用いた僧帽弁の異常検索に有効である．

3）中部食道長軸断面

中部食道四腔断面からトランスデューサー角度を120〜160度まで回転させ左室流出路と大動脈弁が画面に見えたら中部食道長軸断面である．左房，僧帽弁，左室，左室流出路，大動脈弁，上行大動脈が観察可能である．左室の壁運動異常の評価，カラーフロードプラーを用いた大動脈弁と僧帽弁の異常検索に有効である．

4）中部食道上行大動脈長軸断面

中部食道長軸断面からプローブを引き抜いて上行大動脈の長軸断面を描出し，トランスデューサーを反時計回りに戻して肺動脈の長軸断面が画像の中央に位置するように調整すると得られる．肺動脈近位部の血栓の検索，パルスドプラー法あるいは連続波ドプラー法を用いた右室流出路の評価に有効である．

5）中部食道上行大動脈短軸断面

肺動脈主幹部を描出し，肺動脈の分岐部，上行大動脈と上大静脈の短軸断面が描出できるようにプローブとトランスデューサー角度（20〜40度）を微調整する．肺動脈近位部の血栓検索に有効なことがある．

表3 ● 基礎的検査に必要な11断面

	断面	プローブ深さ／振動子角度／視野深度	診断項目	観察構造物
1	中部食道四腔断面	プローブ深さ：32〜38 cm 振動子角度：0度（10〜15度） 視野深度：14〜16 cm	心房中隔欠損症 各心房心室拡大 心室壁運動 房室弁病変	心房 心室 僧帽弁 三尖弁
2	中部食道二腔断面	プローブ深さ：32〜38 cm 振動子角度：90度 視野深度：14〜16 cm	左心耳血栓 腫瘍 左室壁運動異常 左室心尖部病変	左心耳 左室前壁 左室下壁 左室心尖部
3	中部食道長軸断面	プローブ深さ：32〜38 cm 振動子角度：90度 視野深度：14〜16 cm	左室壁運動異常	左室前中隔 左室下側壁
4	中部食道上行大動脈長軸断面	プローブ深さ：28〜32 cm 振動子角度：90〜110度 視野深度：10〜12 cm	肺塞栓症 大動脈解離	肺動脈近位部 上行大動脈
5	中部食道上行大動脈短軸断面	プローブ深さ：28〜32 cm 振動子角度：20〜40度 視野深度：10〜12 cm	肺塞栓症 大動脈解離 カテーテル	肺動脈近位部 上行大動脈 上大静脈
6	中部食道大動脈弁短軸断面	プローブ深さ：28〜32 cm 振動子角度：25〜45度 視野深度：10〜12 cm	大動脈狭窄症	3つの弁尖 交連部 接合部位
7	中部食道右室流入流出路断面	プローブ深さ：28〜32 cm 振動子角度：60〜80度 視野深度：12〜14 cm	肺動脈弁病変 右室流出路狭窄 肺動脈病変	肺動脈弁 右室流出路 肺動脈
8	中部食道上下大静脈断面	プローブ深さ：28〜32 cm 振動子角度：90〜110度 視野深度：10 cm	心房中隔欠損症 腫瘍 心嚢液	右房自由壁，右心耳 心房中隔 上下大静脈
9	経胃中部短軸断面	プローブ深さ：38〜44 cm 振動子角度：0度 視野深度：12 cm	左室容量減少，増加 左室壁運動異常 左室収縮能 左室肥大	左室内腔 左室壁 左室乳頭筋
10	下行大動脈短軸断面	プローブ深さ：上部食道〜経胃 振動子角度：0度 視野深度：8 cm	大動脈径 大動脈解離 アテローム性動脈硬化症	下行大動脈
11	下行大動脈長軸断面	プローブ深さ：上部食道〜経胃 振動子角度：90度 視野深度：8 cm	大動脈径 大動脈解離 アテローム性大動脈硬化症	下行大動脈

文献4より引用

6）中部食道大動脈弁短軸断面

　　　中部食道上行大動脈短軸断面からプローブを進めて大動脈弁の短軸断面を描出すると得られる．3つの弁尖を明確に確認することができる．画面の右側に観察できる弁尖が左冠尖，右室流出路側にある弁尖が右冠尖，心房中隔に接して見える弁尖が無冠尖となる．カラーフロードプラーを用いた大動脈弁の異常検索に有効である．

7）中部食道右室流入流出路断面

　　　中部食道大動脈弁短軸断面からプローブを進め三尖弁を画面中央に位置させトランスデューサー角度を60〜90度に回すと得られる．左房，右房，三尖弁，右室，肺動脈弁，肺動脈を観察することができる．右室の自由壁が画面左，右室流出路が画面右となる．右室容量と機能の評価，カラーフロードプラーを用いた三尖弁，肺動脈弁の異常検索に有効である．

8）中部食道上下大静脈断面

　　　中部食道右室流入流出路断面からトランスデューサー角度を90〜110度に進め，プローブを時計回りに右側に回転させると得られる．上下大静脈のほかに，左房，右房，心房中隔，右心耳が観察可能となる．上大静脈から右房に挿入されたカテーテルやペーシングリードの観察，カラーフロードプラーを用いた心房中隔欠損症の検索に有効である．

9）経胃中部短軸断面

　　　中部食道四腔断面からプローブを進めて胃まで挿入し前屈させると得られる．僧帽弁の腱索が見える場合はプローブが浅すぎる可能性が，乳頭筋が全く見えない場合は深すぎる可能性がある．左室容量，収縮能，局所壁運動異常を評価できるため，血行動態が不安定な患者に対して特に有用な断面となる．また，心嚢液貯留をエコーフリースペースとして捉えることが可能である．

10）下行大動脈短軸断面

　　　中部食道四腔断面からプローブを左に回転させ下行大動脈が画面中央に位置するように調整すると得られる．中部食道では下行大動脈と食道は隣接しているので描出は容易である．大動脈径の計測，アテローム性大動脈硬化症，大動脈解離の検索に有効である．下行大動脈には深さの目印となるものがないため，プローブの深さや左鎖骨下動脈からの距離を指標とする．

11）下行大動脈長軸断面

　　　下行大動脈短軸断面からトランスデューサー角度を約90度回転させると得られる．下行大動脈短軸断面と同様にアテローム性大動脈硬化症，大動脈解離の検索に有効である．

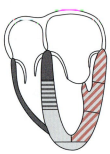 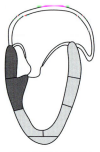 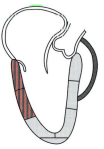 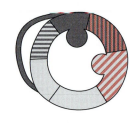

中部食道四腔断面　　中部食道二腔断面　　中部食道長軸断面　　経胃中部短軸断面

■ 右冠動脈　　▤ 右冠動脈 もしくは 回旋枝
□ 前下行枝　　▧ 前下行枝 もしくは 回旋枝
■ 回旋枝　　　▤ 右冠動脈 もしくは 前下行枝

図1　基本断面と冠動脈支配
文献2より引用

❺ 基本断面と冠動脈の血流支配

　全体的左室機能をTEEで評価することは，Basic TEEの分野でもたいへん重要なことである．経胃中部短軸断面で左室機能をモニターすることは，多くの有益な情報をもたらす．しかしながら，中部食道四腔断面，中部食道二腔断面，中部食道長軸断面も併用して全体的かつ局所左室機能を評価することが推奨されている．4つの断面における3本の冠動脈の血流支配を図1に示す．

文献

1) Cahalan MK, et al：American Society of Echocardiography and Society of Cardiovascular Anesthesiologists task force guidelines for training in perioperative echocardiography. Anesth Analg, 94：1384-1388, 2002
2) Reeves ST, et al：Special article: basic perioperative transesophageal echocardiography examination: a consensus statement of the American Society of Echocardiography and the Society of Cardiovascular Anesthesiologists. Anesth Analg, 117：543-558, 2013
3) Hahn RT, et al：Guidelines for performing a comprehensive transesophageal echocardiographic examination: recommendations from the American Society of Echocardiography and the Society of Cardiovascular Anesthesiologists. J Am Soc Echocardiogr, 26：921-964, 2013
4) Miller JP, et al：The adequacy of basic intraoperative transesophageal echocardiography performed by experienced anesthesiologists. Anesth Analg, 92：1103-1110, 2001

● 第2部　モニタリングの実際
第1章　多くの情報が得られる機器

2 経食道心エコー検査
C) 診断すべき異常所見

神田浩嗣

- TEEの適応は幅広く，多くの文献がその使用を支持している
- 血圧低下時のTEEにおける所見と鑑別診断を理解しよう
- Basic TEEにおいては，左室機能，右室機能，循環血液量減少，基本的弁疾患，肺塞栓症，心嚢液貯留と胸部外傷，脳外科手術における空気塞栓，単純先天性心疾患を診断できなければならない

① TEEの適応

　2010年に発表された周術期経食道心エコー（TEE）のガイドラインによると，成人手術における開心術，胸部大血管手術では全症例でTEEが適応となる[1]．冠動脈再建手術においてもさまざまな評価のためにTEEは考慮されるべきであり，小児症例は症例ごとの検討が必要と考えられている．心臓カテーテルを利用した手技での有用性は増加し，カテゴリーレベルB2エビデンスで，推奨されている．

　非心臓手術においては，特に血行動態や肺，神経学的合併症をきたしうる心臓病罹患または疑いのある患者，また予期せぬ持続性低血圧，原因不明の低酸素血症が生じた際，または生命を脅かす可能性のある低血圧が予想された場合の推奨度は高いと考えられている．

② 血圧低下時の評価方法

　Basic TEEのガイドラインによるとTEEの循環モニターとしての役割は，適切な循環作動薬を投与しても血行動態が不安定に陥った患者において「治療の道しるべ」となる情報を提供することである[2]．つまり，治療に抵抗する低血圧が続く場合にTEEを用いて原因検索を行い適切な治療を選択することとなる．以下に示すフローチャートはその概略を簡単にまとめたものであり，ガイドラインの示す項目と一致する部分が多数ある（図1）．まずは，どのような異常所見を検索しなければならないかを確認していただきたい．

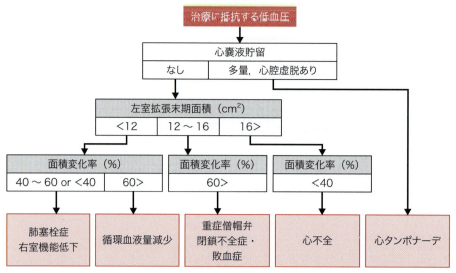

図1 ● 血圧低下時のフローチャート
心嚢液貯留，左室拡張期面積，面積変化率から大きく5つの病態に分類し治療を開始する．
文献3より引用

❸ 検索すべき異常所見

それでは，具体的にどのような異常所見を検索しなければならないかをガイドラインに則って確認してみる[2]．左室機能，右室機能，循環血液量減少，基本的弁疾患，肺塞栓症，脳外科手術における空気塞栓，心嚢液貯留と胸部外傷，成人単純先天性心疾患を検索できることがBasic TEEの分野では求められる．

1）左室機能

全体的かつ局所の左室機能を評価することの有用性はさまざまな文献で報告されている．左室機能評価の詳細は第1部-第4章1を参照していただきたいが，経胃中部短軸断面で左室収縮能と循環血液量の状態を評価するだけで臨床上有益な情報を得ることができる．

2）右室機能

治療に抵抗する血圧低下時に右室機能を評価することは重要である．右室収縮能の評価は中部食道四腔断面を用いてfraction area change（FAC：面積変化率）を測定することが簡便である（詳細は前述の第1部-第4章1の表1を参照）．

3）循環血液量減少

循環血液量減少は周術期の血行動態破綻の主要な原因の1つである．経胃中部短軸断面を用いて計測する左室拡張末期径と左室拡張末期面積が，広く使われているパラメーターとなる．これらのパラメーターは左室前負荷の指標となり，基準となる測定値と比較することで輸液反応性を評価することができる（図2）．

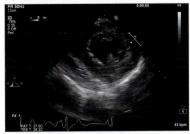

図2● 循環血液量減少
収縮期に前後の乳頭筋が付着している（kissing papillary muscle sign[※1]）

4）基本的弁疾患

　TEEは弁疾患において，患者予後に大きな影響を及ぼす重要な情報を提供できるため，きわめて有用なモニターとなる．Basic TEEの分野では，カラーフロードプラーを用いた逆流症の重症度評価，連続波ドプラを用いた狭窄症の重症度を評価することが目標となる．定量評価の詳細，弁疾患のメカニズム，人工弁の評価は，Advanced TEEの範疇となりここでは求められていない．まずは，重症度の高い弁膜症を検索できるようになろう（表1）．

a）大動脈弁狭窄症

　中部食道大動脈弁短軸断面を描出し，著しく肥厚して，高度に可動性の低下した弁尖を観察できる．開放時の弁口面積が1 cm²未満の場合，重度大動脈弁狭窄と診断できる．連続波ドプラモードにて血流速度波形を測定すると，高速血流が描出される．最高血流速度が4 m/秒より大きい場合（平均圧較差が40 mmHgより大きい場合），重度大動脈弁狭窄と判定される．

b）大動脈弁閉鎖不全症（大動脈弁逆流症）

　中部食道大動脈弁長軸断面を描出し，カラードプラ法を利用して拡張期に左室内に流入する逆流ジェットを確認することにより容易に大動脈弁逆流の描出が可能である．重症度評価は，逆流ジェットのvena contracta幅と，左室流出路に対する逆流ジェット幅の比を計測することにより簡便な定性的評価が可能となる．それぞれ6 mm，65％を越える場合，重度と判定される．

c）僧帽弁狭窄症

　僧帽弁狭窄の存在は，中部食道四腔断面，中部食道二腔断面，中部食道長軸断面を利用して検索が可能である．連続波ドプラ法で平均圧較差が10 mmHgより大きい場合，弁口面積が1 cm²より小さい場合，重度僧帽弁狭窄と判定される．付帯所見として左房拡大，もやもやエコーが描出され，左房内血栓存在の有無を確認する必要がある．

※1　kissing papillary muscle sign…循環血液量が減少すると収縮期に2つの乳頭筋がキスするかのように付着してしまう（図2）．このサインは経胃中部短軸断面で簡単に確認できる循環血液量減少の指標となる．

表1 弁疾患の重症度評価

指標	大動脈弁狭窄症		
	軽度	中等度	重度
最高血流速度（m/秒）	<3.0	3.0〜4.0	>4.0
平均圧較差（mmHg）	<20	20〜40	>40
弁口面積（cm²）	>1.5	1.0〜1.5	<1.0

指標	大動脈弁逆流症		
	軽度	中等度	重度
逆流ジェット径／左室流出路径（％）	<25	25〜60	>65
vena contracta幅（cm）	<0.3	0.3〜0.6	>0.6

指標	僧帽弁狭窄症		
	軽度	中等度	重度
平均圧較差（mmHg）	<5	5〜10	>10
肺動脈圧（mmHg）	<30	30〜50	>50
弁口面積（cm²）	>1.5	1.0〜1.5	<1.0

指標	僧帽弁逆流症		
	軽度	中等度	重度
逆流ジェット面積／左房面積比（％）	<20	20〜40	>40
vena contracta幅（cm）	<0.3	0.3〜0.69	≧0.7

文献4より引用

d）僧帽弁逆流症

左房面積に対する逆流ジェット面積比とvena contracta幅が，それぞれ20〜40％，0.3〜0.69 cmの場合，中等度逆流と診断され，これらより小さい値は軽度，これらより大きい値は重度と判定される（図3）．偏心性逆流は重症度を過小評価するため留意が必要となる．

5）肺塞栓症

肺塞栓症は，周術期において発症するリスクが高いため，われわれ麻酔科医はその診断と治療を熟知しなければならない．TEEで血栓を検索し肺塞栓と診断する機会はそれほど多くはない．しかしながら，中部食道四腔断面，中部食道上行大動脈短軸断面，中部食道右室流入流出路断面を用いて，肺塞栓から起こりうる右室機能低下や右室局所壁運動異常を検索することが推奨されている．

6）脳外科手術における空気塞栓

坐位での開頭手術における空気塞栓症の発生頻度は76％になるが，塞栓子が微少であることが多く臨床的に問題となることは多くはない．しかしながら，卵円孔開存症例において右-左シャントが存在する場合には，生命を脅かす合併症の原因となる．TEEの空気塞栓症を検出する感度はきわめて高く，診断のgolden standardとなっている．Basic TEEの分野でも心腔内の塞栓子と右-左シャントを検出する能力が必要とされている．

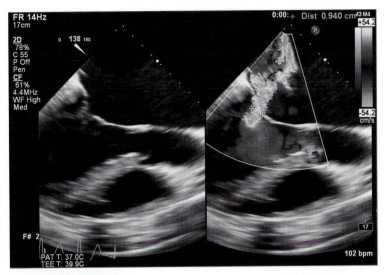

図3 ● 重症僧帽弁逆流症
中部食道長軸断面（左図），カラードプラ法（右図）でvena contracta幅が0.940 cmである
（巻頭カラー5参照）

7）心嚢液貯留と胸部外傷

　心嚢液の貯留，外傷的大動脈損傷，心損傷においてTEEは高い診断能力を発揮する．胸部への外傷や医原的外傷が心嚢液貯留の主な原因となる．心嚢内は正常でも15〜30 mLの心嚢液が存在するが，急速に浸出液または血液が増加し，200 mL程度の貯留で心タンポナーデ症状をきたす．慢性的貯留は心膜伸展により許容貯留量は著明に増加するが，急激な貯留量増加は，心房・心室の虚脱をきたし，心タンポナーデをきたしうる．心臓手術後は部分的な貯留でも心タンポナーデ症状を呈するため詳細な観察が必要である．

> **Pitfall**
> 外傷患者では食道損傷や脊髄損傷を併発している可能性があるため，TEEの挿入の是非を考慮する必要がある．

8）成人単純先天性心疾患

　TEEを用いて複雑な先天性心疾患を診断することは容易ではなくAdvanced TEEの領域となる．Basic TEEでは，心房中隔欠損症（図4）（卵円孔開存含む）と心室中隔欠損症の診断を行うことを推奨している．また，左-右シャントの増大は血圧低下，右-左シャントの増大は低酸素血症の原因となるので，これらのシャントをカラーフロードプラーにより検索することが求められる．

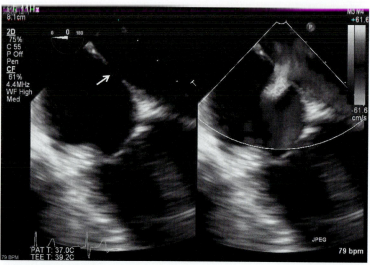

図4● 心房中隔欠損症
中部食道四腔断面で欠損孔（左図：矢印）を認める．カラードプラ法では左房から右房への左-右シャントを認める（右図）
（巻頭カラー-6参照）

文献

1) American Society of Anesthesiologists and Society of Cardiovascular Anesthesiologists Task Force on Transesophageal Echocardiography：Practice guidelines for perioperative transesophageal echocardiography An updated report by the American Society of Anesthesiologists and the Society of Cardiovascular Anesthesiologists task force on transesophageal echocardiography. Anesthesiology, 112：1084-1096, 2010

2) Reeves ST, et al：Special article: basic perioperative transesophageal echocardiography examination: a consensus statement of the American Society of Echocardiography and the Society of Cardiovascular Anesthesiologists. Anesth Analg, 117：543-558, 2013

3) 清野雄介：集中治療室での経食道心エコーの利用．第7回経食道心エコー講習会スライド集（日本周術期経食道心エコー認定委員会：JB POT/編），日本心臓血管麻酔学会（JSCVA），pp60-64, 2008

4) Baumgartner H, et al：Echocardiographic assessment of valve stenosis: EAE/ASE recommendations for clinical practice. J Am Soc Echocardiogr, 22：1-23, 2009

第2部 モニタリングの実際
第2章 実際の測定項目：直接指標

1 非観血的動脈圧

今井英一

- 非侵襲的自動血圧測定は主にオシロメトリック法で行われているが，カフのサイズや巻き方，患者の体動やシバリングといった測定誤差要因に注意が必要である
- トノメトリー法は非観血的に連続的動脈圧波形を得られ，観血的動脈圧と相関性も高いが，体動に敏感で，長時間の測定には適していないといった短所がある
- 血圧測定の主な目的である臓器血流評価の指標になるのは平均血圧であり，平均血圧は収縮期血圧よりも拡張期血圧に大きく影響を受けている

● はじめに

　非観血的動脈圧測定は心電図と並び，循環モニタリングの基本である．麻酔下患者や重症患者の管理では血圧を頻回に測定し，モニタリングすることが重要である．日本麻酔科学会は「安全な麻酔のためのモニター指針」で，血圧測定を"原則として5分間隔で測定し，必要ならば頻回に測定すること"と勧告している[1]．そのため，血圧測定のゴールドスタンダードである聴診法に変わって，オシロメトリック法による非侵襲的自動血圧測定が一般的となっている．オシロメトリック法にもさまざまな測定誤差要因があり，それらを把握しておくことは臨床において非常に重要である．

1 聴診法

　聴診法は非観血的血圧測定の基本であり，1905年にKorotkovによって報告された．水銀圧力計に接続したカフを上腕に装着し，カフ圧を急速に上昇させて，下流側への動脈血流を遮断する．その後，徐々にカフ圧を低下させ，カフ直下においた聴診器による動脈乱流音（Korotkov音：表1）で血圧を決定した．一般的には，カフを動脈音が消失してからさらに20～30 mmHg程度加圧し，2～3 mmHg/秒の速さでゆっくりと減圧していく．最初に聞こえた音（第1相）が収縮期血圧とみなされる．拡張期血圧は音が消失する第5相の血圧とする．

表1 ● Korotkov音

第1相	乱流音が聞こえ始める（収縮期血圧に相当する）：Swanの第1点
第2相	音に雑音を伴い濁音になる
第3相	音が大きくなって雑音を伴わない静音になる
第4相	音が小さくなる
第5相	乱流がなくなり，音が消失する（拡張期血圧に相当する）：Swanの第5点

1）聴診法の注意点

- 周辺のノイズ環境に弱い．
- 心原性ショックや末梢血管が著しく収縮している状態では乱流音が弱められてしまう．
- カフの減圧速度が速すぎると血圧を低く測定してしまう．
- **カフのサイズが小さすぎると，カフ圧が動脈に伝わりにくく，血圧を高く評価**してしまう．逆に幅が広すぎると低く測定される．適切なカフ幅は上腕周囲径の40〜50％（直径の125〜150％）とされている．
- カフの巻き方が緩すぎると血圧を高く測定してしまう．逆にきつすぎると低く測定される．**カフと上腕の間に2横指程度入る堅さがよい．**

❷ 触診法

橈骨動脈（肘窩上腕動脈でもよい）の脈拍を触診しながらカフ圧を上げていき，脈が触れなくなってからさらに20〜30 mmHg程度加圧する．カフ圧を減圧していき，脈が触れはじめた値を収縮期血圧とする．拡張期血圧は測定できない．

❸ オシロメトリック法

収縮期血圧以上にカフを加圧し，上腕血流を遮断した後，カフ圧を徐々に減圧していく．カフ圧が収縮期血圧と一致すると，動脈拍動がカフ圧に振動として伝わりはじめ，振幅が急激に大きくなる．さらに減圧していくと振幅は増強し，**平均血圧と一致した時点で最大振幅**となる．この時点以降，振幅は徐々に減少していき，ある時点から急激に小さくなる（図1）．このようなカフ圧の変動をモニターが感知し，血圧を測定する．収縮期血圧，拡張期血圧の算出方法は機種によってさまざまである．動脈拍動を感知できる部位なら，上腕以外でも血圧測定が可能である．

1）オシロメトリック法の注意点

- カフのサイズや巻き方については，聴診法と同様である．

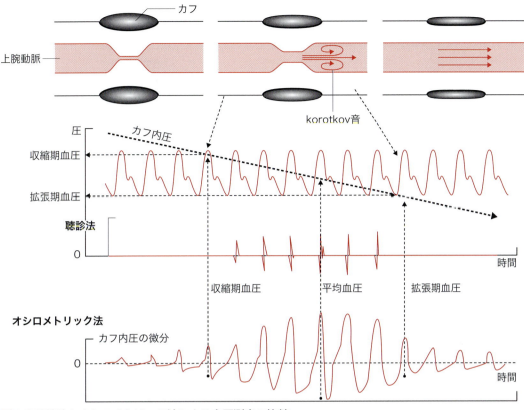

図1● 聴診法とオシロメトリック法による血圧測定の比較
カフ圧が収縮期血圧と一致すると，動脈拍動がカフに振動として伝わりはじめ，振幅が急激に大きくなる．さらに減圧していくと振幅は増強し，平均血圧と一致した時点で最大振幅となる．この時点以降，振幅は徐々に減少していき，ある時点から急激に小さくなる

- **体動，シバリング，不整脈**などの患者要因で不正確になる．
- **カフホースの折れ，外れ**に注意が必要である．
- 医療スタッフの体（特に手術中の術者のお腹には注意）がカフに触れた場合に測定誤差が生じる．
- 測定中の血圧は一定という仮定で測定しているため，測定中に血圧変動が起こっているような状況では解釈に注意が必要である．
- 頻回の測定（連続測定モードなど）では，徐々に血液がうっ血して高めに測定されることがある．

2）オシロメトリック法の合併症

　カフ装着部位の局所障害には点状出血および斑状出血，皮膚のびらん，四肢の浮腫，静脈うっ血，血栓性静脈炎などがある．また，カフより遠位の虚血によって引き起こされるものには，一過性の末梢神経障害やコンパートメント症候群が報告されている．これらの合併症は頻回の血圧測定，測定時間の長さが関与している．そのため，以前の収縮期血圧に依存してカフ圧が変動する，拡張期血圧決定後にカフ圧は急速脱気されるといった測定時間短縮の配慮がなされている．

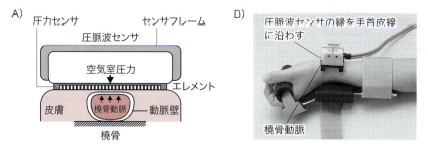

図2● トノメトリー法の測定原理（A）とセンサ装着方法（B）
A）橈骨動脈に平坦部分ができるように圧力をかけ，血管壁が平坦になったとき橈骨動脈の内圧が加圧板内の圧力センサに伝わる
B）手関節を背屈させて固定する
文献2より転載

> **ワンポイント**
>
> **測定エラー時**
> 血圧測定に時間がかかったり，エラーとなったりしている場合，むやみな再測定をくり返して，著しい低血圧状態に気づくのが遅れてはならない．特に麻酔導入時や体位変換後などには要注意である．疑わしい場合は，迅速に頸動脈などを触れて鑑別をつけることが重要である．

❹ トノメトリー法

　内蔵されている圧力センサが自動的に橈骨動脈を探し，橈骨動脈に平坦部分ができるように空気圧により圧力をかける．血管壁が平坦になったとき橈骨動脈の内圧が加圧板内の圧力センサに伝わり，その内圧から血圧を求める（図2）．圧力センサが正確に橈骨動脈の平坦部分に置かれる必要があるため，微小な圧力センサを数十個設置したマルチエレメントになっている．そこから得られる圧信号のうち最も適切な位置にあるものを選択する．選択された圧信号の相対変化はオシロメトリック法により測定した血圧で定期的に校正され，連続波形を測定している．

　トノメトリー法の特徴は非観血的に連続的動脈圧波形を得られることであり，観血的動脈圧と相関性も高い．体動に敏感であることや，手関節を背屈させて固定するため長時間の測定には適していないといった短所も存在する．

❺ 容積補償法

　指先を体表から圧迫し，拍動による血管内容積変化を打ち消すようにサーボ制御で圧力を変化させる．この圧力は血管内圧と等しいことになる．加圧はカフで行い，測定部位は指先に限られる．連続的に血圧と波形が得られる方法である．近年開発されたCNSystems社のCNAP™モニターは2本の指から情報を集めるものであり，血圧のみならず動的パラ

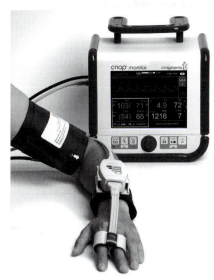

図3 ● CNAP™モニター
画像提供：CNSystems社

メーターをもモニタリングすることができる（図3）．CNAP™モニターのほか，エドワーズライフサイエンス株式会社のクリアサイトシステムについては第2部−第2章7-Eを参照されたい．

6 平均血圧

血圧をモニタリングする意義は主に臓器血流の評価である．測定される血圧には収縮期血圧，拡張期血圧，そして平均血圧があり，このうち**臓器血流の指標になるのは平均血圧**である．聴診法での平均血圧は簡便には以下の式で求める．

平均血圧＝収縮期血圧/3＋拡張期血圧×2/3

この式からわかることは，**平均血圧は収縮期血圧よりも拡張期血圧に大きく影響を受けている**ということである．拡張期血圧といえば，左冠動脈血流を決定する重要な因子である．また，次項（第2部−第2章2）で述べられているように，観血的動脈圧では共振現象のため収縮期血圧が実際の動脈圧より高く（オーバーシュート）表示されることが多いが，平均血圧は比較的影響を受けにくい．このように，非観血的血圧でも観血的血圧でも主に収縮期血圧の数値で血圧を評価することの臨床的な意味合いは大きくない．

一方，拡張期血圧を低下させる代表的な病態である大動脈弁閉鎖不全症，動脈管開存症などでは，収縮期血圧がある程度保たれていても平均血圧が低くなっていることがあり，要注意である．

文献
1）「安全な麻酔のためのモニター指針」，日本麻酔科学会，2014
2）オムロン コーリン株式会社：非観血血圧/機器紹介②．「周術期モニタリング徹底ガイド」（讃岐美智義，内田 整/編）pp46-48, 羊土社，2013

第2部 モニタリングの実際
第2章 実際の測定項目：直接指標

2 観血的動脈圧

今井英一

- 観血的動脈圧波形からは収縮期血圧，拡張期血圧，平均血圧に加え，心収縮力，血管抵抗，1回拍出量といった情報も推測することができる
- 共振現象のため収縮期血圧がオーバーシュートし，実際の動脈圧より高く表示されることがある
- トランスデューサーの位置，波形の形に注意して解釈する必要がある

はじめに

　観血的動脈圧は最も頻繁に利用される侵襲的モニタリングであろう．血圧を圧波形として連続的に計測が行えるため，動脈カニュレーションが必要で感染症や仮性動脈瘤，動脈塞栓といった危険性があるにもかかわらず，さまざまな理由で利用されている．しかしながら，その特性や問題点を認識せずに，圧波形が連続的にモニター表示されているからといって，その値(特に収縮期血圧)を何の疑いもなく漠然と見ているのであれば問題である．

1 適応と考えられる症例

1）連続的な動脈圧モニターが必要な場合

　血行動態が不安定な患者，術前から重度心疾患を有する患者，血管作動薬の持続投与が必要な患者，外科手技による心臓血管への機械的な処置が予定される患者など．

2）くり返し採血が必要な場合

　急激な出血，大量出血が懸念される患者，酸素化不良の恐れがあり呼吸状態を評価したい患者など．

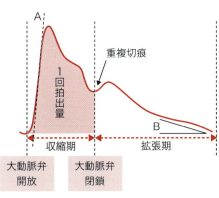

図1 ● 動脈圧波形から得られる情報
大動脈弁が開放すると波形は立ち上がり，大動脈弁が閉鎖すると重複切痕ができる．収縮期（大動脈弁開放から閉鎖まで）の面積は1回拍出量を反映する
A（波形の立ち上がり）：心収縮力がよい，または動脈のコンプライアンスが高いと急峻になる
B（拡張期下降波の傾き）：血管抵抗が低いと急峻になる
文献3より引用

3）非観血的血圧測定が困難な場合

四肢の熱傷がある患者，病的肥満患者など．

❷ 測定原理

カニュレーションした動脈からの圧波形は生理食塩水が充填されたカテーテルまたは，チューブを介して，圧トランスデューサーで圧から電気信号に変換される．原理はダイアフラム（受圧膜）を介してストレインゲージを接続し，膜の動き（圧信号）を電気抵抗の変化としてとらえ，電気信号に変換している．得られた信号は直流増幅器（圧アンプ）に出力される．

❸ 波形の解釈

動脈圧波形を図1に示す．大動脈弁が開放すると一気に波形は立ち上がる．大動脈弁が閉じると**重複切痕（dicrotic notch）**ができ，拡張期に移行して緩やかに下降する．この動脈圧波形から得られる情報は，収縮期血圧，拡張期血圧，動脈圧曲線の面積から平均の高さを計算した平均血圧である．また，そのほかにもさまざまな情報が推測できる．

- 波形の立ち上がり：心収縮力がよい，または動脈のコンプライアンス（変形しやすさ）が高いと急峻になる．
- 拡張期下降波の傾き：血管抵抗が低いと急峻になる．
- 収縮期（大動脈弁開放から閉鎖まで）の面積：1回拍出量を反映する．循環血液量減少時には，この面積が狭くなり，重複切痕が消失することもある．

いくつかの病態における特徴的な動脈圧の異常波形を図2に示す．術前合併症として把握されていない場合は，これらの波形をみたら経胸壁心エコーの実施を考慮したい．

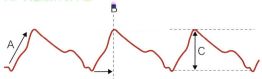
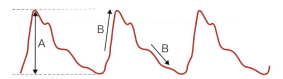

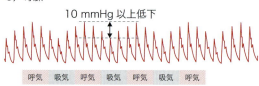

図2 ● 動脈圧の異常波形
A）大動脈弁狭窄症．A：立ち上がりの遅れ（遅脈），B：ピーク出現の遅れ，C：狭い脈圧（小脈）
B）大動脈弁閉鎖不全症．A：拡張期圧が低下し，脈圧が増大，B：立ち上がりが急峻，下降波が急峻，収縮ピークが2つ出現する場合がある（ダブルピーク）
C）奇脈．奇脈は自発呼吸の吸気時に呼気時より収縮期血圧が10 mmHg以上低下することである．心タンポナーデ，心嚢液貯留，収縮性心膜炎などで心膜腔内圧が上昇することで起こる
文献1より引用

❹ 注意すべき特性

圧波形は管のなかを通るとその周波数に依存して歪んでしまう．特定の周波数のとき振幅が増大する**共振現象**はその代表である．圧ラインの固有周波数が低すぎる場合，血圧波形の周波数と近似してしまうため，システムが共鳴して，モニターに表示される動脈圧波形が本来の動脈圧より増幅される（図3）．この現象は**オーバーシュート**とよばれ，**収縮期血圧が実際の動脈圧より高く表示**される．

圧ラインはできるだけ**短く太く硬いもの**を選択することで固有周波数を高く保つことができ，共振現象を減らせる．しかしながら，手術中はどうしても長い回路が必要となるため，共振を避けるのは容易ではない．また，圧ラインに小気泡が混入していると，固有周波数を低くするため共振が起きやすくなるので，可能な限り除去しなければならない．

共振現象は圧回路のみではなく，心臓から動脈内を伝わる血圧波形でもみられる現象である．図4に示すように，**心臓から遠位部の波形ほど収縮期先端がより尖っていく**．末梢の動脈圧のなかでも，橈骨動脈より足背動脈の方が心臓から離れているので，より尖った波形となる．

Pitfall

トランスデューサーの位置に注意

血管内圧は測定開始時に基準となるゼロ点の設定を行う必要がある．この位置よりトランスデューサーが上にずれると血圧は下降し，下にずれると血圧は上昇する．頻繁にベッドの昇降が必要な手術では注意する必要があり，トランスデューサーをベッドに固定しておくと便利である．また，手術室退室時のベッド移動をした際などに125/70で安定していた血圧が，170/115に急上昇した場合はトランスデューサーの落下をチェックする必要がある．安易に降圧薬を投与してしまってはいけない．収縮期血圧と拡張期血圧が同程度急上昇していることが見分けるポイントになる．

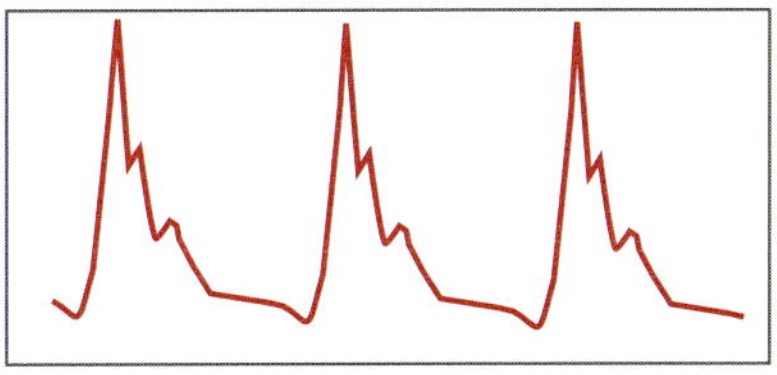

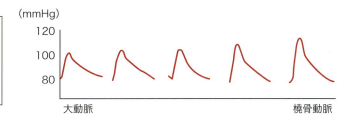

図3 オーバーシュートした波形
共振現象により，本来の動脈圧より増幅され，モニターに表示される動脈圧波形は尖っている

図4 大動脈から橈骨動脈までの動脈圧波形変化
文献2より引用

尖った波形（アンダーダンピング波形）[※1]

前述したオーバーシュートとよばれる現象，小気泡の混入が考えられる．

鈍った波形（オーバーダンピング波形）[※1]

カテーテル自体の折れ曲がり，カテーテル先端の先当たり，カテーテル内の血栓，加圧バッグの加圧不足が考えられる．このような場合，血液を逆流させることや，フラッシュをすることで異常に気づくことができる．手術で使用するL型，コの字型カーテン架を設置したタイミングで動脈圧波形の異常に気づいた際には，圧ラインが噛まれていないかをチェックする必要がある．

人工心肺離脱後の中枢圧と橈骨動脈圧の差

人工心肺離脱後には，しばしば橈骨動脈での観血的動脈圧が異常に低くなる場合がある．しかし，より中枢側である大腿動脈圧は保たれており，圧格差を生じている．原因は血管壁の弾性低下といわれており，しばらくすると徐々に圧格差は改善することが多い．末梢の動脈圧は末梢からの反射の影響を受けており，末梢血管抵抗が著しく低い場合は反射の影響が少なくなり，異常に低くなることがある．

ワンポイント

観血的動脈圧と非観血的動脈圧

観血的動脈圧は橈骨動脈での測定が一般的であり，共振現象，末梢血管抵抗の影響を受ける．一方，主に上腕で測定されるオシロメトリック法に代表される非観血的動脈圧は血流を止めて測定するため，上腕よりも心臓側に近い圧を反映しているといわれる．このため測定値に差が生じることがある．こうなると，非観血的動脈圧の方が正確なように思われるが，オシロメトリック法にも前項（第2部-第2章1）で述べられているように弱点はあり，一概にどちらが正しいということは言いきれない．まさにケースバイケースである．重要なことは，それぞれの弱点を知り，総合的に判断することである．

文献

1) 三浦由紀子：循環モニターの評価法〜観血的動脈圧を中心に〜．Anet, 15：14-18, 2011
2) 「麻酔科診療プラクティス13 モニタリングのすべて」（稲田英一/編），文光堂，2004
3) フクダ電子株式会社：動脈圧/機器紹介．「周術期モニタリング徹底ガイド」（讃岐美智義，内田 整/編），pp57-59，羊土社，2013

※1 ダンピング…ダンピング（制動）とは共振現象による不適切な増幅を制御することである．アンダーダンピングとはオーバーシュートした尖った波形となることであり，オーバーダンピングとは鈍った波形となることである．

3 中心静脈圧

今井英一

- 中心静脈圧は，心機能と前負荷が適切な状態にバランスをとっている圧である
- 狭い範囲の低圧系であるためゼロ点設定が重要であり，呼気終末に測定する
- モニター表示は平均圧であることが多いが，拡張終期圧であるc波の直前値が最も正確な前負荷の指標となる
- あくまで右房圧であり，循環血液量や心室前負荷といった容量モニタリングとしては信頼性が低い

はじめに

　中心静脈圧（central venous pressure：CVP）は，大手術の周術期管理や重症患者の集中治療管理において，容量評価の指標として中心的な役割を担ってきた．しかしながら，ある一時点だけの状態を数値化したものにすぎず，このような静的パラメーターが循環血液量の指標として，また輸液によって心拍出量や血行動態が変化するかといった輸液反応性の指標としても限界があることが数多く報告されている．とは言うものの，循環作動薬や術後経静脈栄養の投与経路として，大手術や重症患者で中心静脈カテーテルを挿入する機会は数多くある．そして，中心静脈カテーテルが挿入されているのならば，CVPを持続モニタリングする機会も少なくない．

1 静脈系の生理学的特性[1]

　静脈系の主な機能は，末梢から心臓への血液還流と心臓充満を維持するための容量調節である．静脈系は循環血液量の約70％をプールし，動脈系の30倍のコンプライアンス（変形しやすさ）を有するといわれている．そのため，静脈内の容量変化に対する静脈圧の変化は小さい．静脈は容量血管ともよばれ，右心充満圧を容易にすみやかに調節するためのリザーバーとして機能している．特に内臓と皮膚の静脈はコンプライアンスが高く，

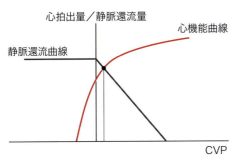

図1● Guyton の静脈還流量曲線と Starling の心機能曲線

Guyton の静脈還流量曲線と Starling の心機能曲線を同一軸上に直いたもの．CVPが上昇すると心拍出量は増加するが，静脈還流量は直線的に低下する．両者の交点の圧がCVPとなる

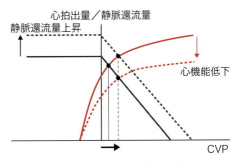

図2● 静脈還流量曲線と心機能曲線の交点右方移動

心機能が正常で静脈還流量が上昇している状態，静脈還流量が正常で心機能が低下している状態では交点が右に動くのでCVPが上昇する

大きなリザーバーとなっている．これらの静脈には$α_1$，$α_2$アドレナリン受容体が多く分布し，循環血液量の増減により静脈トーヌスを調節している．そして，皮膚の循環は主に温度によってコントロールされているので，静脈収縮と循環血液量のシフトは主に内臓の静脈によって規定されていることになる．

❷ CVPの規定因子

　CVPは心機能と静脈還流機能によって規定される．Guytonの静脈還流量曲線（第1部-第1章2参照）とStarlingの心機能曲線（第1部-第1章1参照）を同一軸上に置いたものを図1に示す．x軸はCVP，y軸は心拍出量，静脈還流量である．これによると，CVPが上昇すると心拍出量は増加するが，静脈還流量は直線的に低下する．両者の交点の圧がCVPとなる．つまり，CVPは心機能と前負荷が適切な状態にバランスをとっている圧をあらわしている[2]．CVPが高い場合は，この交点が右に動くので，心機能が正常で静脈還流量が上昇している状態や，静脈還流量が正常で心機能が低下している状態が考えられる（図2）．

❸ 測定時の注意点

　CVPは常に狭い範囲の低圧系に調節されているため，**基準点の高さがその絶対値に大きく影響する**ことになる．CVPに限らず，血管内圧は三尖弁輪周辺の右房中心の高さを基準とするが，実際には第4肋間中腋窩線や胸骨角の5cm下方を外基準点として，ゼロ点の設定を行う．

　心血管周囲の圧力は心臓内で記録される圧力に影響する．胸腔内圧が上昇している場合，CVPは周囲の胸腔内圧を加えた圧力として測定される．よって，CVPから胸腔内圧を差

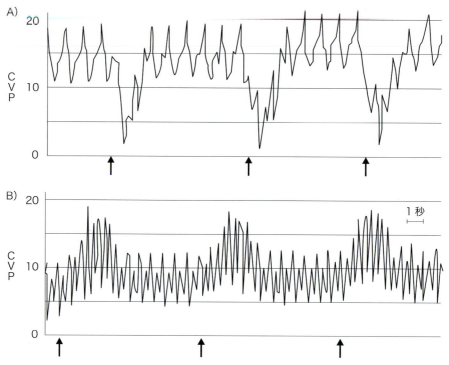

図3 ● CVPに対する胸腔内圧の影響
図中の矢印は呼気終末を示す．
A) 自発呼吸中のCVP変動：自発呼吸の吸気開始によって胸腔内圧が低下し，それがCVPにも伝わる
B) 陽圧換気中のCVP変動：陽圧換気の吸気開始によって胸腔内圧が上昇し，それがCVPにも伝わる

し引いて解釈しなければならない[※1]．しかし，実際の臨床において胸腔内圧の測定は困難であるため，CVPは**呼気終末に測定する必要がある**（図3）．

❹ 波形の解釈

　CVPの波形は3つの陽性波と2つの陰性波から構成される（図4）．CVP波形と心電図を並べて，心電図のR波を拡張終期として用いることで（図4点線），CVPの波形構成要素を，そのタイミングから簡単に識別が可能である（表1）．モニターのCVP圧スケールを10～20 mmHg程度にしてみると，その簡単さがわかっていただけると思う．
　いくつかの病態における特徴的なCVPの異常波形を参考までに図5に示す．ただし，心エコーが発展し，気軽に活用できる現在，このようにCVP波形の評価から病態生理を診断する機会はあまりなく，異常検知の役割が主体ではないだろうか．また，モニター画面に表示されているCVPは平均圧であることが多いため，図5のような異常波形の場合には

※1　**経壁圧**…CVPのような血管内圧は経壁圧を考慮する必要がある．経壁圧とは血管内圧から心血管周囲圧を差し引いた圧である．この経壁圧が前負荷，心室拡張終期容積を決定する．心血管周囲圧には胸腔内圧や心膜圧などがあり，CVPを解釈するときは必ずこれらを考えに入れる必要がある．

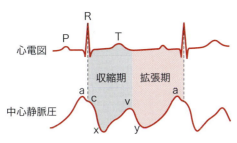

図4● CVP波形
点線は拡張終期をあらわしている．c波のはじまりが拡張終期圧になる

表1● CVP波形の構成要素

波形構成要素	心周期	波形を起こす事象
a波	拡張終期	右房収縮
c波	等容収縮期，心電図R波の直後	三尖弁が閉鎖し，右房側に突出
x下降波	収縮中期	右房弛緩
v波	収縮終期，心電図T波の直後	右房充満
y下降波	拡張早期	三尖弁開放による右房虚脱

注意が必要である．あまりにも信頼できない値が表示される場合はc波の直前の値をみる必要がある．c波のはじまりが拡張終期圧になるため，この値が最も正確な前負荷の指標となる．

> **ワンポイント**
>
> **CVPと循環血液量，輸液反応性**
>
> MarikらはCVPと循環血液量の関係，CVPやCVP変化値が輸液反応性を予測できるかについてシステマティックレビューで検討している[3]．CVPと循環血液量との相関係数は0.16，CVPと輸液負荷による1回拍出量の変化との相関係数は0.18，ROC曲線下面積は0.56，CVPの変化と輸液負荷による1回拍出量の変化との相関係数は0.11であった．また，輸液反応群と非反応群のCVPベースライン値はそれぞれ8.7 mmHg，9.7 mmHgで有意差を認めなかった．これらの結果から，CVPの絶対値やその変化は輸液反応性の指標にはならないと結論づけている．

❺ CVPモニタリングの意義

CVPはあくまで右房圧であり，循環血液量や心室前負荷といったものを測定しているわけではない．**容量モニタリングとしては信頼性が低い**と言える．しかし，急性右室梗塞，急性肺動脈塞栓といった右心不全患者では右心機能の指標として有用なモニターであることに変わりはない．

CVPは，その臨床的有用性，限界を踏まえたうえで，他章で詳述されている1回拍出量の呼吸性変動といった動的パラメーター（第1部-第3章6参照），尿量などと合わせて大

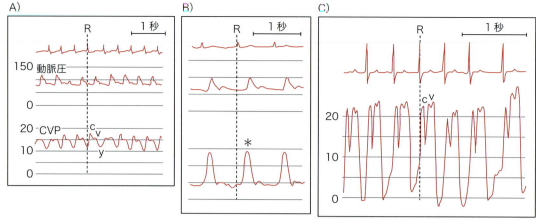

図5 ● CVPの異常波形
A）心房細動：a波の消失，c波増大が特徴
B）房室解離：収縮初期のキャノンa波（＊）が特徴
C）三尖弁逆流：高いc-v波が特徴．この波形は心房細動のためa波は消失している
文献4より引用

手術や重症患者に対する循環モニターとして総合的に活用されるべきである．

文献

1) Gelman S：Venous function and central venous pressure: a physiologic story. Anesthesiology, 108：735-748, 2008
2) Magder S：Bench-to-bedside review：An approach to hemodynamic monitoring – Guyton at the bedside. Critical Care, 16：236, 2012
3) Marik PE, et al：Does central venous pressure predict fluid responsiveness? A systematic review of the literature and the tale of seven mares. Chest, 134：172-178, 2008
4) 武居哲洋：中心静脈圧（CVP）-使うなら，正しく使おうCVP．INTENSIVIST，3：245-255，2011

第2部　モニタリングの実際
第2章　実際の測定項目：直接指標

4 肺動脈圧／肺動脈楔入圧

向井信弘，溝部俊樹

- 肺動脈カテーテルを使用して肺動脈圧／肺動脈楔入圧の正しい測定・解釈ができるようになろう

はじめに

　肺動脈カテーテルは複数のランダム化試験において，その使用により患者予後が改善されることはないとされている[1]が，心臓手術や心不全管理などによく使用されるモニターである．ルーチン使用を避けて高リスク患者に限って使用としている施設が多いと思われるが，肺動脈カテーテルから得られる情報が循環動態の把握に有用であることに変わりはない．

　肺動脈カテーテルを使用することで得られる指標は，基本的に①心内圧，②心拍出量，③混合静脈血酸素飽和度の3つに集約される．ここでは心内圧，特に肺動脈圧（PAP）・肺動脈楔入圧（PAWP）について，モニタリングの意義・有用性と限界，測定法，それぞれの正常所見と異常所見について説明する．

1 モニタリングの意義・有用性と限界

　中心静脈カテーテルから得られる中心静脈圧（CVP）と比較して，肺動脈カテーテルで得られる情報が優れているのは右室機能不全の評価／管理，肺高血圧の評価／管理，弁疾患の有無の評価などができる点である．また肺動脈楔入圧が左房圧（LAP）・左室拡張末期圧（LVEDP）と相関することから，右心系カテーテルであるのにかかわらず左心系の前負荷もモニタリングできるのが大きな特徴であり，広く普及した理由でもある．

　しかし肺動脈圧・肺動脈楔入圧を評価するにあたっては経食道心エコー（TEE），その他の所見も含めた包括的な視点が必要である．

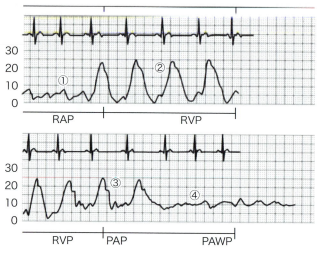

図1 カテーテル挿入時の正常な連続記録
エドワーズライフサイエンス株式会社提供資料より引用

2 測定法

　右内頸静脈からの肺動脈カテーテル挿入時の圧波形変化が起こるポイントは次の4点である（図1）．

- ①上大静脈・右心房接合部付近（20 cm前後）で圧波形に呼吸性変動を伴う中心静脈圧（右房圧：RAP）が確認できる（図1①）．
- ②右心室に入ると右心室圧波形：RVP（拡張期圧が正常ではほぼ0 mmHgの山なり波形）が得られる（図1②）．
- ③カテーテルが肺動脈弁を越えると，拡張期圧だけが上昇するのが確認できる：PAP（肺動脈弁が閉じることによる静水圧がかかる：図1③）．
- ④さらに進めると先端のバルーンが肺動脈の狭くなったところ（一般的には右肺動脈の第3-4分岐）で楔入し，モニター上で肺動脈楔入圧（PAWP）が得られる（バルーンが肺動脈に楔入すると右心室の収縮期圧がカテーテル先端に伝わらなくなるため肺動脈末梢側の静水圧のみ観測される：図1④）．

　PAWPはPAPと異なり常時モニタリングするものではなく，必要時にバルーンを拡張させて得る値であるが，測定は可能な限り短時間（2呼吸周期もしくは10〜15秒）かつバルーン拡張も最少量（成人の場合1.5 mL以下）で行う．長時間の膨張や過膨張は肺動脈の損傷や血栓形成につながるため注意する．

　またカテーテル先端をWest分類（第1部-第1章11参照）のzone 3に留置することが正確なPAWP測定に重要である（図2）．仰臥位で肺は血液が均一に分布しているわけではなく，腹側ほど血液は少なく背側ほど血液が多くなる．肺胞内圧（P_A），肺動脈圧（P_a），肺静脈圧（P_v）の関係性に基づいたWest分類のzone 3に相当する部分が，$P_a > P_v > P_A$となってすべての肺毛細血管が開いているためカテーテル留置に最も適している．通常こ

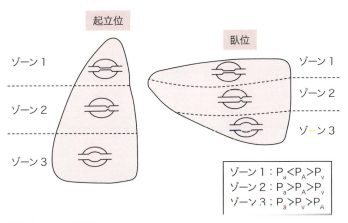

図2● West 分類
PAP・PAWPのいずれも右心の低圧系パラメーターであるため，体循環と比較して圧トランスデューサーの位置が適切に中腋下線（右房）の高さにあることが重要である（絶対値が小さな低圧系においては不適切なトランスデューサー位置による誤差の影響は大きくなる）．
エドワーズライフサイエンス株式会社提供資料より引用

の位置にあるカテーテル先端は左心房の位置よりも低いことが側面からの胸部X線で確認できる．

3 肺動脈圧・肺動脈楔入圧の正常所見・異常所見

1）肺動脈圧（PAP）（図3参照）

【正常所見】
- 肺動脈収縮期圧（PASP）：15〜25 mmHg（肺動脈弁に問題がなければ右室圧と同じ）
- 肺動脈拡張期圧（PADP）：8〜15 mmHg
- 平均圧：10〜12 mmHg

正常心の平均PAPはPAWPよりも低く，PADPは連続的にモニタリング可能なためPAWPの代用として用いられることもある．

【異常所見】
PASPが上昇する疾患としては肺塞栓症，PADPが上昇する疾患としては左心不全などが考えられるが，ワンポイントの絶対値ではなく経時的な変化を含めて診断すべきである．稀にモニタリング中に肺動脈圧が変化して拡張期圧が急に落ちることがある．これは手術操作などでカテーテル先端が浅くなり右室内に落ちたためで，不整脈や右室壁の損傷のリスクとなるので注意が必要である．

2）肺動脈楔入圧（PAWP）（図4参照）

【正常所見】
- 平均圧：6〜12 mmHg

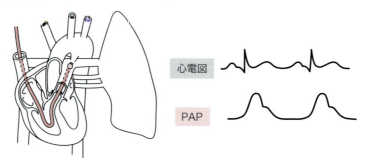

図3● 肺動脈圧（PAP）波形
エドワーズライフサイエンス株式会社提供資料より引用

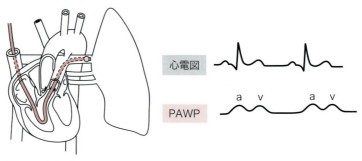

図4● 肺動脈楔入圧（PAWP）波形
シェーマでは，左肺動脈に楔入させているが，臨床では，右肺動脈に留置させることが多い．
エドワーズライフサイエンス株式会社提供資料より引用

　a波（心房収縮）が右房圧と異なりQRS波の後に出現しているが，これは肺を介して左房圧をモニタリングしているための時差であり，正常である．
　PAWPは呼吸による胸腔内圧の影響を受けやすく，陽圧換気の吸気時の胸腔内圧上昇はPAPやPAWPを上昇させる（自発呼吸の深吸気努力だと逆になる）．このため陽圧換気時は，大気圧と胸腔内圧が等しくなる呼気終末に得られた値を測定値とする．
　またPAWPは左房圧（LAP）・左室拡張末期圧（LVEDP）（左心室の前負荷）と相関することが知られている．これは図5のようにバルーンを楔入させているときには，左房近傍の肺静脈からカテーテル先端の間に静止した血液が存在するためである．

【異常所見】

　カテーテル先端と左室の間にある肺血管や僧帽弁に異常がある場合（肺高血圧・僧帽弁疾患など），PAWPはLVEDPと必ずしも相関しない．具体例を表1に示す．

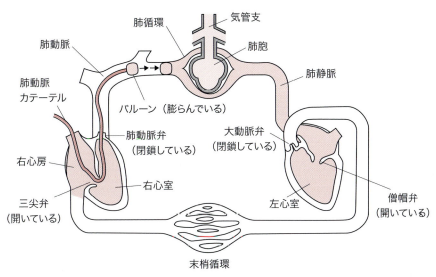

図5 心室拡張期のカテーテルの状態（カテーテルは楔入状態）
エドワーズライフサイエンス株式会社提供資料より引用

表1 PAWPとLVEDPが相関しない例

PAWP＜LVEDP

病態	圧差が生じる部位
左室コンプライアンス低下	平均左房圧＜LVEDP
大動脈弁閉鎖不全	左房a波＜LVEDP
肺動脈弁閉鎖不全	PADP＜LVEDP
右脚ブロック	PADP＜LVEDP
肺血管床の減少	PAWP＜LVEDP

PAWP＞LVEDP

病態	圧差が生じる部位
PEEP	平均PAWP＞平均左房圧
肺高血圧	PADP＞平均PAWP
肺動脈弁閉塞性疾患	平均PAWP＞平均左房圧
僧帽弁狭窄	平均左房圧＞LVEDP
僧帽弁閉鎖不全	平均左房圧＞LVEDP　巨大v波
心室中隔欠損症	平均左房圧＞LVEDP
頻脈	PADP＞平均左房圧＞LVEDP

文献

1) Sandham JD, et al：A randomized, controlled trial of the use of pulmonary-artery catheters in high-risk surgical patients. N Engl J Med, 348：5-14, 2003
2) Schroeder RA, et al：Cardiovascular Monitoring.「Miller's Anesthesia, 7th Edition」(Miller RD, ed), pp.1267-1328, Churchill Livingstone, 2009
3) Gerhardt MA, Walosik-Arenall KM：心臓手術のモニタリング.「心臓手術の麻酔 第4版」(Frederick HA & Donald ME/編, 新見能成/監訳), pp169-181, メディカル・サイエンス・インターナショナル, 2014

5 混合静脈血酸素飽和度（SvO₂）

内藤慶史，溝部俊樹

- 動脈血酸素飽和度（SaO₂），酸素消費量（V̇O₂），Hb濃度（Hb），心拍出量（CO）の4つの因子が値を規定する
- 他の3つの因子の値が一定であれば，心拍出量のリアルタイムなモニターになる
- 全身の酸素需給バランスのモニタリングとしても有用である

1 酸素飽和度の測定原理

　赤色光（660 nm）と近赤外光（940 nm）を用いた分光光度法によって，赤血球の酸化ヘモグロビンと還元ヘモグロビンの吸光度が異なることを利用して酸素飽和度を測定している．

　分光光度法はBeer–Lambert法則に基づいており，溶液中を通過する光の強さは溶質の濃度に関係しているため，患者のHct（ヘマトクリット）値の変化が測定精度に影響する．Hctが6％以上，Hb（ヘモグロビン）値が1.8 g/dL以上変化した場合はHb値を更新することが推奨されている．

2 測定方法

- 使用機器（製品名）：肺動脈カテーテル スワンガンツカテーテル（オプティカルモジュールコネクター付きモデル：エドワーズライフサイエンス株式会社）

　上大静脈，下大静脈，冠静脈から右房に流入した血液が肺動脈に達する頃には均一に混合されていると考えられ，生理学では肺動脈血を混合静脈血とよんでいた．したがって混合静脈血酸素飽和度（SvO₂）とは，肺動脈血の酸素飽和度のことで，感覚的には，パルスオキシメーターを肺動脈に入れているとも言える．

　カテーテル挿入前に体外キャリブレーションを行う方法もあるが，通常はカテーテル挿入後に体内キャリブレーションを行う．まず，肺動脈カテーテルの先端が肺動脈内にある

ことを圧波形や透視，TEE（経食道心エコー）などで確認した後，オプティカルモジュールをカテーテルのコネクターと接続する．本体の体内キャリブレーションを選択し，カテーテルの遠位ルーメンよりサンプルをゆっくり吸引し（30秒で2 mL），血液ガス分析で得られたヘマトクリット値とSvO₂の値を入力すると，以後自動的に測定が可能になる．

> **ワンポイント**
>
> **SQI**
>
> カテーテルの状態，位置の指標にSQI（シグナルクオリティーインジケータ）があり，1～4の4段階で表示される．体内キャリブレーションはSQIが1もしくは2のときに行うよう推奨されている．SQI上昇の原因は，カテーテルの閉塞やねじれ，先端の壁当たり，Hb値の大幅な変動などの可能性があり，SQIが高い場合は測定値の信頼性が低い．

❸ $S\bar{v}O_2$ の計算方法

Fickの原理（第1部-第1章6参照）に基づくと，全身の酸素消費量（$\dot{V}O_2$）は心拍出量（CO）と動静脈酸素含量の差（$CaO_2 - C\bar{v}O_2$）の積であらわすことができる．
$\dot{V}O_2 = CO \times (CaO_2 - C\bar{v}O_2)$ ・・・①

血液中の酸素含量は，ヘモグロビン（Hb）と直接結合して運搬されるものと，酸素分圧（PO_2）に比例して血液に直接溶解する溶存酸素として運搬されるものを合わせたものになる．これを式にすると（CaO_2, $C\bar{v}O_2$：mL/dL，Hb：g/dL，PaO_2：mmHg），
$CaO_2 = 1.39 \times Hb \times SaO_2 + 0.003 \times PaO_2$
$C\bar{v}O_2 = 1.39 \times Hb \times S\bar{v}O_2 + 0.003 \times PvO_2$ となる．

Hb = 15 g/dL，SaO_2 = 1.0，PaO_2 = 100 mmHgでは，動脈血100 mLにつき，Hb結合酸素が21 mLで，溶存酸素が0.3 mLであることから，1気圧下では溶存酸素は無視できるほど少ない．すなわち，
$CaO_2 = 1.39 \times Hb \times SaO_2$ ・・・②
$C\bar{v}O_2 = 1.39 \times Hb \times S\bar{v}O_2$ ・・・③

①，②，③式よりCaO_2と$C\bar{v}O_2$を消去すると
$S\bar{v}O_2 = SaO_2 - \dot{V}O_2/1.39 \times Hb \times CO$ ・・・④が求められる．

この式から，**$S\bar{v}O_2$の値はSaO_2，$\dot{V}O_2$，Hb，COの4つの因子によって変動する**ことがわかる．

❹ 結果の解釈

混合静脈血は上大静脈血（酸素飽和度72％），下大静脈血（80％），冠静脈血（37％）が混合したもので，$S\bar{v}O_2$の正常値は75％程度になる[1]．ただ，麻酔中は代謝が抑制され，$S\bar{v}O_2$を規定する4因子の1つである$\dot{V}O_2$が低下するため，$S\bar{v}O_2$は覚醒時よりも高くなる

表1 ● $S\bar{v}O_2$の変動と原因の鑑別

	4因子の変動	原因
$S\bar{v}O_2$上昇	SaO_2 ↑	肺での酸素化の改善
	$\dot{V}O_2$ ↓	低体温，深麻酔
	Hb ↑	輸血
	CO ↑	hyperdynamic state，循環作動薬
$S\bar{v}O_2$低下	SaO_2 ↓	肺での酸素化不良（うっ血，無気肺など）
	$\dot{V}O_2$ ↑	体温上昇，浅麻酔
	Hb ↓	出血
	CO ↓	ポンプ機能不全，ショック

$S\bar{v}O_2$の変動に対して，SaO_2，$\dot{V}O_2$，Hb，COの4つの因子の異常の有無を確認することで原因の早期鑑別が可能である．麻酔中は，$\dot{V}O_2$などの急激な変動は少なく，COのリアルタイムなモニターとして使用されている

傾向がある．

1）麻酔中の$S\bar{v}O_2$

麻酔中は，SaO_2が100％になるよう麻酔科医がF_IO_2（吸入酸素濃度）を調節しており，Hbも大量出血がない限り急激な変動はしない．また，麻酔による代謝の抑制や体温低下により$\dot{V}O_2$は低い傾向があるが急激に変化することはない．したがって麻酔中の$S\bar{v}O_2$の短い時間での変動はCOの変動を示している．④の式より，$S\bar{v}O_2$はCOと比例するわけではないが，同じ方向に動くことから，$S\bar{v}O_2$の増減はそのままCOの増減をリアルタイムで示していることになる．

2）周術期の$S\bar{v}O_2$

$S\bar{v}O_2$は，基準値から5〜10％の変動を有意ととるが，通常60％程度までなら臨床上問題になることは少ない．しかしそれを下回り50％以下になってくると，組織での酸素不足により嫌気性代謝が進み，乳酸アシドーシスから細胞死をきたすため，そうなる前に酸素需給バランスを改善させる必要がある．

$S\bar{v}O_2$の変動の原因を鑑別するには前述の4つの因子のどれかに異常があると考えれば理解しやすい（表1）．$S\bar{v}O_2$が低下した場合，この表にある4つのパラメーターを確認し，乳酸アシドーシスをきたす前に早期に介入する必要がある．SaO_2の低下はSpO_2（末梢動脈血酸素飽和度）や血液ガス分析で容易にわかるので，SaO_2が低下していればF_IO_2を上げる・PEEPをかける・気管内吸引を行うなど酸素化改善に努める．体温の上昇，痛み刺激などによる浅麻酔によって$\dot{V}O_2$が増加していると推測される場合は，体温を下げる・鎮痛薬を使用し麻酔を深くするなどの対処をする．出血などでHbが低下していれば輸血を行い，TEEやスワンガンツカテーテルでCCOをモニターし，CCOが低下していれば循環作動薬を使用したり，循環血液量を適正化するなどの対処が必要となる．

ワンポイント

CCO（連続心拍出量）と$S\bar{v}O_2$のリアルタイム性

　スワンガンツカテーテルで測定されたCCO値は連続測定でかつ絶対値であるという利点はあるが，測定時点より5〜10分前までの相加平均値であるため，リアルタイム性には著しく劣る．しかし，SaO_2，$\dot{V}O_2$，Hbの3因子に大きな変動がなければ，$S\bar{v}O_2$に影響を及ぼす要因はCOのみとなる．よって，$S\bar{v}O_2$はCOの変化をリアルタイムに反映する．CCOのSTAT BOXを表示すれば60秒ごとのCO値を見ることができるが，2秒ごとに更新される$S\bar{v}O_2$と比べるとやはりリアルタイム性は$S\bar{v}O_2$の方が圧倒的に有利である．

Pitfall

　先天性心疾患（左右シャント）や肝硬変患者，透析患者のように，シャント血流がある場合，酸素飽和度の高い血液が静脈に流れ込むため$S\bar{v}O_2$の値は高くなる．緊急CABG（冠動脈バイパス手術）の際に$S\bar{v}O_2$の値が異常に高く，TEEで心室中隔穿孔が見つかったというケースもある．

ワンポイント

乳酸値

　$S\bar{v}O_2$の値はあくまで混合静脈血の酸素飽和度を示しているだけであり，末梢組織に十分に酸素がいきわたっていることを保証するものではない．値が高くても組織の低酸素をきたしている場合（重症敗血症時の酸素利用障害など）もあり，また値が低くても許容できる場合もある．実際に組織が低酸素になっているかどうかを知るためには，乳酸値も参考にするとよい[2]．酸素供給が不十分で組織での嫌気性代謝が亢進していれば乳酸値が上昇しているはずである．

ワンポイント

$ScvO_2$（中心静脈血酸素飽和度）

　$S\bar{v}O_2$測定と同様の原理で中心静脈カテーテル内に光ファイバーを通した特殊なカテーテル（プリセップCVオキシメトリーカテーテル：エドワーズライフサイエンス株式会社）を使用すれば，中心静脈の酸素飽和度（$ScvO_2$）を測ることもできる．肺動脈カテーテルよりも侵襲が少ないため，小児において，あるいはTEEと併用して心臓麻酔に使用するという施設もある．ただ，$ScvO_2$はあくまで上大静脈血の酸素飽和度であり，混合静脈血酸素飽和度とは異なることを認識しておく必要がある．すなわち，上大静脈に還流する静脈血は頭部や上肢からであることから，その領域での酸素需給バランスを見ていることになる．したがって前腕に透析のシャントがある患者では$ScvO_2$は高値になる．

　通常は$S\bar{v}O_2$よりも2〜3％低いが，重症患者では$S\bar{v}O_2$よりも5％程度高くなり[3]，$S\bar{v}O_2$と必ずしも相関しない．$ScvO_2$の臨床的有用性に関してはいまだ意見の統一を見ておらず，その利用は限定的である．

文献

1) Marx G & Reinhart K：Venous oximetry. Curr Opin Crit Care, 12：263-268, 2006
2) Fuller BM & Dellinger RP：Lactate as a hemodynamic marker in the critically ill. Curr Opin Crit Care, 18：267-272, 2012
3) van Beest PA, et al：No agreement of mixed venous and central venous saturation in sepsis, independent of sepsis origin. Crit Care, 14：R219, 2010

6 心拍出量① (希釈法を利用した計測)
A) 熱希釈法

下出典子

- 1970年代にSwanとGanzによって提唱された熱希釈法は，侵襲度は高いが利便性の面から，現在心拍出量測定のゴールドスタンダードとなっている
- 測定法として間歇法と連続法があるが，手術時はトレンド測定が可能な連続法を用いる場合が多い
- サーマル・フィラメントと温度センサーつきの肺動脈カテーテル（図1）を用いて測定する
- 収縮能や前負荷評価だけでなく，肺動脈カテーテルから得られる圧評価を組合わせれば，1回拍出量から心仕事量まで測定可能

1 間歇法

1）原理

　右房に位置した注入用側孔から液体をすばやく注入して，肺動脈カテーテル内に埋め込まれた温度センサー（サーミスター）によって肺動脈内の温度変化を記録する．測定時間内の温度変化を血液量として計算すると心拍出量が得られる．図2に計算式を示す[1]．色素希釈法で用いるStewart-Hamiltonの式（第1部-第1章7参照）を応用したものである．

2）測定方法

　右房ルーメン（図1：注入用側孔ルーメン）から指示液（冷水）5 mLまたは10 mLをすばやく注入する．

3）結果の解釈

　図3のように正常心拍出量であれば，急激な立ち上がりとなだらかなカーブを描き，ゆっくり下降しながら基線に戻る．しかし，心拍出量が高い場合は，温度センサーを通過する血流が早いため曲線の立ち上がりや基線に戻るのが早くなる．逆に低心拍出量の場合では，立ち上がりや基線に戻るのはゆっくりで，曲線の頂点も低くなる．

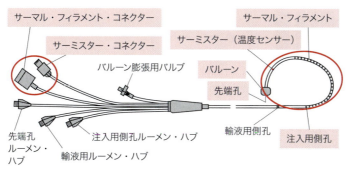

図1● 肺動脈カテーテル
肺動脈カテーテル スワンガンツカテーテル（エドワーズライフサイエンス株式会社）
赤丸：心拍出量測定に必要な部分
文献1より引用

$$CO = \frac{V \times (T_B - T_I)}{A} \times \frac{(S_I \times C_I)}{(S_B \times C_B)} \times \frac{60 \times C_T \times K}{1}$$

CO＝心拍出量（L/分）
V＝注入液量（mL）
A＝熱希釈曲線下の面積（mm²）を紙送り速度（mm/秒）で割ったもの
K＝校正係数（mm/C）
T_B, T_I＝血液（B）および注入液（I）の温度
S_B, S_I＝血液（B）および注入液（I）の比重
C_B, C_I＝血液（B）および注入液（I）の比熱

$\dfrac{(S_I \times C_I)}{(S_B \times C_B)}$ ＝5％ブドウ糖を使用した場合は1.08

60＝60秒/分
C_T＝注入液温度上昇の補正係数

図2● 熱希釈法の原理
文献1より引用

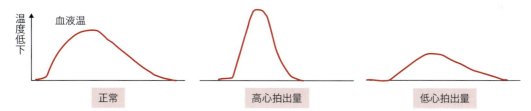

図3● ボーラス投与時の熱希釈曲線

> **Pitfall**
>
> 　図2の計算式に示したように，間歇法によって得られる心拍出量は注入液量，注入液温や血液温，注入液の投与速度に影響を受ける．温度が不安定な人工心肺終了時には，温度が安定するまで心拍出量測定は影響を受ける．また，心臓への静脈還流量に影響する呼吸によっても影響を受けるため，吸気終末時に注入することが必要である．肺循環と体循環に交通のある心内シャントが存在する場合は，シャント血流量により過大または過小評価する．

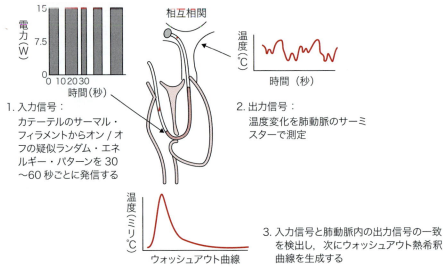

図4 ● 肺動脈カテーテルのサーマル・フィラメントと温度センサーの適正位置と測定原理
1. 右房と右心室の間に留置したサーマル・フィラメントに，オン/オフのくり返しによるパルス状のエネルギーを発信し，サーマル・フィラメントの温度を上昇させる．
2. 肺動脈に留置されている温度センサー（カテーテルの先端から約4cmに位置）で温度変化を測定する．
3. サーマル・フィラメントの入力信号と一致した温度センサーの出力信号を検出し，熱希釈曲線を描出し，図2の計算式を用いて心拍出量を算出する．

文献1より引用

❷ 連続法

1）原理

間歇法を応用し，冷温でなくサーマル・フィラメントにより断続的に加温し，得られた温度変化から心拍出量を算出，表示する．図4にカテーテルの位置と測定原理を示す[1]．

2）方法

サーマル・フィラメントつきの肺動脈カテーテルを挿入し，心拍出量計とサーマル・フィラメント・コネクター，サーミスター・コネクターを接続，測定を開始する．

3）結果の解釈

肺動脈カテーテルを用いて，心拍出量だけでなくさまざまなパラメーターを測定することができる（表1）．

表1 ● 心拍出量測定可能な肺動脈カテーテルから得られるパラメーター

パラメーター	計算式	正常値	単位
心拍出量（CO）	（HR×SV）/1,000	4.0〜8.0	L/分
心係数（CI）	CO/BSA	2.2〜4.0	L/分/m^2
1回拍出量（SV）	（CO×1,000）/HR	60〜100	mL
1回拍出量係数（SVI）	（CI×1,000）/HR	33〜47	mL/回/m^2
左室1回仕事量（LVSW）	SV×（MAP－PAWP）×0.0136	58〜104	gm・m/回
左室1回仕事量係数（LVSWI）	SVI×（MAP－PAWP）×0.0136	45〜75	gm・m/回/m^2
右室駆出率（RVEF）	SV/EDV	40〜60	％
右室拡張終期容積係数（RVEDVI）	SVI/RVEF	60〜100	mL/m^2
右室1回仕事量（RVSW）	SV×（mPAP－PAWP）×0.0136	8〜16	gm・m/回
右室1回仕事量係数（RVSWI）	SVI×（mPAP－PAWP）×0.0136	5〜10	gm・m/回/m^2

HR：心拍数，BSA：体表面積，MAP：平均動脈圧，PAWP：肺動脈楔入圧，EDV：拡張末期容積，mPAP：平均肺動脈圧

Pitfall

数値の評価について

ビジランスヘモダイナミックモニター（エドワーズライフサイエンス株式会社）のトレンド画面に表示されている心拍出量は，過去数分間の測定値の平均を用い，約1分ごとに更新する．人工心肺後の急激な血行動態変化をリアルタイムでとらえるためには，STATモード画面に切り替える必要がある．約1分ごとに心拍出量の値が測定され，その測定値が最新のボックス内に表示される．

Pitfall

三尖弁閉鎖不全症を疑う場合

シャント存在時と同様に，右心系の血流が増加している場合は得られた数値が過大評価されている可能性がある．

文献

1）Edwards Lifesciences社：「Quick guide to Cardiopulmonary Care 第3版」，2014

6 心拍出量①（希釈法を利用した計測）
B）経肺熱希釈法

林 健太郎

- 心拍出量を測定する方法の1つとして，経肺熱希釈法がある
- 測定に際し，①中心静脈カテーテルと②動脈留置カテーテルを挿入する必要がある
- 付属のデバイスを併用（動脈圧波形解析法）することで，リアルタイムの連続心拍出量測定ができる

● はじめに

本項では，経肺熱希釈法を用いた機器であるPiCCO$_2$（株式会社東機貿），ボリュームビューカテーテル（エドワーズライフサイエンス株式会社）について特徴とピットフォールを概説する．

① 測定の原理

経肺熱希釈法は名前の通り熱希釈法（前項：第2部-第2章6-A参照）の一種であり，熱希釈式ヒーター付き肺動脈カテーテル（以下スワンガンツカテーテル）による熱希釈法と同じ原理に基づき心拍出量を測定する．両者は測定範囲に違いはあるものの心拍出量の測定に，Stewart-Hamiltonの式（第1部-第1章7参照）を用いるという点では同じ原理といえる．

熱希釈法では，右房で温められた血液が右室を経由し肺動脈に至るまでの温度変化から，右心系を通過した血流量を算出し心拍出量を測定する．一方，経肺熱希釈法では中心静脈から指示液（冷水）を注入し，その指示液と血液が混合されながら，右心系，肺，左心系，さらに体幹の動脈系を経由し測定部位の動脈に至るまでの温度変化から，胸腔（肺）を通過した血流量を算出し心拍出量を測定する．

動脈内の温度センサーで計測された温度変化から熱希釈曲線が得られる（図1）．曲線下面積は心拍出量に反比例する．本測定方法と従来の熱希釈法を比較した場合，ほぼ同等の

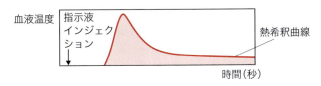

図1 ● 熱希釈曲線
株式会社東機貿提供資料より引用

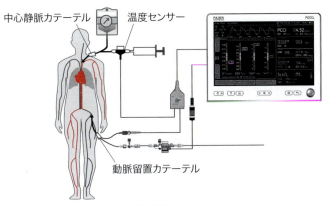

図2 ● PiCCO₂システムの全体像
株式会社東機貿提供資料より引用

結果が得られたという多くの報告がある[1]．また，PiCCO₂とボリュームビューカテーテルを比較した場合，心拍出量の測定値は同等であったと報告されている[2]．

❷ 測定の準備（カテーテル挿入）

　経肺熱希釈法では，冷水の注入を感知する温度センサーを備えた中心静脈カテーテルと，圧トランスデューサーおよび温度センサーを備えた動脈留置カテーテルが必要である．スワンガンツカテーテルによる熱希釈法が1カ所のカテーテル留置で連続心拍出量（CCO）を測定できるのに対し，経肺熱希釈法では2カ所のカテーテル留置を要する．その留置部位は，中心静脈と体幹に近い太い動脈である．中心静脈として内頸静脈または鎖骨下静脈が，動脈として上腕動脈，腋窩動脈または大腿動脈が推奨されている．図2にPiCCO₂システムの全体像を示す．

> **ワンポイント**
>
> **PiCCO₂とボリュームビューカテーテルの違い**
> 　動脈留置カテーテルの挿入部位について，PiCCO₂は上腕動脈，腋窩動脈，大腿動脈の3つの選択肢があるが，ボリュームビューカテーテルは大腿動脈のみを推奨している．ボリュームビューカテーテルの上腕動脈，腋窩動脈アプローチは検証されていない．その理由として，熱の到達時間が上肢と下肢では異なる点，上腕は体表に近いため熱放散が測定データに影響を与える可能性がある点があげられる．

3 測定の実際とピットフォール

　PiCCO$_2$とボリュームビューカテーテルの操作方法であるが，①〜⑤の順序で設定する．
- ①患者情報（年齢・性別・身長・体重）を入力．
- ②血圧のゼロ点調整を行う．
- ③機器本体で熱希釈開始の操作を行うと動脈留置カテーテルが血液温度の測定を開始し，血液温度が安定していることが確認されると，心拍出量測定が可能になる．
- ④中心静脈カテーテルに接続された温度センサーより8 ℃以下の指示液15 mLを7秒以内に急速注入．指示液は0 ℃に冷却した生理食塩水を準備する．
- ⑤一定時間が経過すると動脈留置カテーテルで計測された温度変化が熱希釈曲線として得られる（図1）．

　この操作は複数回（通常3回）行って平均値を用いることが推奨されている．なお，測定開始までに要する時間はスワンガンツカテーテルによる熱希釈法と同程度であるとの報告がある[3]．

ワンポイント

指示液について

・指示液に生理食塩水を用いる理由
　理論的には，どんな液体でも使用可能だが，ブドウ糖液を用いると，注入液温度センサーハウジング内の小型ピストンが，温度センサーハウジング自体にくっつき，動きを制限する可能性がある（PiCCO$_2$の場合）ため，生理食塩水が推奨されている．

・指示液を0 ℃に冷却する理由
　注入までの間に指示液の温度が上がるためである．

・指示液の量（15 mL）について
　15 mLは成人および小児において広い範囲の体重で，測定誤差が少ない指示液の量である．体重が少ない小児で，15 mLの輸液負荷が循環動態へ影響を与える可能性を有する場合は，適宜減量する．

　得られた心拍出量を評価する際は，以下のピットフォールに注意しよう．

Pitfall

1) 指示液の温度
　指示液の温度が高い，指示液の注入までに時間がかかった場合は，指示液の温度が適正範囲外となり，熱希釈曲線の計算に影響を与え，測定誤差の原因となる．

2) 急速な体温変化
　悪性高熱症，悪性症候群，低体温療法からの復温など急速な体温変化は，血液温度のベースラインに影響を与えるため，測定誤差の原因となる．

3) 心血管疾患
　心内シャント，動脈管開存症を有する症例に使用した場合は，指示液の再循環により温度変化に影響を与える可能性があり，測定誤差の原因となる．

4) 逆流性弁疾患

指示液が逆流することにより指示液検出温度の減衰時間が延長し，熱希釈曲線に影響を与える．重症な大動脈弁閉鎖不全症の場合，「時間切れ」となり熱希釈曲線が得られない可能性もある．しかし，熱希釈曲線さえ得られれば，収縮期血流が測定されるため正確な心拍出量を測定することができる．

軽度の弁閉鎖不全症では，経肺熱希釈法による測定値と心エコードプラ法（第2部-第2章7-C参照）による測定値を比較すると，ドプラ法の測定値の方が大きくなる．これはドプラ法では瞬間前方流の血流量のみを測定しているためである．

5) 体外循環

持続的血液濾過透析（CHDF）などの血液浄化療法，経皮的心肺補助装置（PCPS），体外式膜型人工肺（ECMO）を併用した場合，肺循環・体循環から血液が大量に出入りしており，指示液の温度変化に多大な影響を与えるため，測定誤差の原因となる．このため，PCPSやECMOと併用した場合は正確な測定ができない．

4 他のデバイス（測定方法）との違い

経肺熱希釈法を他の測定方法〔熱希釈法，色素希釈法（第2部-第2章6-C参照），リチウム希釈法（第2部-第2章6-D参照）〕と比較した場合の大きな違いは，肺の水分量の指標となる以下のパラメーターが測定できることである．全拡張終期容量（GEDI），全心駆出率（GEF），胸腔内血液容量（ITBV），肺血管外水分量（EVLW），肺血管透過性係数（PVPI）．

また，$PiCCO_2$では動脈圧波形解析法を用いた場合に，ボリュームビューカテーテルではフロートラック センサーを併用した場合に，1回拍出量（SV），1回拍出量変動率（SVV），脈圧変動率（PPV），体血管抵抗（SVR），静脈血酸素飽和度（$ScvO_2$）が連続的に測定できる．各パラメーターの意義については他項に譲る．

測定対象についてであるが，$PiCCO_2$は成人および小児である．使用するカテーテルの最小サイズが3 Frであるため3 kg程度の小児へ適応可能である．ボリュームビューカテーテルは成人のみである．成人と小児は内臓比率，体液組成が異なり，ボリュームビューカテーテルは小児に適した変数を備えていないため，小児での有用性は検証されていない．

文献

1) Sakka SG, et al：Is the placement of a pulmonary artery catheter still justified solely for the measurement of cardiac output? J Cardiothorac Vasc Anesth, 14：119-124, 2000
2) Kiefer N, et al：Clinical validation of a new thermodilution system for the assessment of cardiac output and volumetric parameters. Crit Care, 16：R98, 2012
3) 斎藤重行，豊岡秀訓：心拍出量測定をめぐって 熱希釈肺動脈カテーテルを超えたか？ PiCCOによる心拍出量測定 中心静脈ラインと温度センサー付き動脈ラインで連続的心拍出量と心肺系の容量測定が可能．救急・集中治療, 15：379-390, 2003

6 心拍出量①（希釈法を利用した計測）
C) 色素希釈法

林　健太郎

- 心拍出量を測定する方法の1つとして，ICGを用いた色素希釈法がある
- 測定に際し，①中心静脈または末梢静脈カテーテルを挿入，②DDGプローブ（色素測定用波長を追加したSpO_2プローブ）を装着する
- 他のデバイスに比較し低侵襲であるが，リアルタイムの連続心拍出量測定ができない

はじめに

　本項では，色素希釈法を用いた機器であるDDGアナライザ（日本光電工業株式会社）について特徴とピットフォールを概説する．

1 測定の原理

　色素希釈法とは，血液中に色素を注入し，色素希釈濃度の変化を色素希釈曲線（図1）として記録し，その希釈様式を分析することによって，色素注入部位から計測部までの間における循環動態を測定する方法である．

　図1に色素希釈曲線（色素濃度図）を示す．横軸が時間，縦軸が血中色素濃度である．心拍出量（CO）は，この初循環の面積Area D（秒・mg/L）と色素投与量I（mg）により，

$$CO = I/\text{Area D} \times 60 \text{（L/分）}$$

として計算される．また，色素注入時点からArea Dの重心までの時間が平均循環時間（MTT）となる．

　DDGアナライザは色素希釈曲線をパルスオキシメータの原理から求める．パルスオキシメータの原理は「2つの異なる吸光物質が血液中にある場合，2つの異なる波長の光を生体組織に照射し，得られた透過光の脈波から，2つの吸光物質の濃度比を求めることが

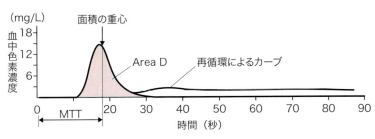

図1 色素希釈曲線（色素濃度図）
日本光電工業株式会社提供資料より引用

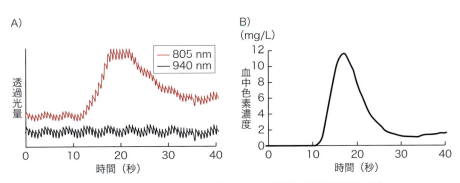

図2 ICGを投与したときに805 nmと940 nmで測定した脈波波形（A）と，Aの脈波から計算した血中色素（ICG）濃度図（B）
日本光電工業株式会社提供資料より引用

できる」というものであり，パルスオキシメータでは酸化ヘモグロビンと還元ヘモグロビンの濃度比を測定する．DDGアナライザでは色素であるインドシアニングリーン（ICG）とヘモグロビンの濃度比を測定する．ここで，血漿蛋白と結合したICGの光の吸収は805 nmの波長で最大となり，940 nmの波長ではほとんど吸収されない．DDGアナライザは，805 nmと940 nmの光を生体組織に照射し，得られた透過光の脈波からICGとヘモグロビンの濃度比を求め，ヘモグロビン濃度を装置に入力することにより色素希釈曲線が得られる[1]（図2）．

❷ 測定の準備

　心拍出量の測定に際し，ICGの注入部位と希釈されたICGの測定部位の2つが必要となる．ICGの注入は中心静脈カテーテルまたは末梢静脈ラインから行い，希釈されたICGの測定は鼻翼または指に装着したプローブで行う（図3）．

❸ 測定の実際とピットフォール

　DDGアナライザの操作方法であるが，①〜⑤の順序で設定する．

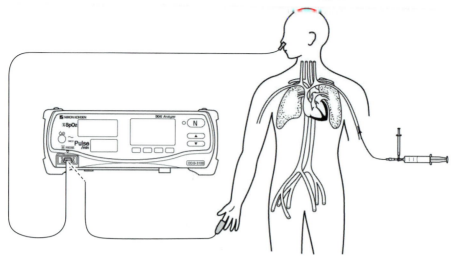

図3● DDGアナライザシステムの全体像
日本光電工業株式会社提供資料より引用

- ①患者のHb値とICG投与量を装置に入力．
- ②「測定可能」メッセージが表示されていることを確認．
- ③ICG溶液をチューブに満たし，STARTキーを押して測定を開始．
- ④ICG溶液を注入（必ずフラッシュを行う）．
- ⑤一定時間が経過するとDDGプローブで計測された脈波から色素希釈曲線が描かれる（図1）．

また，得られた心拍出量を評価する際は，以下のピットフォールに注意しよう[2]．

Pitfall

1) 入力したHb値
希釈されたICG濃度はHb値との濃度比から計算しているため，入力したHb値の誤差はICG濃度に対して比例の誤差となり，心拍出量に対しては反比例の誤差となる．

2) 動脈血酸素飽和度
DDGアナライザは動脈血酸素飽和度（SaO_2）が100％におけるHbの吸光係数を計算式に用いているため，SaO_2が低い場合，ICG濃度の誤差となる．

3) ICG投与量
ICG投与量の誤差は心拍出量に対しては比例的な誤差となる．

4) 初循環面積の計算誤差
①ノイズが混入した場合，②初循環波形の下降曲線のスロープが延長し，初循環波形と再循環波形がオーバーラップした場合，に初循環波形を正しく認識できない．後者の原因として，手背静脈からICGを投与した場合，末梢静脈からICGを投与しフラッシュを行わなかった場合，弁逆流性弁疾患などがあげられる．

5) 弁逆流性弁疾患
前述の初循環面積の計算誤差の原因となる．

6）心血管疾患

心内シャント，動脈管開存症を有する症例に使用した場合は，ICG の再循環により色素希釈曲線に影響を与える可能性があり，測定誤差の原因となる．

7）脈波の異常

脈波が計測できない，または非常に小さい場合，体動などのノイズがプローブに混入した場合，不整脈がある場合は脈波を正確に測定することができない．

❹ 他のデバイス（測定方法）との違い

測定対象は成人および体重 20 kg 以上の小児である（経肺熱希釈法を用いた PiCCO$_2$ では 3 kg 程度の小児まで適応が可能）．

他の測定方法と比較した場合のメリットは①低侵襲（静脈路と DDG プローブによる脈波測定のみで心拍出量が測定可能，②ランニングコストが安い，である．

デメリットは①リアルタイムの連続心拍出量測定ができない，②ICG の注入によりショックを起こすリスクがある[3]，である．

また，心拍出量測定のほかに循環血液量，血漿消失率，15 分停滞率の測定が可能である．

文献

1) 青柳卓雄, 他：パルス式色素希釈法. 臨床モニター 5：371-379, 1994
2) 小林直樹：パルス式色素希釈法（pulse dye densitometry）による循環血液量ならびに心拍出量，色素排泄能測定の技術的側面. Lisa, 5：465-467, 1998
3) 岩崎達雄, 他：インドシアニングリーンによりアナフィラキシー様反応を呈した 1 症例. ICU と CCU, 18：1207-1210, 1994

6 心拍出量①（希釈法を利用した計測）
D) リチウム希釈法

佐藤 慎

- リチウム希釈法は，塩化リチウムを指示薬として投与し，その希釈曲線から心拍出量を測定する方法である
- 熱希釈法（肺動脈カテーテル）より精度が高いとの報告も多い
- 欧米では一般的な手法であるが，残念ながら本邦では未認可の手法であり，臨床で用いることができない

1 リチウム希釈法とは

循環管理を実現するモニタリングの主軸は血圧モニターであるが，体血管抵抗すなわち末梢循環の状態を規定するためには，血流，すなわち心拍出量モニターが必要である．そして心拍出量モニターのスタンダードは肺動脈カテーテル（pulmonary arterial catheter：PAC）であることは論を待たないが，PACで用いられている熱希釈法は，広義には「冷水を指示薬とした」指示薬希釈法ということができる．この指示薬希釈法には，インドシアニングリーン（ICG）を用いた色素希釈法（第2部-第2章6-C参照）やほかにも製品化されている手法（DDGアナライザ：日本光電工業株式会社）があり，その1つが指示薬に塩化リチウムを用いた**リチウム希釈心拍出量測定法**（lithium dilution cardiac output measurement：**LiDCO法**）という手法である．

2 LiDCO法の概要

リチウムイオンは代謝されず，かつ蛋白結合率も低いうえに生体内にはほとんど存在せず，指示薬としては理想的である．中心静脈あるいは末梢静脈ラインから，150 mMの塩化リチウムを投与し，心肺を経由して希釈され動脈ライン，すなわち動脈圧ルートから分岐されたラインに血液が引き込まれる．この引き込まれた血液から希釈曲線が描かれ，心拍出量が計算される（図1）．

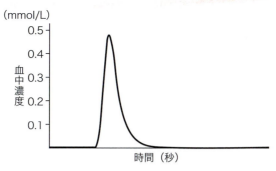

図1 ● リチウム希釈法による希釈曲線

　このLiDCO法を用いることができるモニタデバイスとして，英LiDCO社のLiDCOplusという製品がある．この製品は1回限りの心拍出量測定であるLiDCO法に，連続血圧信号から心拍出量の変化を推算するアルゴリズムが搭載されており，正確性と連続性を担保しながら心拍出量モニタリングを行うことができる．しかし，残念ながらこのリチウム希釈法は，塩化リチウムが臨床検査薬の承認が得られていないことから日本では用いることができない．

❸ LiDCO法の特徴

1）高い精度

　心拍出量を精度良く測定することは，それが保障されているかのように思われるPACでも簡単ではないことが示されている．LiDCO法は高い安定性の指示薬を化学的に検出することにより，色素や熱の希釈程度を検出するのに比べ，安定して高い精度を確保している．動物，およびヒトで多くの精度確認のバリデーションが行われている．特に動物実験で開胸下に大動脈起始部に電磁血流計プローブを装着し測定された心拍出量が最も正確だと考えられているが，この電磁血流計−心拍出量との比較で，LiDCO法はPACよりも高い相関を示している[1]．

2）海外での状況

　米・英・オセアニアの各麻酔学会で，循環管理に用いている輸液やモニターの調査を行った2013年に出版された調査[2]があるが，オセアニアでは2％の医師のみがリチウム希釈を志向しているのに対し，英国では20％程度（93/519）の医師にリチウム希釈法が選択されている（米国はこの設問には回答母数が少なく，結果が示されていない）など地域差は大きいものの，依然として活用されている[2]．

> **Pitfall**
> 心拍出量測定が必要となる症例は心臓血管外科症例を筆頭に，すでに中心静脈カテーテル，および末梢動脈カテーテルはすでに留置されている場合がほとんどであり，LiDCO法のために追

加のライン取りは多くの場合不要である．しかし，セッティング手順には，
「通常の動脈圧ラインへの，LiDCO法ライン挿入のための二方活栓挿入」
「三方活栓の先にリチウムセンサー電極，採血ポンプ，血液廃棄バッグのセッティング」
など，慣れが必要になる手順が必要となり，また電極のプライミングから開始し，塩化リチウム投与，データ取得までの間，血液が3 mL/秒で廃棄されるため，迅速であることも必要である．この測定の煩雑性が，当装置のpitfallであるといえる（測定準備の動画がLiDCO社webサイトで公開されている：下記URL参照）．
http://lidco.com/clinical/downloads/video.php

文献

1) 栗田忠代士：LiDCO（Lithium Dilurtion Cardiac Output）によるCO測定．救急・集中治療，15：393-400，2003
2) Srinivasa S, et al：Goal-directed fluid therapy- a survey of anaesthetists in the UK, USA, Australia and New Zealand. BMC Anesthesiol, 13：5, 2013

第2部 モニタリングの実際
第2章 実際の測定項目：直接指標

7 心拍出量②（その他）
A）動脈圧波形解析法

山田達也

- 動脈圧波形解析法とは心拍出量そのものを計測するのではなく，動脈圧波形を用いて心拍出量を推定する方法である
- 肺動脈カテーテルを留置することなく，低侵襲的に心拍出量を連続的にモニターできる

はじめに

　循環管理の目的は組織灌流を維持し，末梢の組織に酸素を十分に供給し，臓器機能を維持することである．心拍出量は全身の酸素供給に直接かかわる因子であり，循環血液量，心機能，末梢血管抵抗などにより決定される．以前は肺動脈カテーテルを挿入しないとわからなかった心拍出量であるが，最近は肺動脈カテーテルを留置することなく，安全かつ低侵襲的に心拍出量を連続的にモニターする装置がいくつか開発され，臨床応用されている．

1 動脈圧波形解析法

　動脈圧波形解析法を用いて心拍出量を推定する低侵襲的心拍出量モニターは，現在，エドワーズライフサイエンス株式会社の**フロートラック センサー**と**ボリュームビュー**，アルゴンメディカルデバイスズジャパン株式会社の**LiDCOrapid**，株式会社東機貿の**PiCCO$_2$**がある．これらはいずれも動脈圧波形をもとにパルスカンター法[※1]で心拍出量を推定するものである．本法は連続測定が可能で，心拍出量の変化に対する反応がよく，気管挿管の有無にかかわらず使用できる利点をもつ．ボリュームビューとPiCCO$_2$はキャリブレーションが必要であるが，フロートラック センサーとLiDCOrapidはキャリブレーションが不要である．

※1　パルスカンター法…心拍出量そのものを計測するのではなく，動脈圧波形を用いてその面積，脈圧などの情報に脈拍数とキャリブレーション係数をかけて心拍出量を計算する方法．

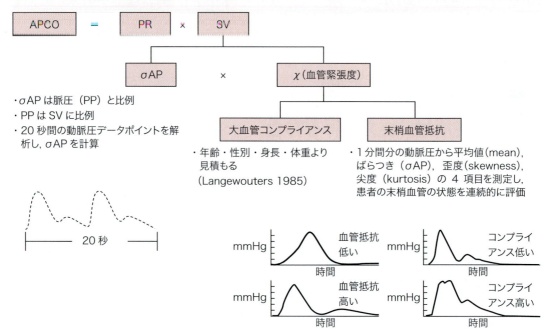

図1 ● フロートラック センサーの心拍出量推定アルゴリズム
APCO（arterial pressure-based cardiac output），PR（pulse rate：脈拍数），SV（stroke volume：1回拍出量），χ：キャリブレーション係数，σ：標準偏差，AP（arterial pressure：動脈圧），PP（pulse pressure：脈圧）
文献1より引用

❷ フロートラック センサー

フロートラック センサーは，2006年からわが国で臨床使用が可能となった低侵襲心拍出量モニターである．年齢，性別，身長，体重を装置に入力し，動脈ラインとフロートラック センサーを接続するだけで心拍出量を表示する．

1）測定原理

図1に測定原理を示す．観血的動脈圧波形を用いて心拍出量を推定する方法で，APCO（arterial pressure-based cardiac output）とよばれる原理である．動脈圧波形のデジタルポイントの標準偏差は脈圧に比例し，さらに脈圧は1回拍出量に比例するという生理学的原理をもとに計算される．血管緊張度の指標であるキャリブレーション係数（χ）は，血管コンプライアンスと末梢血管抵抗を統計学的処理により推定して決定する．圧波形の解析は20秒ごとに行い，χ値の更新は1分ごとに行われる．

2）長所と使用上の注意

長所は，キャリブレーションを必要としないことであり，周術期によく用いられている橈骨動脈などの末梢動脈の観血的動脈圧測定ラインだけで測定でき，それ以外の特別なカテーテルを留置する必要がないため低侵襲である．しかし，表1に示すような場合は精度に問題があり，正確な値を反映しないこともある．

表1 ● フロートラック センサーによる心拍出量の測定精度に影響する状態

動脈圧波形を正しく測定できない場合
● 大動脈内バルーンパンピング（IABP）使用時
● 大動脈弁閉鎖不全症
● 小児：基礎データがないため
末梢血管抵抗が低下している場合
● 敗血症
● 肝硬変
急激な血圧変動時
● 大動脈の遮断時，遮断解除時
● 昇圧薬，血管拡張薬投与時

3）1回拍出量変動（stroke volume variation：SVV）と輸液反応性

　フロートラック センサーは，1回拍出量の呼吸性変動を定量化したSVVの表示も可能である．SVVは20秒ごとに測定される1回拍出量を用いて，陽圧換気に伴う胸腔内圧の変化と1回拍出量の変動を（最大SV－最小SV）/平均SVで算出して表示する．SVVの正確な計測には規則的な調節呼吸が必要とされ，自発呼吸があると呼吸数と1回換気量が一定でなくなるため信頼性が低下する．不整脈も1回拍出量の値が安定しないためSVVが不正確となる可能性がある．呼気終末期陽圧は胸腔内の陽圧のレベルが高くなるためSVVの値は大きくなる．SVVは輸液管理の有用な指標として用いられる．

　輸液負荷によって1回拍出量が有意に増加する場合を輸液反応性がある状態とよぶ．輸液反応性がある状態で心拍出量を増加させる必要が生じた場合は，輸液負荷によって1回拍出量の増加が期待できる．SVVが13％以上のときは輸液反応性があるとされているが，10％を輸液反応性の閾値とする意見もある．しかし，実際の臨床ではSVVだけに頼らず，血圧，心拍数，尿量，乳酸値，末梢温など，他の指標と総合的に判断して輸液管理を行うことが望ましい．

❸ LiDCOrapid

1）モニターと測定原理

　LiDCOrapidは，末梢の動脈に留置した動脈圧ラインの圧波形を用いて，キャリブレーションなしに心拍出量を連続的に計算するモニターである．心拍出量はPulseCOアルゴリズム（図2）により，圧波形を容積曲線に変換することで計算される．動脈圧波形を動脈血液量波形に変換し，その後自己相関処理を行い心周期ごとの波形を求め，心拍数と補正前の1回拍出量から心拍出量を計算する．さらにノモグラフにより求めたキャリブレーション・ファクターを用いて補正後の心拍出量を算出する．キャリブレーション・ファクター

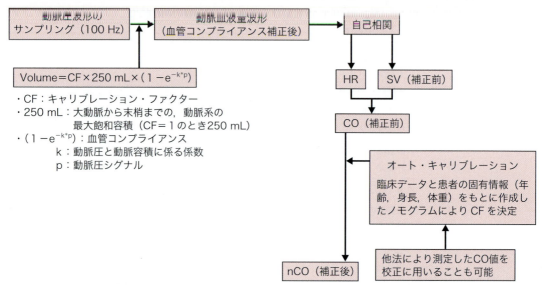

図2 ● LiDCOrapid/PulseCO アルゴリズム
HR（heart rate：心拍数），CO（cardiac output：心拍出量）
文献2より引用

は，アルゴンメディカルデバイスズジャパン株式会社が有する臨床データをもとに，年齢，身長，体重の患者情報を変数として加えて決定される．

2）長所と使用上の注意

拍動ごとに解析を行うため，大出血や循環作動薬投与時など急激な循環動態の変動に対するモニターとして有用である．測定の限界としてはフロートラックセンサーと同様に，大動脈弁閉鎖不全症の患者や，大動脈内バルーンパンピング施行時は測定精度に問題がある．また，循環虚脱の患者や重篤な不整脈がある場合も，不正確となることがある．本機種もSVVの表示が可能で，10秒間のSVの最大値と最小値とその平均値を用いて，SVV＝（最大SV－最小SV）/平均SVで計算している．SVV測定の際には完全陽圧換気下で非開胸，不整脈がないことが必要である．

❹ ボリュームビュー

1）モニターと測定原理

ボリュームビューシステムとは，EV1000モニターとボリュームビューカテーテルを使用することで肺血管外水分量や肺血管透過性係数などの容積パラメーターを測定するモニターである（詳細は第1部－第2章3参照）．内頸静脈に挿入した中心静脈カテーテルから冷水を注入し，大腿動脈に留置したボリュームビューカテーテルの温度センサーで血液温度の変化を測定する．得られた熱希釈曲線から，肺動脈カテーテルと同じStewart-Hamiltonの式（第1部－第1章7参照）を用いて心拍出量を求める．さらに算出プロセスを加

えて，容積パラメーターを算出する．

2）長所と短所

　ボリュームビューとフロートラック センサーを併用すれば，熱希釈曲線から間欠的に得られた心拍出量の測定値をフロートラック センサーのキャリブレーション値として使用することで，より正確な連続心拍出量測定が可能となる．短所は，大腿動脈へのカテーテル留置が必要なため，必ずしも低侵襲ではなく，さらに中心静脈カテーテルの挿入が必要なことである．測定時の注意点として，人工心肺を用いる心臓手術や肝臓手術で血流遮断を行う場合などは血液温が大きく変動し，熱希釈法の精度が低下する可能性がある．急速輸液や急速輸血も血液温変動の原因となる．僧帽弁閉鎖不全症，大動脈弁閉鎖不全症，大動脈弁狭窄症も経肺熱希釈法の精度に影響するとされている．

❺ PiCCO₂

1）モニターと測定原理

　PiCCO₂は，圧波形分析式心拍出量測定法（pulse contour cardiac output：PCCO）により心拍出量を連続的に測定するモニターであり，経肺熱希釈法により容積パラメーターを同時に測定するモニターである．経肺熱希釈法は，大腿動脈または上腕動脈，腋窩動脈に温度センサー付きのPiCCOカテーテルを留置し，中心静脈ラインから注入した冷水による温度変化を測定し，心拍出量に加え容積パラメーターを間欠的に算出する（経肺熱希釈法の詳細は第2部-第2章6-B参照）．PiCCO測定は，心拍ごとの動脈圧波形の収縮期成分の面積とコンプライアンスと動脈圧曲線の勾配の積の積分から1回拍出量を算出し，これと心拍数とキャリブレーション係数の積により心拍出量を計算する（図3）．キャリブレーション係数は，冷水注入による熱希釈法で求めた心拍出量から決定する．

2）使用上の注意

　短所としては，大きなサイズの動脈カテーテルが必要であり，さらに中心静脈カテーテルの挿入も必要であるため比較的侵襲的である．また，間欠的に心拍出量のキャリブレーションを行う必要があること，測定に必要な生理食塩水による輸液負荷となりうることが短所としてあげられる．測定上の注意として，IABP，PCPS（経皮的心肺補助装置）などの使用時は圧波形が通常とは異なるため，圧波形解析は不正確となる．また，心内シャントや弁膜症で血液の逆流がある患者では熱希釈法に影響を及ぼす．使用時には挿入されたPiCCOカテーテルや中心静脈カテーテルの先端位置や屈曲などにも注意する．

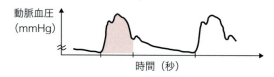
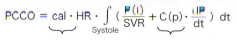

図3 PCCOアルゴリズム

cal（calibration factor：キャリブレーション・ファクター），P（pressure：動脈血圧），SVR（systemic vascular resistance：体血管抵抗），C（compliance：コンプライアンス）
文献3より引用

文献

1) 瀬尾勝弘：最近の循環器系モニター．「JSAリフレッシャーコース2008」（日本麻酔科学会教育委員会・安全委員会/編），pp69-70，メディカル・サイエンス・インターナショナル，2010
2) アルゴンメディカルデバイスジャパン株式会社：心拍出量/動脈圧波形解析法/機器紹介②．「周術期モニタリング徹底ガイド」（讃岐美智義，内田 整/編）pp87-89，羊土社，2013
3) 株式会社東機貿：心拍出量/肺血管外水分量/機器紹介②．「周術期モニタリング徹底ガイド」（讃岐美智義，内田 整/編）pp97-100，羊土社，2013

第2部 モニタリングの実際
第2章 実際の測定項目：直接指標

7 心拍出量②（その他）
B) 脈波伝播時間解析法

山田達也

- 脈波伝播時間解析法は，脈波伝播時間を用いて心拍出量を非侵襲的に測定するシステムである
- 心電図，パルスオキシメトリ，非観血的血圧計のみで連続的に心拍出量のモニタリングを行うことが可能となる
- 測定機器は現在欧州で販売されており，本邦での使用はこれからである

● はじめに

　esCCO™（estimated continuous cardiac output）は，**脈波伝播時間**（pulse wave transit time：**PWTT**）を用いて，連続的に心拍出量を非侵襲的に測定するシステムである．日本光電工業株式会社の開発で，現在欧州で販売されており，本邦での使用はこれからである．心電図，パルスオキシメトリ，非観血的血圧計のみで心拍出量を測定できる画期的なモニターである．

1 測定原理

　測定原理を図1に示す[1]．PWTTは，心電図R波のピークから末梢の脈波の立ち上がりまでの時間であり，駆出前期時間（pre-ejection period：PEP），PWTT 1，PWTT 2の3つの時間成分から構成される．PWTT 1は大動脈を伝播する時間で，PWTT 2は末梢動脈を伝播する時間である．つまり，PWTTは収縮がはじまってから脈波が末梢のパルスオキシメトリに到着するまでの時間である．1回拍出量とPWTTは逆相関の関係にあり，両者の関係は以下の式であらわされる．

1回拍出量＝K×（α×PWTT＋β）

　さらに，脈圧は1回拍出量に比例するという生理学的原理があるので，

1回拍出量＝K×脈圧

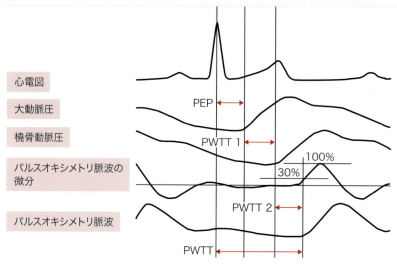

PWTT＝PEP+PWTT 1+PWTT 2
1回拍出量＝K×（α×PWTT＋β）
心拍出量＝K×（α×PWTT＋β）× 心拍数　　K，α，β：定数

図1● esCCO™の測定原理
文献1より引用

よって，脈圧とPWTTの関係は以下のように導かれる．

脈圧＝α×PWTT＋β

αとβは定数であり，脈圧とPWTTの関係から決定される．定数Kは他の方法で測定した心拍出量の値を用いてキャリブレーションして求める．PWTTは連続した64心拍を平均して算出され，PWTTと心拍数は1秒ごとに更新される．PWTTの変動が大きい場合や脈波の振幅が中央値から外れた場合は除外される．心電図波形やパルスオキシメトリの波形の信号が認識できなかった場合も自動的に除外される．

esCCO™は，PWTTの変化から心拍出量の変化を予測するシステムであるが，測定原理上，心房細動や心室性期外収縮などの持続的な不整脈を有する場合や，大動脈内バルーンパンピングやペースメーカー使用中の患者では信頼性が低下する．また，体動やシバリングの際は，心電図やパルスオキシメトリの波形が乱れ，正しく測定できないこともある．

❷ 長所と短所

長所は，心電図，パルスオキシメトリ，非観血的血圧計のみで心拍出量のモニタリングが可能な点である．肺動脈カテーテルを留置する侵襲性がなく，さらに観血的動脈圧測定も必要としないことから非侵襲的である．

短所は，キャリブレーションを他の心拍出量測定の方法に依存せざるをえない点である．これに対して，現在開発中の新しいシステム[2]では，年齢，性別，身長，体重といった患者情報を入力するだけで，脈圧やPWTTのデータを読み込んで定数Kを決定するため，

キャリブレーションは不要となる．esCCO™モニターは，心臓手術や肝移植術などのように循環動態が大きく変化する場合には，正確な値を反映しないこともある．そのため，術中の状況によっては適宜キャリブレーションを行う必要がある．新しいシステムも外部校正を行えるよう設計されている．経胸壁心エコーで計測した心拍出量や，抜去予定の肺動脈カテーテルによる測定値を用いてキャリブレーションを行うことで，esCCO™の測定値の正当性が保証される．

❸ 今後の展望

　これまでの心出量測定は，たとえ低侵襲心拍出量モニターであっても，何らかの侵襲性は必要とされている．そのため比較的リスクが高い患者を選んで使用しているのが現状である．完全非侵襲のesCCO™心拍出量モニターが使用可能となれば，すべての手術患者を対象とした，周術期のルーチンモニターとなる可能性がある．

文献
1) 筒井雅人，他：脈波伝達時間を用いた非侵襲連続心拍出量値とCCOの比較．麻酔，61：1011-1017, 2012
2) 須藤義広：心電図とSpO$_2$脈波を用いた非侵襲連続心拍出量測定技術の動向と進捗状況について．医療機器学，83：527-529, 2013

7 心拍出量②（その他）
C) ドプラ法

重松明香, 宮田和人

- ドプラ法を用いた心拍出量測定は低侵襲モニタリングの1つである
- 経食道法と経胸壁法があるが, 残念ながら現在国内で臨床使用可能なものはない（2016年4月現在）

● はじめに

　ドプラ法を用いた心拍出量測定は非観血的に行う低侵襲モニタリングの1つである．経食道的に測定する方法と，経胸壁的に測定する方法とがある．通常の超音波装置を用いて測定可能であるが，それぞれ専用の製品がある．

　経食道ドプラ法は，プローブを経口または経鼻にて挿入し先端を胸部食道に留置し測定する方法である．製品としては Hemosonic™100〔Arrow International社（アロウジャパン　現 テレフレックスメディカルジャパン株式会社）：2008年販売終了〕と Cardio Q™〔Deltex Medical社（日本光電工業株式会社）：2005年販売終了〕がある．

　経胸壁ドプラ法は，胸骨上または傍胸骨から経胸壁的に測定するもので，製品としては USCOM™（Coffs Harbour社：国内未発売）がある．

　どちらのドプラ法もあまり日本では用いられておらず，残念ながら現在国内で臨床使用可能なものはない．

　本項では，過去に国内取り扱いのあった経食道ドプラ法の上記2製品について概説する．

❶ 測定原理

　ドプラ法では以下の原理に基づき心拍出量を測定している．単位時間（t）当たりの血流量 Q（t）は，血管断面積 A（t）と血流速度 V（t）の積である．

$$Q(t) = A(t) \times V(t)$$

　血流速度は一定ではなく拍動流であるため，単位時間当たりの流速の時間積分 VTI

(velocity time integral) を用いる．

経食道ドプラ法は下行大動脈の血流速度と血管径から心拍出量を求める．経食道ドプラ法では，V (t) はパルスドプラを用いて測定する．A (t) は血管径から計算されるが，Hemosonic™100 では M モードエコー (10 Hz) で実測し，Cardio Q™ では臨床データから得られたノモグラムを使用し，年齢・身長・体重から算出する．

経食道ドプラ法では，下行大動脈血流量を求めているが，心拍出量には弓部3分枝の血流も加わるため補正が必要である．

Hemosonic™100 では臨床データから得られた近似式を用いて，

心拍出量 CO（分）＝ 0.69 ＋ 1.22 × Q（分）

Cardio Q™ では下行大動脈血流量は心拍出量の70％と仮定して，

心拍出量 CO（分）＝ 10/7 × Q（分）

これらの計算式で心拍出量が求められる．

❷ 測定項目

実測するパラメーターはドプラ波形から得られる最大血流速度，最大加速度，左室駆出時間 (LVET)，心拍数である（図1）[1]．

その他のパラメーターは計算値である（表1）[2]．

心拍出量を構成するそれぞれの指標は，次のパラメーターで評価する．

心収縮能：加速度，最大流速，駆出時間
前負荷：駆出時間，1回拍出量，加速度
後負荷：末梢血管抵抗，最大流速，駆出時間

このうち補正左室駆出時間（心拍数で補正）は輸液反応性の指標としても有用とされている．また，数値だけではなく，波形の変化も循環動態把握の参考となる（図2）[3]．

❸ 適応

心臓手術，心疾患患者の非心臓手術，高齢者，外傷手術，循環動態不安定な症例，呼吸機能障害症例，多臓器不全，熱傷症例，術後集中治療などが適応となる．

❹ 利点

肺動脈カテーテルに比べ非侵襲的であり，オンライン解析が可能でタイムラグが少ない連続的なモニタリングが可能である．

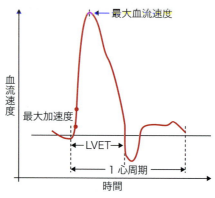

図1 パルスドプラ波形
文献1より引用

表1 経食道ドプラ法により得られるパラメーター

パラメーター		Cardio Q™		Hemosonic™100
心拍出量	CO	cardiac output	CO	cardiac output
心係数	CI	cardiac index	CI	cardiac index
心拍数	HR	heart rate	HR	heart rate
1回拍出量	SV	stroke volume	SV	stroke volume
1回拍出係数	SVI	stroke volume index	SVI	stroke volume index
末梢血管抵抗	SVR	systemic vascular resistance	TSVR	total systemic vascular resistance
末梢血管抵抗係数	SVRI	systemic vascular resistance index	TSVRI	total systemic vascular resistance index
平均加速度	MA	mean acceleration	Acc	acceleration
最高流速	PV	peak velocity	PV	peak velocity
左室駆出時間	FTp	flow time（peak）	LVET	left ventricular ejection time
左室駆出時間係数	—	—	LVETi	left ventricular ejection time index
左室駆出時間（補正）	FTc	flow time（corrected）	LVETc	left ventricular ejection time（corrected）
血流速度（分）	MD	minute distance	—	—
血流速度（1心拍）	SD	stroke distance	—	—
下行大動脈血流量	—	—	ABF	aortic blood flow in the descending aorta
1回拍出量（下行大動脈）	—	—	Sva	stroke volume in descending aorta
末梢血管抵抗（下行大動脈）	—	—	TSVRa	total systemic vascular resistance in descending aorta
下行大動脈径	—	—	diameter	

文献2より引用

Base Line		Favourable Response
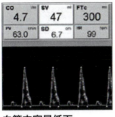	輸液負荷 →	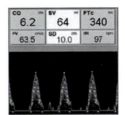
血管内容量低下 SV/SD, FTc の低下		**輸液反応性あり** 10%以上の SV/SD の上昇
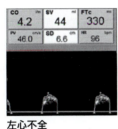	強心薬 →	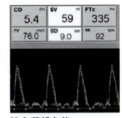
左心不全 SV/SD, PV の低下 波形先端円状に変化		**強心薬投与後** SV/SD, PV の上昇
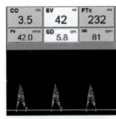	血管拡張 →	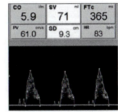
末梢血管抵抗（後負荷）上昇 SV/SD, PV, FTc の低下		**末梢血管抵抗（後負荷）正常化** SV/SD, PV, FTc の上昇

図2● 典型的な波形変化
文献3を参考に作成

❺ 禁忌

通常の経食道エコー検査と同様に，食道切除後，食道閉塞，食道穿孔では禁忌であり，その他の食道病変（食道静脈瘤，悪性腫瘍，食道狭窄形成異常など）や胸部大動脈瘤症例では相対的禁忌となる．

また，大動脈弁閉鎖不全症や心房細動などでは信頼性が低くなる．

文献

1) Hemosonic™100（Arrow International社）マニュアル
   http://www.mayohealthcare.com.au/products/pdf/cardioVas/hms-c0702.pdf
2) 「心臓血管麻酔マニュアル」（真下 節，他/編），pp139–142，中外医学社，2004
3) Cardio Q™（Deltex Medical社）マニュアル
   http://anesthesiology.queensu.ca/assets/Quick_Reference_CardioQ_monitor.pdf

7 心拍出量② (その他)
D) バイオインピーダンス法・バイオリアクタンス法

南　公人

● バイオインピーダンス法・バイオリアクタンス法による心拍出量の測定原理の概要を示す

① バイオインピーダンス法による心拍出量の測定原理

　バイオインピーダンス法による心拍出量測定法の原理は1940年代にロシアで確立された．1960年代になると，宇宙空間での心拍出量測定のためにNASAが再注目し，1990年代になると医療分野でも使用されるようになった．Kubicekらをはじめとする一連の研究により[1]，生体に通電した交流波によって生じる抵抗（インピーダンス）の変化と胸郭内の水分量は比例関係にあることがわかり，1回拍出量（SV）はインピーダンスの変化により式①によって算出できることが明らかにされた．

$$SV = LVET \cdot k \cdot [(dZ/dt)\ max/Z_0] \cdots ①$$

　LVET：左室駆出時間
　k：性別，身長，年齢によって決定される定数
　(dZ/dt) max：心周期中のインピーダンス変化量の最大値（図1）
　Z_0：胸部インピーダンスの基準値

　この原理に基づき，皮膚に貼付した電極から低強度高周波電流を通電し，インピーダンスの変化を測定することによって1回拍出量を算出し，心拍数を用いて心拍出量を測定する方法がバイオインピーダンス法である．おのおのの測定アルゴリズムや電極の貼付部位に若干の違いがあるが，現在本邦で使用できる機器にはNICaS2004（日本アメリカ株式会社：図2），エスクロン™（第1部−第2章6参照），BN-NICO（BIOPAC SYSTEMS社），TFM-3040（日本光電工業株式会社）があげられる．

② バイオリアクタンス法による心拍出量の測定原理

　胸部のインピーダンスは抵抗成分とリアクタンス成分から構成される．胸部に交流電流

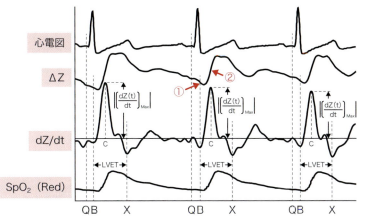
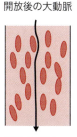

図1 (dZ/dt) max（心周期中のインピーダンス変化量の最大値）
B：大動脈弁解放，C：ピーク大動脈血液加速，X：大動脈弁閉鎖，Q：Q波
http://www.heiwa-bussan.co.jp/aesculon/ より引用

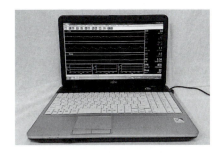
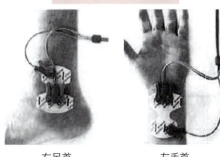

図2 NICaS2004
写真提供：日本アメリケア株式会社

を通電した場合，抵抗成分とリアクタンス成分はともに電流と電圧の間の時間的なずれを引き起こし，その結果位相シフトが起こる（図3）．この位相シフトを連続的に測定し，横軸に時間をとってプロットすると図4のようなnon-invasive cardiac output monitoring（NICOM）シグナル波形を描くことができる．研究により，このNICOMシグナル波形の変化量（微分）の収縮期の面積はSVと非常によく相関することが示されており（図4下），式②によりSVを算出することができる．

$$SV = LVET \cdot k \cdot dX/dt \quad \cdots ②$$

　　LVET：左室駆出時間
　　k：性別，身長，年齢によって決定される定数
　　dX/dt：NICOMシグナル波形の変化量

このSVと心拍数から心拍出量を算出する方法がバイオリアクタンス法である．バイオリアクタンス法のバイオインピーダンス法と比較した利点として，信号/ノイズ比が約100倍程度向上している点，電極の貼付位置を厳密にしなくてもよい点，体動や呼吸運動によるノイズの影響が少ない点などがあげられる．現在本邦で使用できる機器にはStarling™

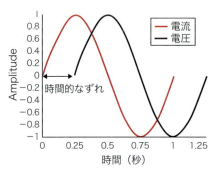

図3 ● 位相シフト
アイ・エム・アイ株式会社のサイト (http://imimed.jp/product_review/starling.html) より引用

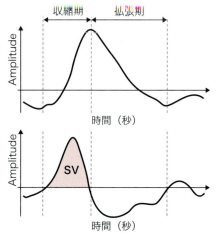

図4 ● NICOMシグナル波形
上：NICOMシグナル波形，下：NICOMの導関数（微分）
Cheetah Medical社のサイト (http://www.cheetah-medical.com/bioreactance) より引用

SV（アイ・エム・アイ株式会社：図5）がある．

❸ 周術期における使用[2)〜4)]

　バイオインピーダンス法は不整脈や電気的ノイズの混入，体動により測定値が不正確となる．バイオリアクタンス法も電気メス使用時などに数値を示さなくなる．このような状況は周術期によく認められるため，その使用には注意が必要である．

　バイオインピーダンス法による心拍出量測定を，熱希釈法によるボーラス測定や色素希釈法，Fick法を基準値として比較したメタ分析の結果において，その相関係数は0.79〜0.81と報告されている．また，他のメタ分析の結果では熱希釈法と比較した誤差（標準偏差）は−0.1（1.14）L/分，percentage errorは42.9％であると報告され，臨床的に受け入れられているpercentage errorの上限値である30％を超えている．また，ICU患者における測定値は循環器疾患入院患者における測定値より不正確であるという報告もみられ，バイオインピーダンス法による測定単独での周術期の心拍出量評価は問題があると考えられる．

　バイオリアクタンス法による心拍出量測定と熱希釈法を比較した研究においていまだメタ分析の報告はないが，心臓手術後患者における測定での誤差（標準偏差）は＋0.06（0.71）L/分と報告されている．また，卵巣癌摘出術中の患者における測定ではpercentage errorは50.7％であると報告されているが，現時点ではまだ報告も少なく今後の研究の蓄積が求められる．

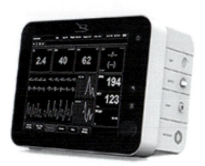

図5 Starling™ SV
写真提供：アイ・エム・アイ株式会社

文献

1) Kubicek WG, et al：Development and evaluation of an impedance cardiac output system. Aerosp Med, 37：1208-1212, 1966
2) Fellahi JL & Fischer MO：Electrical bioimpedance cardiography：an old technology with new hopes for the future. J Cardiothorac Vasc Anesth, 28：755-760, 2014
3) Saugel B, et al：Noninvasive continuous cardiac output monitoring in perioperative and intensive care medicine. Br J Anaesth, 114：562-575, 2015
4) Kober D, et al：Cardiac index assessment using bioreactance in patients undergoing cytoreductive surgery in ovarian carcinoma. J Clin Monit Comput, 27：621-627, 2013

7 心拍出量②（その他）
E）容積補償法

佐古澄子

- 容積補償法に基づいて非侵襲的に動脈圧波形を表示することにより動脈圧を算出して，心拍出量測定を行うことができる
- 末梢循環不全や動脈病変などが存在すると正確に測定できない可能性がある

はじめに

　心拍出量や1回拍出量を指標にした周術期の目標指向型輸液・循環管理が術後回復過程を促進させる可能性がある（第1部-第3章参照）．これらの測定に使用される観血的動脈圧測定や肺動脈カテーテル挿入は侵襲的な手技である．非侵襲的に心拍出量測定を行う方法として，容積補償法を用いて測定した動脈圧波形を解析する方法であるクリアサイトシステム（エドワーズライフサイエンス株式会社）が国内で発売されている．同じく海外ですでに発売されているLiDCOrapid CNAP™（英LiDCO社：以下CNAP™）が発売準備中である．これら2つの製品は，**動静脈へのカテーテル留置を必要とはせず，指動脈のカフ圧測定で動脈圧波形表示と心拍出量測定を行うことができる．**

　本項ではこれらの製品について，測定原理を含めて概説する．

1 測定原理

　クリアサイトシステムとCNAP™の心拍出量測定技術は，以下の4つのテクノロジーで構成されている．

1) 容積補償法（vascular unloading technique，ボリュームクランプ法）[1)2)]
2) 指動脈圧波形を上腕動脈圧波形へ変換
3) 血管の生理的変化の補正
4) 血圧波形から心拍出量を算出

　以下にそれぞれのテクノロジーを記述する．

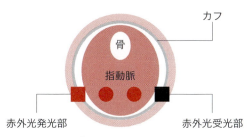

図1 ● フィンガーカフと指動脈
エドワーズライフサイエンス株式会社提供資料より引用

1) 容積補償法

　クリアサイトシステムとCNAP™では手指にカフを巻いて測定を行う．カフには赤外光の発光部と受光部があり，指動脈を挟むように装着する（図1）．指動脈内の血液量が増加すると血管径が拡大し，受光部に届く光の量は減少する．逆に血液量が減少し血管径が縮小すると受光量は増加する．収縮期には血管内の血液量が増加するため受光量は減少し，拡張期には血液量が減少するため受光量は増加する．この血管径の変化を受光量の変化としてとらえた波形をプレチスモグラフとよぶ．

　生体内の動脈は，常に動脈圧が存在するため血管壁を外側へ進展させる張力が働いている．この血管壁への張力を完全に拮抗できるようにカフで外側から押し返したとすると，動脈圧とカフ圧は等しくなる．このときの血管容量を無負荷ボリュームと定義する．

　指に装着したカフ圧が一定の場合，1心拍中で受光量は収縮期〜拡張期と変化する．ここで，1心拍中に**無負荷ボリューム**を保つように（＝受光量は変化せず，プレチスモグラフはほとんど平坦になる）カフ圧を変化させたとすると，カフ圧は動脈圧を反映し，動脈圧波形を得ることができる．

2) 指動脈圧波形を上腕動脈圧波形へ変換

　容積補償法により得られた指動脈圧波形を上腕動脈圧波形へ変換する．

　クリアサイトシステムでは，指動脈圧波形と上腕動脈圧波形を同時に測定した臨床データを使用し，指動脈圧波形から上腕動脈圧波形へ統計学的に波形形状と血圧レベルを変換する．まず，波形形状は周波数成分の振動数ごとの指動脈・上腕動脈の振幅を測定し，その比率（上腕動脈振幅/指動脈振幅）の統計データを求める．そして指動脈圧波形データにその比率をかけることにより上腕動脈血圧波形を再構築する（図2）．

　血圧レベルは，指動脈圧波形と上腕動脈圧波形の圧差を統計的に求め指動脈圧波形に加えて補正する（図3）．

　CNAP™では，オシロメトリック法（第2部-第2章1参照）で上腕動脈圧を測定する．この実測値を使って指動脈で得られた動脈圧波形をキャリブレーションすることで上腕動脈波形に変換している（図4）．

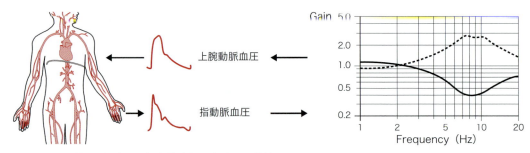

図2● 指動脈血圧波形から上腕動脈血圧波形を再構築
指動脈血圧波形を，臨床データに基づいてつくられた周波数ごとの変換係数を使って，上腕動脈血圧波形に変換する．
エドワーズライフサイエンス株式会社提供資料より引用

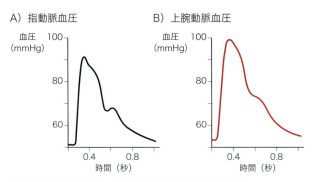

図3● 指動脈血圧と上腕動脈血圧の圧差を補正
エドワーズライフサイエンス株式会社提供資料より引用

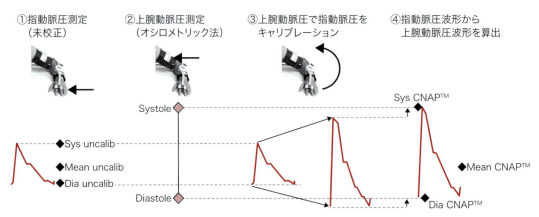

図4● 指動脈圧波形からの上腕動脈血圧波形の算出方法：CNAP™の場合
英LiDCO社提供の図を参考に作成．写真提供：日本光電工業株式会社

3）血管の生理的変化の補正

　仮に血管の生理的状態が一定であるならば，変動した血圧に応じて血管径は変化し受光量を一定に保つために必要なカフ圧も変化する．しかし，血管の生理的状態が変化すると，無負荷ボリュームの血管径自体が変化してしまう．
　例えば測定する指動脈に，ある程度の血管収縮が起こったとき，血圧が上昇しても血管

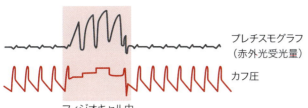

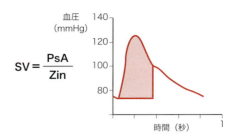

図5 ● フィジオキャル法
フィジオキャルではカフに段階的に圧をかけ，プレチスモグラフの振幅が最大となったときの波形から無負荷ボリューム径を算出する．振幅が最大となったとき，波形の上半分と下半分の面積が等しくなる光量に対応する血管径が無負荷ボリューム径となる．無負荷ボリューム径を定期的に見直すことで血管の生理的状態に追従してより正確な血圧を表示できる．
エドワーズライフサイエンス株式会社提供資料より引用

図6 ● 1回拍出量の算出式
エドワーズライフサイエンス株式会社提供資料より引用

ボリュームは減少し受光量を保つために必要なカフ圧は減少する．
　このように血管の生理的状態が変化すると血圧の変化を正しくカフ圧に反映できなくなるため，血管の生理的状態変化を補正する必要がでてくる．
　クリアサイトシステムでは，フィジオキャル法とよばれるキャリブレーションが行われる（図5）．血圧測定時は，前述の容積補償法のとおり無負荷ボリューム径を保つように脈圧に合わせてカフ圧が変動している．フィジオキャル中は一定のカフ圧を何段かに変化させてプレチスモグラフを解析し，無負荷ボリューム径の受光量を求めて最適径を見直している．フィジオキャルは定期的に行われ，血管作動薬投与などに伴う血管抵抗の変化や血管緊張度の変化に追従して正確な血圧を表示している．
　CNAP™では，VERIFIアルゴリズムとよばれる数学的補正が行われる．血圧波形がその血管の緊張度（≒血管抵抗）を反映するという知見から，血圧波形の変化を解析している．具体的にはプレチスモグラムと併せて解析されており，以下のような要素を複合的に解析している[3]．

- 血圧波形とプレチスモグラムの振幅
- 平均血圧と拡張期圧の比
- 血圧波形の立ち上がりと減衰の比
- 血圧波形とプレチスモグラムにおける収縮期と拡張期の各時間，およびその比

4）血管波形から心拍出量を算出

　クリアサイトシステムでは，「1回拍出量＝血圧÷末梢血管抵抗」を応用し，「収縮期血圧波形の面積（PsA）÷インピーダンス（Zin）」という方法で1回拍出量（SV）を算出している（図6）．
　このZinには3つの要素が含まれる．

1) 特性インピーダンス（Z_0）：大動脈弁を血液が通過する際の慣性力を示す抵抗
2) 大動脈コンプライアンス（C_w）：年齢・性別・身長・体重・平均血圧より算出
3) 末梢血管抵抗（R_p）≒体血管抵抗（SVR）

　一方，一般的に臨床の現場で使用されている体血管抵抗（SVR）は

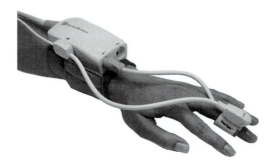

図7● クリアサイトフィンガーカフを装着した様子
写真提供：エドワーズライフサイエンス株式会社

$$\mathrm{SVR} = \frac{(\mathrm{MAP} - \mathrm{CVP}) \times 80}{\mathrm{CO}} = \frac{(\mathrm{MAP} - \mathrm{CVP}) \times 80}{\mathrm{SV} \times \mathrm{HR}}$$

で表せる．ここで，SVR（$= R_p$）とSVの2つの変数による連立方程式が成立する．

　器械のなかではR_pに仮の値を代入してSVを求め，そのSV値をSVRの式に代入してSVRを算出．その値をさらにR_pに代入してSVを求めることを十数回くり返すと両変数ともほぼ一定値に収束し，これが求めるSVとSVRとなる．

　CNAP™では，LiDCOrapid心拍出量測定システム（英LiDCO社）において従来の観血的動脈圧から連続心拍出量を算出するのに使用されているPulseCOアルゴリズムによって心拍出量その他変数を算出する．PulseCOアルゴリズムに関する詳細は他項に譲る（第1部-第2章5参照）．

❷ 製品の外観と使用方法

　クリアサイトシステム，CNAP™で動脈圧波形や心拍出量などの血行動態パラメーターを測定するためには，それぞれEV1000クリティカルケアモニター™（エドワーズライフサイエンス株式会社），LiDCOrapid™（英LiDCO社）との接続が必要である．

1）クリアサイトシステム

　クリアサイトシステムのカフはディースポーサブルのベルクロタイプである．カフは第2指〜4指のいずれかの第1関節と第2関節の中央に装着する（図7）．カフは1個でも測定できるが，2個同時に装着することも可能である．ただし，1本の指で連続測定できるのは8時間までである．

　カフが1つの場合，指のうっ血を避けるため，連続測定2時間ごとに5分間，自動的に測定を停止する．さらに連続使用8時間でアラームが作動し，測定を自動停止する．このとき，カフを別の指に装着することによりさらに8時間使用可能となり，この操作をくり返せば連続測定が可能である．

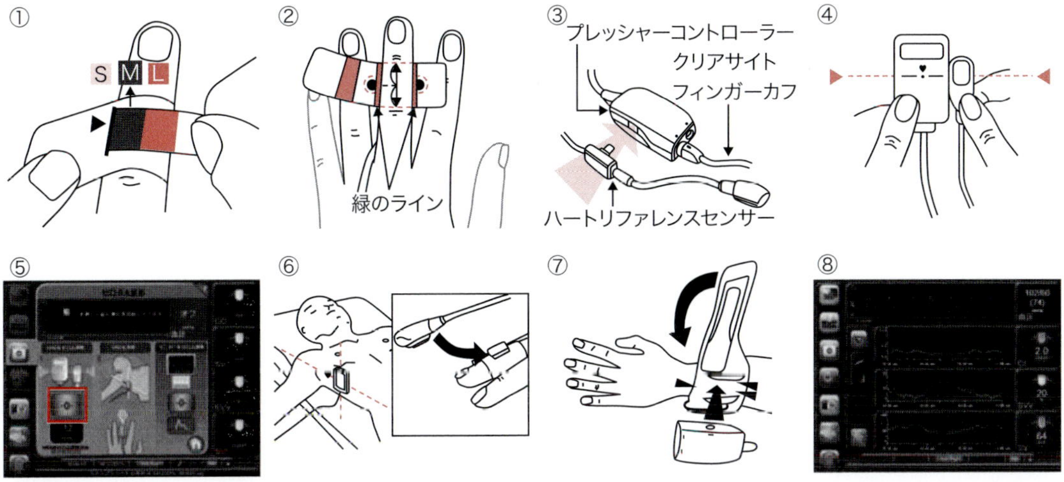

図8 ● クリアサイトシステム測定手順

①フィンガーカフサイザーを指の第1，第2関節の間にぴったりと巻き，▶マークが示す色のカフを選択する．②フィンガーカフを指の第1，第2関節に合わせる．このとき緑のラインが指の両端に見えるように置く．③プレッシャーコントローラーに，クリアサイトフィンガーカフとハートリファレンスセンサーを接続する．④ハートリファレンスセンサーの高さを図のように合わせる．⑤ハートリファレンスセンサーの高さを合わせたまま，赤枠「-0-」のボタンを押し，ゼロ点を調整する．調整が終了すると音が鳴る．⑥ハートリファレンスセンサーの一方は胸の高さに置く．もう一方はクリアサイトフィンガーカフにつける．⑦腕にリストバンドを巻き，プレッシャーコントローラーを装着する（あらかじめ装着することもできる）．⑧測定画面（トレンド画面）の一例

エドワーズライフサイエンス株式会社提供資料より引用

またカフを2個同時に使用する場合，2本の指で交互に測定（30分もしくは60分）することが可能となり，自動停止することなく連続測定が可能である．

※ただし，フィンガーカフは測定を開始してから72時間が使用期限である．

クリアサイトシステムにはハートリファレンスセンサーがついており，測定開始時にゼロ調整を行うと，上肢の動きに伴う圧力差が補正される．測定方法を図8に示す．

2) CNAP™

CNAP™（図9）のカフはリユースのサイズ選択性カフで，サイズ展開は3サイズになっている．カフの交換の目安は1〜2年の1回である．カフは第2指・第3指の2本に装着し，加圧は交互に行われる．1本の指の連続加圧時間は5〜60分で設定可能である．1本の指は1時間以上連続加圧されないため，休止時間がほぼなく測定され続ける．測定方法を図10に示す．

血圧測定の誤差を少なくするため，フィンガーカフの高さは心臓の高さにする．

> **Pitfall**
> 容積補償法では，末梢循環不全や動脈病変（レイノー病，高度な動脈硬化，動脈炎など）が存在すると，正確に測定できない可能性がある．

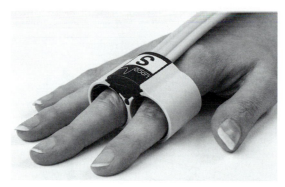

図9● CNAP™のカフを装着した様子
写真提供：英LiDCO社

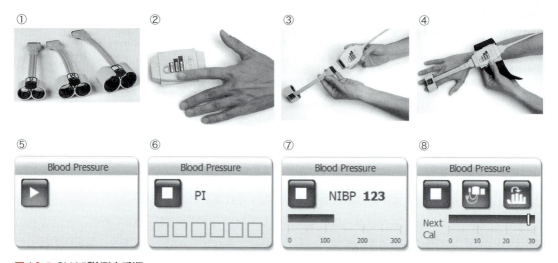

図10● CNAP™測定手順
①CNAPモジュールには3サイズ（S/M/L）の指カフが用意されている．②CNAPコントローラーのサイズガイドに基づいて使用するカフのサイズを決定する．③選択したサイズの指カフをコントローラーに接続する．④示指と中指に指カフを通し，上腕にCNAPコントローラーを固定する．⑤CNAPモジュールが使用可能になるとメイン画面のスタートボタンが有効状態（グリーン）になる．⑥スタートボタンが押されると，指カフの加圧が開始され，圧波形が得られるまでPI（perfusion index）が表示される．⑦指カフの圧波形が表示されると，次にNIBP腕カフによる上腕圧波形の取得が開始され，キャリブレーションが行われる．⑧ユーザーは上腕カフによるキャリブレーション中以外はいつでも測定に用いる指を変更することができる．またユーザーは，CNAPの信頼性の確保のためいつでも上腕NIBPを測定することができる．
英LiDCO社提供資料より改変引用

文献

1) Penaz J：Photoelectric measurement of blood pressure, volume and flow in the finger. Digest of the 10th International Conference on Medical and Biological Engineering. Dresden, Germany：International Federation for Medical and Biological Engineering；1973：104
2) 沢田幸展：容積補償法を用いた間接的連続血圧計測：その測定原理と血圧バイオフィードバックにおける利用可能性．バイオフィードバック研究，11：18-22，1984
3) Fortin J, et al：Continuous non-invasive blood pressure monitoring using concentrically interlocking control loops. Comput Biol Med, 36：941-957, 2006

7 心拍出量②（その他）
F) 部分的二酸化炭素再呼吸法

山田達也

- 部分的二酸化炭素再呼吸法は，気管挿管された患者に呼気を再呼吸させることにより，心拍出量を測定するシステムである
- 肺血流量や二酸化炭素産生量が測定できることから，心拍出量モニター以外の臨床応用が期待できる

はじめに

　NICO（noninvasive cardiac output）は，Fickの原理（第1部-第1章6参照）を基本とし，二酸化炭素を部分的再呼吸させたときの二酸化炭素産生量（＝二酸化炭素呼出量：$\dot{V}CO_2$）の変化と呼気終末二酸化炭素分圧（$P_{ET}CO_2$）の変化から，連続的に心拍出量を非侵襲的に測定するシステムである．1999年にNova Metrix合同会社から開発され，日本ではフクダ電子株式会社から発売されている．気管チューブと人工呼吸器回路の間に専用の再呼吸ループを組込むことで心拍出量を測定するモニターである．

1 モニターと測定原理

　再呼吸ループは二酸化炭素測定器，流量計，再呼吸バルブから構成され（図1），再呼吸バルブの開閉により一定の間隔で呼気を再呼吸する．一般に二酸化炭素の再呼吸により動脈血二酸化炭素分圧（$PaCO_2$）は2〜5 mmHg上昇し，$P_{ET}CO_2$が上昇するため肺細動脈から肺胞への二酸化炭素の移行が減少し$\dot{V}CO_2$は減少する（図2）．NICOシステムでは，1サイクル3分間のうち35秒間呼気を再呼吸し，1サイクルごとに心拍出量を測定する．
　測定原理はFickの原理を二酸化炭素に応用する．$\dot{V}CO_2$，混合静脈血二酸化炭素含量（$CvCO_2$），動脈血二酸化炭素含量（$CaCO_2$）の間には以下の式が成り立つ．

$\dot{V}CO_2 =$ 心拍出量 $\times (CvCO_2 - CaCO_2)$

　ここで，二酸化炭素を再呼吸している間も心拍出量が一定と仮定すると，

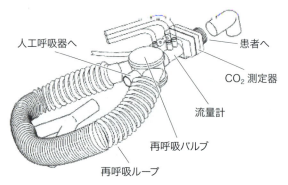

図1 ● NICO センサー
センサーには二酸化炭素測定器，流量計，再呼吸バルブなどが組込まれている．呼吸回路と気管チューブの間にこの再呼吸ループを装着し，再呼吸バルブの開閉により呼気の再呼吸を行う．
文献1より引用

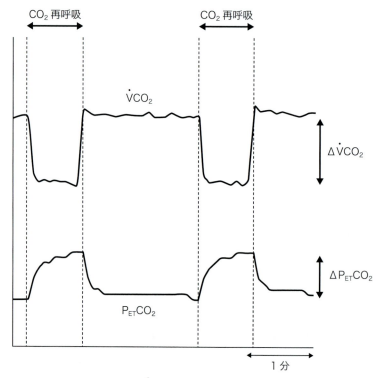

図2 ● 二酸化炭素産生量（$\dot{V}CO_2$）および呼気終末二酸化炭素分圧（$P_{ET}CO_2$）の変化
呼気再呼吸による$\dot{V}CO_2$と$P_{ET}CO_2$の変化を示す．1サイクル3分間のうち35秒間呼気を再呼吸する．
文献2より引用

$$\Delta \dot{V}CO_2 = 心拍出量 \times (\Delta CvCO_2 - \Delta CaCO_2)$$

$\Delta \dot{V}CO_2$，$\Delta CvCO_2$，$\Delta CaCO_2$はそれぞれ再呼吸前後での$\dot{V}CO_2$，$CvCO_2$，$CaCO_2$の変化である．さらに体内の二酸化炭素貯蔵が大きいため，短時間の再呼吸では$CvCO_2$は変化しないと仮定すると，$\Delta CvCO_2 = 0$であるから，

$$\Delta \dot{V}CO_2 = 心拍出量 \times (-\Delta CaCO_2)$$

よって，

$$心拍出量 = \Delta \dot{V}CO_2 / \Delta CaCO_2$$

肺の死腔率が一定であると仮定すると，$CaCO_2$ の変化は $P_{ET}CO_2$ の変化に比例するので，

$$心拍出量 = \Delta \dot{V}CO_2 / (S \times \Delta P_{ET}CO_2)$$

ここで，S は二酸化炭素解離曲線の傾きであり，次式であらわされる．

$$S = (1.34 \times Hb + 18.34) / (1 + 0.193 \times PaCO_2) \quad (mL\ CO_2/L\ mmHg)$$

最後に，吸入酸素濃度とパルスオキシメータの SpO_2（末梢動脈血酸素飽和度）の値から肺内シャント率を計算で求め，肺内シャントの補正を行って，心拍出量を計算する．

NICOセンサーは，$P_{ET}CO_2$ と換気量を測定して $\dot{V}CO_2$ を算出する．さらに，$P_{ET}CO_2$ およびヘモグロビン（Hb）濃度から再呼吸時，非再呼吸時の $CaCO_2$ を推定する．したがって，Hb 濃度測定以外の特別な採血は必要としない．

❷ 長所と短所

長所は，①簡便に使用でき，②測定精度が手技に依存しないこと，③心拍出量に加え，肺血流量や二酸化炭素産生量が測定できる点である．肺血流評価では，例えば左右分離肺換気中の肺血流分布を評価したり，PCPS（percutaneous cardiopulmonary support）などの補助循環使用時の自己心機能を評価することが可能である．また，二酸化炭素産生量測定は栄養や代謝管理への応用も考えられる．

短所は，気管挿管が必要であること，また，換気状態や肺の状態によって精度が影響を受けることである．安定した測定には，調節呼吸のように換気量が安定していることが必要である．1回換気量200 mL以上が必要で，1回換気量が少ない場合は心拍出量を過小評価する傾向がある．PEEPや吸入酸素濃度には影響されない[2]．自発呼吸下では，二酸化炭素の再呼吸のため呼吸数，1回換気量ともに増加する．再呼吸によって分時換気量が大きく変化する場合は，測定精度が低下する．肺の状態によってもNICOモニターは影響を受け，肺内シャントが増加する病態では心拍出量は過小評価される[3]．

> **Pitfall**
>
> NICOは，換気状態に変動がある場合はその測定精度に問題がある．小児やチューブリークがある場合には使用できない．また，頭蓋内圧亢進症例や重度の肺高血圧症などでは，再呼吸により $PaCO_2$ が増加するため使用は禁忌となる．

文献

1）今中秀光，橘 一也：非侵襲的心拍出量モニター：部分的 CO_2 再呼吸法と動脈圧波形解析法．日本臨床麻酔学会誌，31：74-80，2011
2）橘 一也，今中秀光：呼吸機能検査 部分的 CO_2 再呼吸による心拍出量測定．呼吸，24：927-931，2005
3）門井雄司：これまでのそしてこれからの循環動態モニタリング．ICU と CCU，30：197-201，2006

第2部 モニタリングの実際
第2章 実際の測定項目：直接指標

7 心拍出量② （その他）
G）経食道心エコー

井出雅洋

- 経食道心エコー（TEE）によって心拍出量（CO）を算出する場合，1回拍出量（SV）を測定し，心拍数（HR）を乗じることで計測できる
- SVの測定には弁や流出路の通過血流をドプラ法によって測定し，その血流が通過した断面積（CSA）を乗じて1回拍出量（SV）を計測する方法と，Mモードまたは2Dドプラ法で左室の拡張終期容積（LVEDV）および収縮終期容積（LVESV）を計測し，その差からSVを計算する方法がある[1]
- 3D TEEを利用して拡張終期および収縮終期の左室を立体的に描出し，おのおのの容積を算出することでSVを計測することもできる[2]

1 血流シグナルによるSV算出

　測定部位は右室流出路（RVOT）か肺動脈弁または左心室流出路（LVOT）が利用される．プローブから発せられるドプラビームは血流と可能な限り平行でなければならないため（角度が20度以下），TEEで描出する画面では右心系では経胃右室流出路断面（TG RVOT），中部食道上行大動脈短軸断面（ME Asc Ao SAX）または上部食道弓部大動脈短軸断面（UE Aortic arch SAX），左心系では経胃長軸断面（TG LAX）か深部経胃断面（Deep TG）が適している（図1）．ドプラビームがなるべく平行になるように角度やプローブの前背屈を利用して調整する．

　TEEでは操作範囲が限られ，描出できないこともあるが，通常は少なくとも1画面は描出できる．肺動脈弁またはLVOTで画面をフリーズさせ，収縮期の最大直径Dを血管壁内側で測定する．同部位でパルス波ドプラを利用して波形を得る．この波形の縁を丁寧にトレースすると自動的に時間速度積分（velocity time integral：VTI）が算出される．この値と同部位のCSAをかけ合わせることにより

$$SV = VTI \times \pi \times (D/2)^2 \text{ または } SV = 0.785 \times D^2 \times VTI$$

と計算され，HRをかけ合わせればCOが求められる．なお，中等度以上の大動脈弁逆流がある場合にはSVを過大評価する．僧帽弁における測定も可能ではあるが，臨床的には形状が楕円であるためにCSAの測定や僧帽弁流入血のトレースも含めてやや時間を要する．

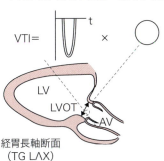
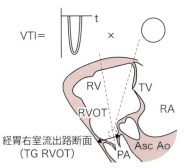
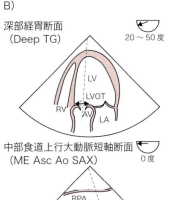

VTI LVOT＝26.4 cm
LVOT径＝2 cm
LVOT面積＝π×（2/2）^{2}＝3.14 cm^2
SV＝VTI×LVOT面積＝82 mL

VTI RVOT＝15.6 cm
RVOT径＝2 cm
RVOT面積＝π×（2/2）^{2}＝3.14 cm^2
SV＝VTI×RVOT面積＝49 mL

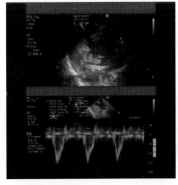
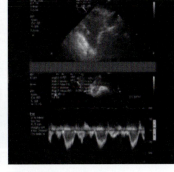
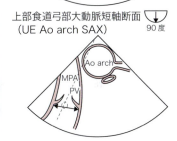

図1 ● 血流シグナルによるSV算出
A) VTIとCSA測定によるSVの算出の様子．
　　左：経胃長軸断面（TG LAX）からのLVOT, 右は経胃右室流出路断面（TG RVOT）からのRVOTでの計測．
B) 上から順にTEEによる深部経胃断面, 中部食道上行大動脈短軸断面, 上部食道弓部大動脈短軸断面の模式図．
AV：大動脈弁, PV：肺動脈弁, LVOT：左室流出路, RVOT：右室流出路, TV：三尖弁, PWD：パルス波ドプラ, LA：左房, RA：右房, MPA：主肺動脈, RPA：右肺動脈, Ao arch：弓部大動脈, RV：右室, Asc Ao：上行大動脈, SVC：上大静脈

❷ 2D single plane area-length 法（図2）

　1つの左室面積から容積を算出する方法である．中部食道二腔断面（ME 2ch）を描出し，左室内腔をトレースして左室内腔面積A，左室心尖部から弁輪平面までの長軸Lを計測する．左室が回転楕円体であるという推定に基づいて左室内腔短軸の長さをDとするとD＝4A/πLの式を用いて，

容積V＝πD^{2}L/6＝π/6×（4A/πL）^{2}×L＝0.85×A^2/L

によって計測できる．心拡大には対応できるが，左室の局所的変形に対しては正確な測定が難しい．Dの測定は拡張期の僧帽弁尖端レベルで行うこと，また，長軸と直交するように調整する．

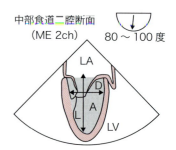

図2 中部食道二腔断面（ME 2ch）におけるsingle plane area-length法による左室容積測定
LA：左房，LV：左室，D：左室短軸径，L：左室長軸径，A：左室面積

③ 2D modified Simpson法（ディスク法）（図3）

　中部食道四腔断面（ME 4ch）とME 2chを利用する．おのおのの画像での左室容積が20個の等分した楕円ディスクからつくられていると仮定し，楕円の面積がπ×a/2×b/2（a：長径，b：短径）で算出されるから，左室の長軸の長さをLとすると，

ディスク1枚の容積＝π/4×ab×L/20

となり，これを1枚目から20枚目まで加算すれば左室容積となる．実際には心内腔をトレースして，心尖部への長軸を設定すれば自動的にこの積分を行ってくれる．真の心尖部の描出は経胸壁心エコー，TEEともに難しいため，プローブを背屈して丁寧に心尖部を描出しなければ容積を過少に算出してしまう．乳頭筋や肉柱はないものとしてトレースする．さらに，ドプラビームが心室壁と平行になると内腔のトレースが難しくなる．両画像の長軸の向きがなるべく揃うように調整し，値に大きな差が出る場合は再測定を考慮する．

④ Mモード（図4）

　経胃二腔断面（TG 2ch）を利用する．左室長軸の僧帽弁輪側3分の1の部位で心室長軸に直交するようにMモードのカーソルを合わせる．左室下壁の心内膜縁から左室前壁の心内膜縁まで測定する．算出方法にはPombo法やTeichholz法があり，おのおの複雑な数式を利用して算出する．Pombo法では長径が短径の2倍と仮定して

$$V = \pi L \times D^2/6 = \pi 2D \times D^2/6 = \pi D^3/3$$

で計算され，Teichholz法では

$$V = 7.0 \times D^3/(2.4+D)$$

で計算する．計測すると自動的に算出してくれる心エコー装置が多い．ただし，実際の心室が回転楕円体とは限らず，特に虚血性心疾患や心室瘤による心室の変形がある場合は誤差を生じやすい．

⑤ 3D TEEによるCO測定

　全体の容積を立体的に捉えるため，壁運動異常がある場合や心室形態が正常でない場合

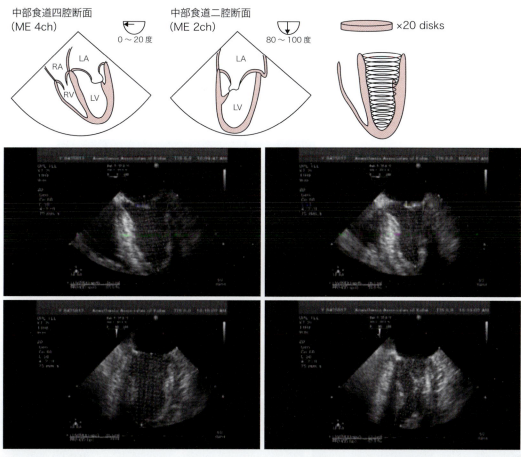

図3 2D modified Simpson法：ME 4chまたはME 2chを利用した左室拡張終期容積および収縮終期容積の算出
右側は左心室を20枚のディスクに分割したイメージ図．これらの容積の差がSVとなる

でも応用できる利点があるが，ソフトウェアを搭載していなければならないこととその解析および画像構築に時間を要する問題がある．描出の方法には2種類ある．1つは直交する2画面，すなわち，ME 4chとME 2chを描出し，2DのようにSimpson法を利用してディスクを積み上げて容積を算出する方法で，2Dと比較してより正確に心尖部方向に向かって左室断面を描出できる（図5A）．拡張終期，収縮終期の容積を算出すればSVが算出できる．

　もう1つの方法は，直接的に3Dによって容積を算出する方法でfull volume dataを利用する．4つの左室壁と左室短軸断面を丁寧に描出し，解析させると，自動的に3D画像が描出される．拡張終期および収縮終期の容積を算出すればSVが算出される．左室全体を捉えて解析しているので，左室の変形などがあってもより正確に測定できる利点がある（図5B）．右室は左室と異なり，解剖学的に形状が複雑で2Dによる容積算出は不可能であったが，3D TEEでは特別なソフトウェアを利用すれば計測できると報告されている[3]．いずれの方法も測定に時間を要するが，3Dによって心室の画像の描出がより正確となり，病態による測定の制限事項が減少するため，より信頼性の高い計測は期待できる．

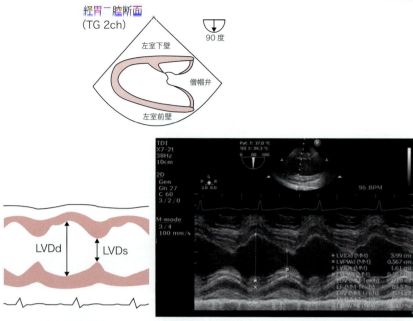

図4 ● 経胃二腔断面（TG 2ch）におけるMモードによる左室拡張終期径（LVDd）と左室収縮終期径（LVDs）の算出の画面
Teichholz法によって左室拡張終期容積および左室収縮終期容積を自動計算してくれる

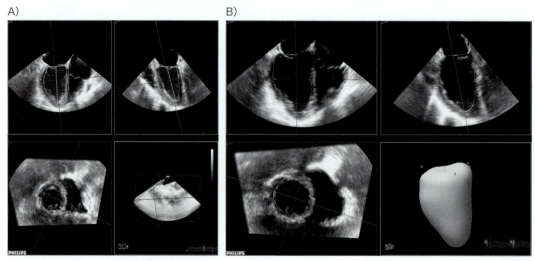

図5 ● 3D TEEによる左室容積の測定（巻頭カラー 7 参照）
A）はSimpson法, B）はfull volume dataの解析による方法.
画像提供：フィリップス社

文献

1) Lang RM, et al：Recommendations for cardiac chamber quantification by echocardiography in adults: an update from the American Society of Echocardiography and the European Association of Cardiovascular Imaging. J Am Soc Echocardiogr, 28：1-39.e14, 2015

2) Vegas A & Meineri M：Core review：three-dimensional transesophageal echocardiography is a major advance for intraoperative clinical management of patients undergoing cardiac surgery：a core review. Anesth Analg, 110：1548-1573, 2010

3) Fusini L, et al：Feasibility of intraoperative three-dimensional transesophageal echocardiography in the evaluation of right ventricular volumes and function in patients undergoing cardiac surgery. J Am Soc Echocardiogr, 24：868-877, 2011

1 尿量

長島道生

- 麻酔や手術侵襲，陽圧換気により尿量は低下しうる
- 国際的に統一された急性腎傷害の定義が発表された
- 乏尿時は適応があればまず輸液負荷を行い，さらに乏尿が持続する場合は心機能評価，侵襲的モニター（動脈圧，中心静脈圧，心拍出量など）で原因検索と治療介入を行う

はじめに

　尿量は臓器灌流や循環血液量の指標として使用されているが，麻酔薬や手術侵襲，陽圧呼吸などの影響を受ける．尿量の低下のみを指標にして循環管理，輸液管理を行うことはうっ血などの危険を伴うため，複数の指標をもとに評価することが重要である．

1 腎臓の体液調節

　腎臓は最大希釈尿として約 50 mOsm/L，最大濃縮尿として約 1,200 mOsm/L まで濃縮可能である．平均的な尿中の溶質排泄量は 600〜1,000 mOsm/日であるから，最大希釈尿であれば 12〜20 L/日，最大濃縮尿であれば 0.5〜0.8 L/日である．つまり最大で 12〜20 L の水を飲んでも腎臓は体液の恒常性を維持することができる[1]．また最大濃縮尿 0.5〜0.8 L/日は，乏尿の基準である 500 mL/日，0.5 mL/kg/時間にほぼ等しい．この尿量の基準は急性腎傷害（acute kidney injury：AKI）の診断基準の 1 つとして重要である．

2 急性腎傷害

　最近まで AKI の定義には国際的に統一されたコンセンサスはなかったが，2012 年に発表された KDIGO Clinical Practice Guideline for Acute Kidney Injury では，48 時間以内の血清クレアチニン 0.3 mg/dL 以上の上昇もしくはベースラインに対して 7 日以内の 1.5 倍以上の上昇，もしくは尿量 0.5 mL/kg/時間未満の 6 時間持続が AKI と定義された[2]．

表1　AKI発症のリスク因子（文献2より引用）

背景因子	侵襲
● 脱水	● 敗血症
● 高齢者	● 重症疾患
● 女性	● 循環不全
● 黒人	● 熱傷
● 慢性腎臓病（CKD）	● 外傷
● 慢性疾患（心，肺，肝）	● 心疾患（特に人工心肺使用）
● 末梢動脈疾患	● 大手術
● 糖尿病	● 緊急手術
● 癌	● 腎毒性薬物
● 貧血	● 造影剤

　AKIは重症患者や術後患者の予後悪化の因子の1つであり，心臓外科周術期では最大30％，非心臓手術では約1％に生じる．AKIのリスク因子としては，心臓手術患者，人工心肺使用，高齢，緊急手術，肝疾患，末梢動脈疾患，COPDなどがある（表1）．

❸ 麻酔・手術の尿量への影響

　多くの全身麻酔薬は心拍出量を低下させるため，腎血流量が低下する．また，手術侵襲による交感神経の活性化や抗利尿ホルモン（ADH）の増加により尿量の低下が生じる．陽圧換気によっても尿量の低下が生じることが知られている．

❹ 乏尿時の対応（図1）

　乏尿の基準は，0.5 mL/kg/時間であるが，1時間で乏尿と判断するのではなく数時間の経過で判断すべきである．しかし尿量減少に気がついた際には，迅速な原因検索と介入できる因子があれば迅速に介入することも重要である．まずは機械的閉塞がないか，つまり尿道カテーテルの閉塞がないかを調べる．体位変換を契機に尿道カテーテルが屈曲し閉塞することはしばしばみられる．

❺ AKIリスクがない短時間手術患者での乏尿への対応

　麻酔中は尿量減少がしばしばみられるが，AKIのリスク因子がない患者では必ずしも大量輸液などを行う必要はないと考えられ，実際，術後に何もなかったように尿量が維持され，腎機能の悪化を認めないことが多い．

❻ AKIリスクのある患者での乏尿への対応

　AKIのリスク因子がある患者の長時間手術で数時間にわたり乏尿が続いた場合での対応

図1 ● 乏尿時の対応（文献3より引用）

はどのように行うべきであろうか．まず，NSAIDsなどの腎毒性のある薬物の使用があれば，可能であれば使用中止とする．

　循環血液量の減少がないか，術中なら出血量や術野の様子を確認し，術後ならドレーンからの排液量を確認する．CVPや下大静脈径の呼吸性変動，PPVなどの動的指標を加味して循環血液量や輸液反応性を推測するが，残念ながら診断能はそれほど高くない．そのため尿量を目標にした目標指向型治療（goal directed therapy：第1部-第3章1参照）を行うこととなる．まず禁忌がなければ輸液負荷（fluid challenge）を行う（第1部-第3章5参照）．輸液負荷により，心拍出量が増加し尿量も増加すれば，その時点の血行動態を維持するように管理し尿量を保つ．輸液負荷で尿量増加がなければ，心機能を評価し，循環不全の徴候があれば，さらなる輸液負荷や強心薬，輸血などを検討する．低血圧を呈さなくても収縮期血圧が100 mmHgといった正常下限にとどまる状況でもGFR（糸球体濾過量）が著明に減少する病態があり，normotensive ischemic acute renal failureとよばれる[4]．腎血流自動調節能の破綻がその病態に存在すると考えられ，その場合はより高い血圧が腎血流維持のために必要となる．心機能評価でうっ血の所見があれば，利尿薬を考慮する．腎静脈のうっ血はAKIの発生と関連しており，静脈圧が上昇する過剰輸液や高い呼気終末陽圧（PEEP），腹部コンパートメント症候群には注意が必要である．

文献
1）「より理解を深める！体液電解質異常と輸液 改訂3版」（柴垣有吾/著，深川雅史/監），中外医学社，2007
2）Kidney Disease：Improving Global Outcomes（KDIGO）Acute Kidney Injury Work Group:KDIGO Clinical Practice Guideline for Acute Kidney Injury. Kidney international., Supplements, 2：1-138, 2012
http://www.kdigo.org/clinical_practice_guidelines/pdf/KDIGO%20AKI%20Guideline.pdf
3）Legrand M & Payen D：Case scenario：Hemodynamic management of postoperative acute kidney injury. Anesthesiology, 118：1446-1454, 2013
4）Abuelo JG：Normotensive ischemic acute renal failure. N Engl J Med, 357：797-805, 2007

2 乳酸値

長島道生

- 多くの血液ガス測定機で測定できる
- 乳酸上昇は重篤な状態を示唆する
- 乳酸は組織低酸素だけでなく，重症疾患に伴うサイトカインやアドレナリンの作用により産生される
- 治療介入により，早期の乳酸値の低下をめざす

1 乳酸とは

　乳酸は糖を利用する過程でできるエネルギー源である．糖の分解によりピルビン酸が産生される．ピルビン酸は酸素があればミトコンドリアで完全に酸化され，低酸素下では乳酸になると考えられてきたため，乳酸の高値はそのまま組織低酸素や組織低灌流の証左とされてきた．近年の研究では乳酸は組織低酸素による嫌気性解糖だけでなく，好気性代謝によっても産生され，老廃物というよりも酸化基質としてのエネルギー源と捉えられている．重篤な患者での乳酸高値のメカニズムは，組織酸素需給バランスの障害（dysoxia）だけではなくサイトカインやアドレナリンの作用により乳酸が上昇するとされている[1)2)]．
　実臨床で酸素需給バランスの障害の指標となるとされているものは，混合静脈血酸素飽和度/中心静脈血酸素飽和度と乳酸値である．敗血症性ショックの患者に対して，乳酸クリアランスを指標に治療する群と中心静脈血酸素飽和度の正常化を指標にする群で検討したところ，両群で院内死亡率に有意差はなかったと報告され[3)]，より簡便に測定できる乳酸を指標にした管理が広まった．国際敗血症ガイドライン（Surviving sepsis campaign：international guidelines for management of severe sepsis and septic shock, 2012）のバンドル（第1部-第3章1参照）においても乳酸値の測定とその正常化を治療指標にすることが組込まれている．

表1 ● 乳酸アシドーシスの原因

心原性ショック，循環血液量減少性ショック，重症心不全	組織酸素供給不足．エピネフリンによるβ_2刺激も関与
敗血症	エピネフリンによるβ_2刺激．組織酸素供給不足の可能性．乳酸クリアランスの低下
重症低酸素	組織酸素供給不足．$PaO_2 < 30$ mmHgで認める
重症貧血	組織酸素供給不足．Hb＜5 g/dLで認める
腸管虚血	組織酸素供給不足
激しい運動，シバリング，痙攣	酸素需要増加．安静により改善する一過性の高乳酸血症
糖尿病	糖尿病性ケトアシドーシスに合併する場合は死亡率増加
肝不全	乳酸のクリアランス低下
CO中毒	組織酸素供給不足，酸化的リン酸化の障害
褐色細胞腫	組織酸素供給不足．エピネフリンによるβ_2刺激
メトホルミン	酸化的リン酸化の障害と肝糖新生抑制
サリチル酸	酸化的リン酸化の障害
β_2刺激薬	喘息の急性期のβ_2刺激薬で生じうる
プロポフォール	プロポフォール注入症候群で生じうる

文献4より引用

❷ 乳酸値の評価

● 乳酸値の基準値：2 mmol/L（18 mg/dL）未満

乳酸値の評価方法として，乳酸値そのものとその変化率（乳酸クリアランス）で評価する方法がある．

乳酸クリアランス＝〔(初回乳酸値－次回測定乳酸値)/初回乳酸値×100（％）〕

重症敗血症では治療開始後6時間での乳酸クリアランスが10％上昇するごとに院内死亡率が11％低下するという報告がある．また治療開始6時間以内の早期だけではなく，24時間の時点での乳酸クリアランスも死亡率に関連することが示されており，経時的に乳酸値を評価し介入することが重要である．

表1に示されるような病態では乳酸アシドーシスが生じうる．敗血症患者だけでなく術後患者でも，乳酸高値は死亡率の上昇との関連が示されており，乳酸高値は重篤な状態を示す．乳酸高値をみた場合，酸素飽和度，ヘモグロビン値，心拍出量など酸素供給量に影響する因子の適正化を図るなどの迅速な治療介入により，早期に乳酸値を正常化もしくは6時間後の乳酸クリアランスで50％以上をめざすべきである．

Pitfall

乳酸値があてにならない場合は？

乳酸は，主に肝臓で代謝されるため肝不全ではクリアランスの低下により高値を示し，評価は困難である．また喘息などでβ_2刺激薬使用後の患者や運動後，痙攣後の患者でも高値を示すが，これらの患者では，早期に正常化する．

> **ワンポイント**
>
> ### 乳酸だけを指標に管理すればよいのか？
> 1つの指標に頼るだけではなく複数の指標に用いて臨床判断をしていくことが重要である．

文献

1) Chertoff J, et al：Lactate kinetics in sepsis and septic shock：a review of the literature and rationale for further research. J Intensive Care, 3：39, 2015
2) 片岡 惇, 他：EGDTの再考 治療の指標（モニタリング）：真のゴールは？. Intensivist, 6：417-431, 2014
3) Jones AE, et al：Lactate clearance vs central venous oxygen saturation as goals of early sepsis therapy: a randomized clinical trial. JAMA, 303：739-746, 2010
4) Kraut JA & Madias NE：Lactic acidosis. N Engl J Med, 371：2309-2319, 2014

第2部 モニタリングの実際
第3章 実際の測定項目：間接指標

3 静脈−動脈血二酸化炭素分圧較差（PCO₂ gap）

長島佳代

- さまざまな原因によるショック患者ではPCO₂ gapが増大する
- 敗血症や術後患者などでPCO₂ gapに関する研究が多く報告されており，予後との関連が示されている
- PCO₂ gapが上昇する機序は，組織の灌流障害による二酸化炭素除去低下が主因と考えられている
- PCO₂ gapは血圧や心拍出量などの血行動態指標や混合静脈血酸素飽和度などの酸素需給バランス指標が正常化された後に残存する組織低灌流を検出する可能性がある

はじめに

　ショック患者の管理では，早期に末梢組織での酸素需給障害（dysoxia）を認識し，十分な蘇生を行うことが予後を改善する大きな要因となる．

　近年，組織灌流の新たな指標として静脈−動脈血二酸化炭素分圧較差（PCO₂ gap；PCO₂ difference，ΔPCO₂，Pv-aCO₂とも表記される）が注目されている．

　過去の研究で，動物実験における心停止モデルや重症患者では，静脈血二酸化炭素分圧上昇を認めることが報告され[1]，その後，さまざまな原因によるショック患者でPCO₂ gapが上昇していることが報告された[2〜4]．最近では，敗血症患者やハイリスク腹部手術後患者などで，PCO₂ gap高値と多臓器障害や死亡率との関連が報告されている[5〜7]．

1 PCO₂ gap上昇の機序

　まず，末梢組織での二酸化炭素（CO_2）産生には2つの機序がある[8]．

- 1）好気性CO_2産生：末梢組織では，好気性代謝の中心過程である酸化的リン酸化により，CO_2と水が生成される．好気性代謝では二酸化炭素産生量（$\dot{V}CO_2$）は酸素消費量（$\dot{V}O_2$）と関連しており（$\dot{V}CO_2 = $呼吸商$\times \dot{V}O_2$），呼吸商は好気性代謝に使用されるエネルギー源に影響を受ける．

● 2）嫌気性CO_2産生：末梢組織において十分な酸素供給が行われない場合，毛細血管での酸素摂取率（$O_2ER = \dot{V}O_2/\dot{D}O_2$）が上昇し，組織はATP産生と細胞エネルギー需要のバランスを維持するように代償機構が働く．しかし，重度の酸素供給量（DO_2）低下があるとO_2ER上昇では代償できなくなり，好気性代謝を維持するのに必要な酸素をミトコンドリアに供給することができなくなる．結果として，嫌気性代謝から乳酸が生じ，重炭酸により緩衝されCO_2を産生する．

組織の総CO_2は，好気性・嫌気性CO_2産生の総和である．組織CO_2は血流により除去されるため，血流減少により組織にCO_2が蓄積し，結果として静脈血CO_2分圧が上昇する．PCO_2 gapが上昇する機序は，十分には解明されていないが，現在のところ，このように理解されている．よって，組織や静脈血に蓄積されたCO_2の測定は組織低灌流の臨床的マーカーとなる．

PCO_2 gapのほかに，舌下や胃粘膜のCO_2分圧と動脈血CO_2分圧の較差を測定する方法が報告されている[9)10)]．

❷ PCO_2 gapの測定

PCO_2 gapの測定は，肺動脈カテーテルまたは先端を上大静脈に留置した中心静脈カテーテルから採取した静脈血二酸化炭素分圧と，動脈血二酸化炭素分圧の差を計算する．

正常な生理的コンディションでは，PCO_2 gapは6 mmHgを超えないため，**PCO_2 gap ≧ 6 mmHgを高値と解釈する**[3)]．

混合静脈−動脈血二酸化炭素分圧較差と，中心静脈−動脈血二酸化炭素分圧較差は強く相関するため，日常臨床での測定ではより侵襲の少ない中心静脈血を用いる方法が簡便である[11)]．

❸ PCO_2 gap評価の留意点

組織CO_2分圧は組織血流と後述のHaldane効果に影響を受けるため，PCO_2 gap値の解釈には2つの注意点がある[8)]．

①組織や静脈血のCO_2は血流により除去される．血流の保たれた動脈血酸素飽和度低下や貧血による組織低酸素ではPCO_2 gapは上昇しない可能性がある．つまり，PCO_2 gapが正常であっても，組織dysoxiaの存在は否定できないことに注意が必要である．

②ヘモグロビンに酸素が付加すると，CO_2との親和性が低下する（Haldane効果）．同じCO_2分圧でも酸素飽和度高値ではヘモグロビンに結合することができるCO_2が減少し，除去されるCO_2が減少するため組織CO_2は上昇する．CO_2分圧を検討する場合，酸素分圧の影響を考慮すべきである．混合静脈−動脈血二酸化炭素含有量較差（$Cv-aCO_2$）と動脈−混合静脈血酸素供給量較差（$Da-vO_2$）の比を用いて敗血症患者の予後を検討した研究も報告されている[12)]．

④ PCO_2 gap 評価の有用例

PCO_2 gap は心拍出量と負の相関を示すという報告も散見されるが[11)13)14)]，PCO_2 gap 上昇は血流減少だけでは説明がつかない場合がある．macrocirculatory level の指標（心拍出量などの血行動態指標や，$S\bar{v}O_2$・O_2ER などの酸素代謝指標）は正常・高値であるにもかかわらず，PCO_2 gap は高値を示し組織低灌流の徴候を認め，多臓器障害や死亡率との関連があることが報告されている[5)〜7)15)]．そのため PCO_2 gap は macrocirculatory blood flow が改善された後に持続する microcirculatory level での組織低灌流を反映している可能性がある[9)]．また，敗血症患者ではミトコンドリアレベルでの酸素利用障害（cytopathic hypoxia）により，高心拍出量・$S\bar{v}O_2$ 高値であっても末梢組織での dysoxia は改善されていない場合があり，組織灌流の指標として PCO_2 gap は有用であると考える．

おわりに

PCO_2 gap の研究はまだ歴史が浅く十分には理解されておらず，今後のさらなる研究が期待される分野である．

文献

1) Grundler W, et al：Arteriovenous carbon dioxide and pH gradients during cardiac arrest. Circulation, 74：1071-1074, 1986
2) Mecher CE, et al：Venous hypercarbia associated with severe sepsis and systemic hypoperfusion. Crit Care Med, 18：585-589, 1990
3) Adrogué HJ, et al：Assessing acid-base status in circulatory failure. Differences between arterial and central venous blood. N Engl J Med, 320：1312-1316, 1989
4) Kazarian KK & Del Guercio LR：The use of mixed venous blood gas determinations in traumatic shock. Ann Emerg Med, 9：179-182, 1980
5) Ospina-Tascón GA, et al：Persistently high venous-to-arterial carbon dioxide differences during early resuscitation are associated with poor outcomes in septic shock. Crit Care, 17：R294, 2013
6) Futier E, et al：Central venous O_2 saturation and venous-to-arterial CO_2 difference as complementary tools for goal-directed therapy during high-risk surgery. Crit Care, 14：R193, 2010
7) Robin E, et al：Central venous-to-arterial carbon dioxide difference as a prognostic tool in high-risk surgical patients. Crit Care, 19：227, 2015
8) Vallet B, et al：Venoarterial CO (2) difference during regional ischemic or hypoxic hypoxia. J Appl Physiol (1985), 89：1317-1321, 2000
9) Creteur J, et al：Sublingual capnometry tracks microcirculatory changes in septic patients. Intensive Care Med, 32：516-523, 2006
10) Fries M, et al：Increases in tissue Pco2 during circulatory shock reflect selective decreases in capillary blood flow. Crit Care Med, 34：446-452, 2006
11) van Beest PA, et al：Central venous-arterial pCO2 difference as a tool in resuscitation of septic patients. Intensive Care Med, 39：1034-1039, 2013
12) Ospina-Tascón GA, et al：Combination of arterial lactate levels and venous-arterial CO2 to arterial-venous O_2 content difference ratio as markers of resuscitation in patients with septic shock. Intensive Care Med, 41：796-805, 2015
13) Bakker J, et al：Veno-arterial carbon dioxide gradient in human septic shock. Chest, 101：509-515, 1992
14) Cuschieri J, et al：Central venous-arterial carbon dioxide difference as an indicator of cardiac index. Intensive Care Med, 31：818-822, 2005
15) Vallée F, et al：Central venous-to-arterial carbon dioxide difference：an additional target for goal-directed therapy in septic shock? Intensive Care Med, 34：2218-2225, 2008

4 カプノメーター

石田和慶

- カプノメーターでは呼気終末二酸化炭素分圧値から$PaCO_2$（動脈血二酸化炭素分圧）の変化と換気のリアルタイムモニタリングが可能．小型のメインストリーム方式センサーが開発されている
- 時間カプノグラムより換気と循環の異常を検出できる
- 量カプノグラムからは炭酸ガス排出量と死腔評価が可能である

はじめに

　カプノメーターは，呼吸ガス中の二酸化炭素（CO_2）分圧を測定する装置である．呼気終末のCO_2（$P_{ET}CO_2$）は肺胞気のCO_2分圧（≒肺胞毛細血管内血液CO_2分圧）とほぼ等しく，$P_{ET}CO_2$値から$PaCO_2$の変化と換気のリアルタイムの評価が可能である．CO_2の赤外線（4.3μm波長）への高い吸光度を用い測定されることが多い．

1 呼吸ガスサンプリング方式

A) メインストリーム方式

　メインストリーム方式は，呼吸回路に接続したアダプタにセンサーをとりつけCO_2分圧を直接リアルタイムに測定する．センサー重量による挿管チューブの屈曲やアダプタ装着による死腔増加が問題となったが，近年超小型軽量センサーが開発され〔cap-ONE CO_2センサーTG-970P（日本光電工業株式会社），重量4g 死腔0.5 mL〕，小児マスクにも装着可能となった（図1A）．ただし，アダプタ内の水滴や汚れによる測定値の変化に注意が必要である．

B) サイドストリーム方式

　サイドストリーム方式は，呼吸回路にサンプリングチューブを接続し（サンプリング流

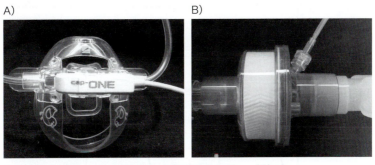

図1 ● 超軽量小型のメインストリーム方式のセンサー（A）と
サイドストリーム方式のサンプリングチューブ（B）
Aはcap-ONE（TG-970P）に小児用マスク YG-242T（日本光電工業株式会社）をとりつけたところ

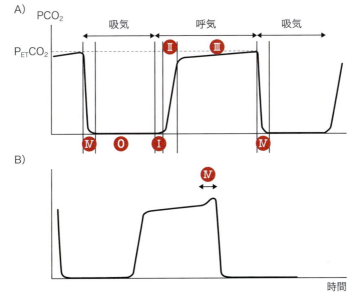

図2 ● 時間カプノグラム波形（A）と呼気第Ⅳ相の出現（B）
文献1より引用

量 50〜240 mL/分），装置本体でCO_2を測定する．人工鼻にサンプリングチューブ装着が可能で死腔容増加はほとんどない（図1B）．応答時間が長くサンプリングチューブの閉塞に注意が必要（水分，分泌物，機械的閉塞）である．

❷ 時間カプノグラム（図2）

　カプノメーターで測定したCO_2分圧を時間軸に沿って表示し時間カプノグラム（一般にカプノグラムとよぶ）が描かれる（図2A）．第0相は吸気相，第Ⅰ相は上気道の解剖学的死腔から呼出されるガス（CO_2はほとんどない），第Ⅱ相は解剖学的死腔と肺胞ガスが混合した部分のCO_2分圧，第Ⅲ相は主に肺胞ガスからなり，ほぼ平坦波形でその終了点が

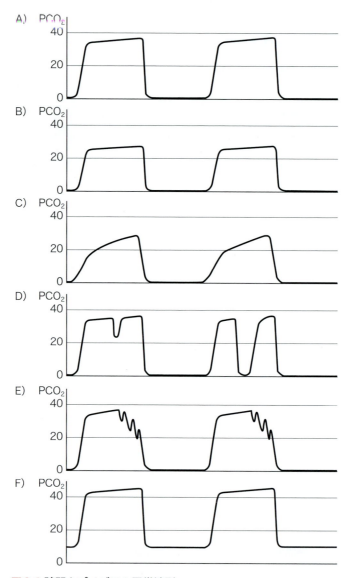

図3● 時間カプノグラム異常波形

A) 正常波形, B) $P_{ET}CO_2$が低下する場合, C) 換気血流ミスマッチや閉塞性換気障害がある場合, 経時的に$P_{ET}CO_2$が高くなる, D) 調節呼吸中に自発呼吸が混入するとプラトー部分にくぼみが起こる, E) 胸郭コンプライアンスが低下した症例, F) CO_2再呼吸(第I相が基線に戻っていない)
文献1より引用

$P_{ET}CO_2$である(正確には呼気中も血液から持続的にCO_2が肺胞へ拡散しわずかに上昇).

❸ カプノグラムの異常波形(図3)[1]

正常波形(図3A)に比べ$P_{ET}CO_2$が低下する場合(図3B)は,換気量過剰,代謝(体温)低下,心拍出量低下などが考えられる.肺塞栓の場合も急激な生理学的死腔形成から$P_{ET}CO_2$が低下する.サイドストリームのサンプリング流量が大きいと,呼気以外に呼

表1 ● $P_{ET}CO_2$ 増加，減少の原因

	$P_{ET}CO_2$ 増加	$P_{ET}CO_2$ 減少
代謝性	・悪性高熱 ・シバリング ・甲状腺クリーゼ ・重症敗血症	・低体温
循環，手術操作，処置	・ターニケット遮断解除 ・腹腔鏡の炭酸ガス気腹 ・アシドーシスの治療 　（炭酸水素ナトリウム投与） ・心拍出量増加	・肺塞栓症 ・心拍出量低下（全身麻酔導入， 　高度循環血液量不足，心原性ショック）
呼吸性	・低換気 ・喘息発作	・肺水腫 ・肺内シャント ・過換気
技術的	・CO_2吸収剤の消耗 ・センサーの汚染	・接続のはずれ ・気管チューブの閉塞 ・サンプリング量過多 ・サンプリングチューブ閉塞

回路の定常流を吸引するため低値となる．気管チューブのリークがある場合も呼気が一部挿管チューブの外側を通過するため低値となるが，この場合第Ⅲ相が一部削られたような波形を示すことがある．換気血流ミスマッチや閉塞性換気障害が存在するとCO_2分圧が低く過膨張気味な肺胞のガスが呼気相早期に呼出されるため経時的に$P_{ET}CO_2$は高くなる（図3C）．調節呼吸中に自発呼吸が混入するとプラトー部分にくぼみが起こる（図3D）．胸郭コンプライアンスが低下した症例では心臓の拍動が呼気に影響し心原性オシレーションを呈する（図3E）．第Ⅰ相が基線に戻らない場合，CO_2吸収材の劣化や呼気弁の異常でCO_2再呼吸が起こっている（図3F）[1]．表1に$P_{ET}CO_2$増加，減少の原因を掲載した．

通常カプノグラムの第Ⅳ相は吸気相への移行を示すが，第Ⅲ相の終わりにカプノグラムが上方に振れることがあり，これを第Ⅳ相とよぶことがある（図2B）．これは肥満患者や妊婦で1回換気量が大きく呼吸数が少なく，呼気終末に肺容量がクロージングキャパシティー以下に達した時点で起こる（先に閉塞する下肺野の肺胞のCO_2分圧は一定か低く，上肺野のCO_2分圧は上昇を続けるため）[2]．

❹ 量カプノグラム[3]（図4）

呼気CO_2分圧（メインストリーム方式）と呼気容量を同時に測定し両者の関係を描出すると量カプノグラムが得られる．時間カプノグラムと同様，第Ⅰ～Ⅲ相に分けられる（Novametrix社のNICO™で描出可能）．

第0相と第Ⅰ相の境が不明瞭な時間カプノグラムより明確に第Ⅰ相の開始の同定と呼気容量がわかる．量カプノグラムで囲まれる下方の面積（X）が1呼気中のCO_2総排出量（VCO_2）を示す．第Ⅲ相に接線を引き面積pとqが同等となるように第Ⅱ相に垂直に線を引く．さらに$PaCO_2$を同時に測定するとAまたは$PaCO_2$の横ラインに囲まれた総面積中

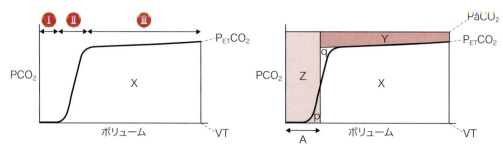

図4 量カプノグラム波形（左）と肺胞死腔の求め方
文献3より引用
解剖学的死腔：AあるいはVT×Z/(X＋Y＋Z)
肺胞死腔：VT×Y/(X＋Y＋Z)

のZ量に総呼気容量（VT）をかけたものが解剖学的死腔となり，総面積中のY量にVTをかけたものが肺胞死腔となる．

5 $PaCO_2$と$P_{ET}CO_2$

通常は$P_{ET}CO_2$は$PaCO_2$より2～5 mmHgほど低いが，稀に$P_{ET}CO_2$が$PaCO_2$よりも高値を呈す．肺胞死腔が少なく第Ⅲ相の傾きが大きいときに心拍出量の増加，CO_2産生の増大により肺胞CO_2分圧の周期的（呼気-吸気）変動が増大した場合や，肺胞間で肺胞CO_2分圧のばらつきが大きく肺胞CO_2分圧の高い肺胞から呼気の最後にCO_2が呼出されるときに起きうる．妊婦，肥満患者，新生児，幼児，人工心肺からの立ち上がり時，健常人では大きな1回換気量で少ない呼吸数のときに発生しやすい．

6 循環モニターとしてのカプノグラムの活用法

周知の通り，カプノグラムは呼吸系のモニターであるが，肺血流が保たれていることが前提となる．術中肺血栓塞栓症が生じた場合，突然の$P_{ET}CO_2$低下が生じる．心肺蘇生中では，胸骨圧迫の効果の指標として使用可能である．また，心不全が重症化すれば，換気血流比不均衡（$\dot{V}/\dot{Q}$ミスマッチ）により，$P_{ET}CO_2$低下が生じる．これらの病態は，$PaCO_2$が上昇しているはずであり，$P_{ET}CO_2$との乖離が生じている．このように呼吸モニターとして有用であるカプノグラムは，循環のモニターとしても利用可能である．

文献

1）坂口嘉郎：炭酸ガスモニターの解釈をきわめる．日本臨床麻酔学会誌，35：130-137，2015
2）Bhavani-Shankar K, et al：Terminology and the current limitations of time capnography: a brief review. J Clin Monit, 11：175-182, 1995
3）伊藤 彰，勝屋弘忠：【人工呼吸中のグラフィックモニター】PCO_2・ボリュームカーブから見る呼吸病態生理学．ICUとCCU，37：461-465，2013

● 第2部　モニタリングの実際 ●
第3章　実際の測定項目：間接指標

5 体温モニター

石田和慶

- 麻酔中は末梢への熱の再分布と低体温に対する反応性の閾値の変化から容易に低体温になる
- また頻度は少ないが悪性高熱症が起こることもある
- そのため体温モニターは必須である
- 測定にはサーミスタを用いる方法が一般的であるが，温度の測定部位により評価しているものが異なり注意点すべき点がある
- 人工心肺のような体温を急激に変化させる場合には，各部位の温度変化が大きく異なることに留意する

● はじめに

　ヒトでは温度情報（8割が中枢，2割が末梢から）が視床下部視索前野に伝えられ，体温が正常であれば視床下部内側核や延髄の淡蒼縫線核（一部脊髄）に下行性抑制性シグナルを出して体温変動を抑えている（閾値間領域とよばれ0.2～0.5℃の狭い範囲，睡眠中を含めると1℃の幅になる）．体温上昇に対しては末梢血管拡張，発汗の順で，低下に対しては末梢血管収縮，非ふるえ熱産生，シバリングの順に抑制を外して反応を起こす．麻酔中は低体温，高体温どちらも発生するため体温モニターが必要となる．

① 低体温

　体のうち通常中枢温で維持されているのは体幹と頭部（体重の半分程度）で，残りは中枢温より2～4℃低い．手術室での患者衣服と低温環境ではこの中枢温領域はさらに狭くなるが（図1左），通常は体温調節性血管収縮で中枢−末梢温度較差は維持される．麻酔薬は血管拡張を引き起こし中枢の熱を末梢に移動させ（再分布：図1右），かつ低体温に対する体温調節反応閾値温度を32～35℃まで濃度依存性に低下させる（図2A左：デスフ

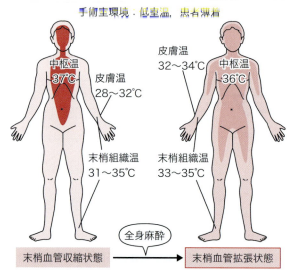

図1● 全身麻酔に伴う体温分布の変化

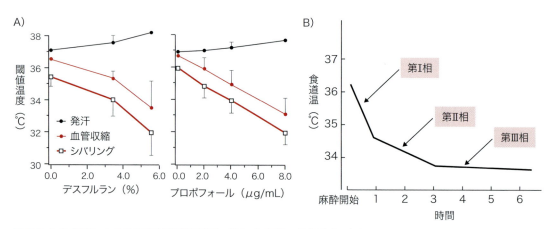

図2● 全身麻酔による体温調節閾値温変化（A）と実際の体温変化（B）
第Ⅰ相：麻酔薬による末梢血管拡張作用による末梢組織への熱移動
第Ⅱ相：全身麻酔中の代謝の低下，熱喪失＞産生
第Ⅲ相：体温調節性末梢血管収縮が起こる
文献1から引用

ルランは非線形的，図2A右：プロポフォールは線形的に影響）[1]．そのため麻酔導入後は中枢温は最初に急速に低下する（図2B，第Ⅰ相）が，中枢温が閾値温度より高い間は体温低下に対して体温を上げるように能動的に反応しない．その後2〜4時間は熱喪失が代謝性熱産生を上回る結果（麻酔薬の代謝抑制，術野からの蒸散，手術室の冷環境，輸液，出血，輸血など），体温は直線的に低下する（図2B，第Ⅱ相）．体温が十分に低下した患者では血管収縮の閾値に達し（図2B，第Ⅲ相）体温低下の程度は鈍る．

区域麻酔でも下肢の神経遮断による寒刺激の欠如から，区域麻酔の範囲に比例して全身の血管収縮とシバリングの閾値温度が低下する．熱は末梢に逃げるため中枢温は低下するが，寒いという感覚に乏しく末梢神経の血管収縮は起こりにくい．このような理由で，約70％以上の麻酔症例に中枢温36℃以下の低体温が起こる．低体温は高齢者や全身麻酔に

区域麻酔を併用した症例，砕石位（中心静脈圧が高めで末梢血管収縮が起こりにくい）で起こりやすい[2]．

術中の体温の1〜2℃の低下は，術後の心血管系合併症や手術創感染の頻度をともに3倍にし，入院期間を20％延長し，術中出血量と輸血の必要量を増加させる．したがって，麻酔時間が30分を超す場合は中枢温をモニターし36℃以上を維持することが推奨される．

❷ 高体温

能動的高体温（発熱）と受動的高体温に分けられる．発熱は，感染，手術侵襲，外傷などにより内因性の発熱物質（インターロイキン-1，インターフェロン）が体温閾値を上方に変位させる．また，視床下部領域の腫瘍や手術操作により体温調節機構が障害されて起こる場合もある．

受動的高体温（異常高体温）は体温閾値より実際の体温が高い状態で，医原性異常高体温（過剰な加温がほとんど）と病的異常高体温がある．病的異常高体温は悪性高熱症，甲状腺機能亢進症や褐色細胞腫がある．特に悪性高熱症は体温の上昇（15分で0.5℃の体温上昇あるいは40℃以上の体温）が診断の決め手となるためモニターが重要となる．

❸ 体温測定法

主に以下の方法で体温を測定する．

1）サーミスタ

温度が上昇すると電気抵抗が減少する半導体を利用して測定する．通常の持続体温測定用のプローブ（図3A）や肺動脈カテーテルの体温はこの方法を用いるが，電子体温計（図3B）では実測式（センサー部分の温度をそのまま表示）と予測式がある（センサー部分の温度上昇カーブから最終的な温度を予測，数十秒で計測可能）．

2）赤外線温度計

放射される赤外線の量が絶対温度の4乗に比例することを利用し測定する．耳式体温計はこの原理を用い（図3C），熱源に接触しなくとも測定できる．

3）経皮的熱流補償法

経皮的に深部温を測定する方法である．通常皮膚表面温度は深部温より低いが，体表面を断熱材で覆い外気温の影響を遮断して皮膚表面温度が深部温と等しくなるのに必要な微量の熱を与えることで深部温（熱の移動がなくなった時点の温度）を測定している（図3D，E）．

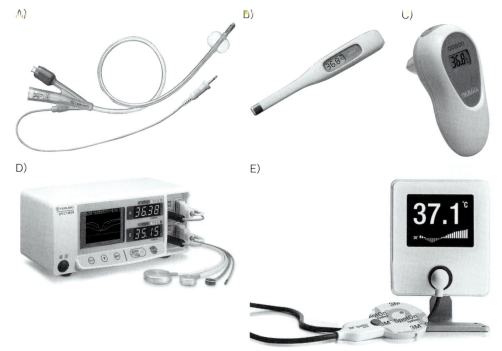

図3● 各温度計
A) サフィード®シリコーンバルーンカテーテル温度センサー付（写真提供：テルモ株式会社）
B) 電子体温計（実測式）MC-170 けんおんくん（写真提供：オムロン ヘルスケア株式会社）
C) 耳式体温計 MC-510 けんおんくんミミ（写真提供：オムロン ヘルスケア株式会社）
D) コアテンプ® CM-210（写真提供：テルモ株式会社）
E) スポットオン™（写真提供：スリーエム ジャパン株式会社）

④ 各体温測定モニター部位

さまざまな部位での体温測定が行われるが，測定部位によりその意味合いが異なる．表1に頻用される体温測定部位とその意義，注意点を示す．

⑤ 人為的低体温

人工心肺を用いた弓部大動脈人工血管置換や人工心肺下に循環停止下に行う脳動脈瘤手術では脳への血流が制限されるため脳の温度は保護の観点からたいへん重要である．図4に目標脳温を18℃以下として巨大脳動脈瘤クリッピング術を脳循環停止下に行った際の送血，脳，肺動脈カテーテル，食道，鼓膜，鼻咽頭，膀胱，直腸，腋窩，足底の温度変化を示す[3]．実際の脳温に近いのは鼻咽頭温，鼓膜温で，食道温や肺動脈カテーテル温度は脳よりも早めに冷却されそれ以外の温度の反応は遅い．通常の手術では中枢温とされる直腸温や膀胱温の変化は脳温に比べてかなり遅れることに留意する．

表1 ● 体温測定部位と意義

測定部位	意義と注意点
食道温	大動脈あるいは左心房の温度を反映，挿入が浅いと正確性が低い
鼻咽頭温	脳温に近い（内頚動静脈の温度を反映），鼻出血の危険がある
鼓膜温	脳温を反映（脳実質に一番近い），鼓膜穿孔の危険性，外耳の皮膚温の影響を受ける
肺動脈温	心臓血液温測定，侵襲的で血流がなくなる人工心肺中での測定意義に乏しい
膀胱温	十分な尿量では血液温に近い，開腹術では外気温の影響を受ける
直腸温	内臓温を反映，温度が急激に変化しないときは中枢温に近似する．糞塊の影響を受け開腹術では外気温の影響を受ける
皮膚温	経皮的熱流補償法での測定は深部温を意味し，サーミスタでは皮膚表面温度を意味する．前腕と第二指の温度較差は末梢血管収縮の指標として評価される

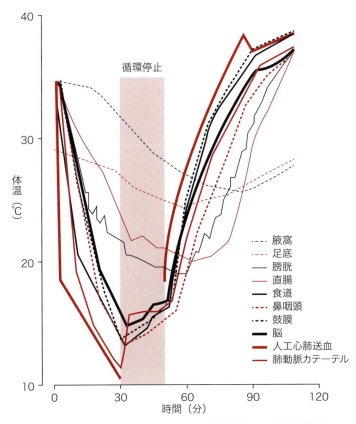

図4 ● 脳温18℃以下を目標にした人工心肺症例での各測定部位での体温変化
文献3より引用

6 体温測定が循環の指標となる状況

循環指標とは無縁に思える体温測定であるが，以下の状況では，循環の指標として利用可能である．

1）人工心肺中の末梢循環

人為的低体温は，よく利用されるが，意図する体温（低体温，復温）に到達するまで時間を要する症例がある．これは，末梢血管抵抗が高い場合があり，血管拡張薬を使用し，改善を認めることがある．

2）深部体温と末梢温の解離

深部体温と末梢温の解離は抜管後のシバリングを引き起こしうる．鎮痛不十分，術中加温不足などが原因となるが，循環血液量減少による末梢血管収縮もその一因となる．適切な輸液管理が予防・治療となりうる病態がある．

文献

1) Sessler DI：体温モニタリング．「ミラー麻酔科学」（Miller RD/編，武田純三/監），pp1225-1244，メディカルサイエンスインターナショナル，2007
2) 中嶋 康：【体温管理】周術期低体温 麻酔薬，手術の影響，およびこの対策．ICUとCCU，38：459-468，2014
3) Stone JG, et al：Do standard monitoring sites reflect true brain temperature when profound hypothermia is rapidly induced and reversed? Anesthesiology, 82：344-351, 1995

第2部 モニタリングの実際
第3章 実際の測定項目:間接指標

6 運動誘発電位（MEP）

和泉俊輔

- 運動機能のモニタリングとして，MEP（運動誘発電位）測定は有用である
- 測定機器には，神経機能検査装置（MEE-1200：日本光電工業株式会社），経頭蓋的電気刺激装置（D185 MultiPulse Stimulator：Digitimer社）がある

はじめに

運動誘発電位（motor evoked potential：MEP）は皮質脊髄路（錐体路）の機能の恒常性，すなわち運動機能が維持されているかをモニタリングしている．

手術における皮質脊髄路の機能の障害を起こす原因として，血流不全による虚血や手術操作による直接的な損傷が考えられる．例えば，心臓大血管手術における胸腹部大動脈瘤手術での脊髄血流不全による脊髄虚血，脊椎外科手術における側弯症手術での手術操作による直接的な脊髄損傷，そして脳外科手術における脳腫瘍手術・脳動脈瘤クリッピング手術での直接的な損傷や血流不全による脳虚血の危険性があげられる．

臓器循環は臓器保護において重要であり，血流によって各器官・組織・細胞に必要な酸素や栄養物質を輸送し，末梢組織から産生された代謝産物を運び去っている．脊髄保護でも同様に脊髄灌流圧は重要となる．

1 大血管手術での循環管理

大動脈瘤などの大血管手術における脊髄保護法として平均動脈圧の上昇，スパイナルドレナージ，遠位大動脈灌流，肋間動脈の再建術などがあるがどれも脊髄灌流圧を増加させることを目的としている[1]．Grieppらにより提唱されたcollateral network conceptはアダムキーヴィッツ動脈以外にも，側副血行路からも脊髄血流を維持することができるという概念であり循環管理が重要となってくる[2]．血管内治療である胸部ステントグラフト内挿術（thoracic endovascular aortic repair：TEVAR）のように肋間動脈の再建術などを

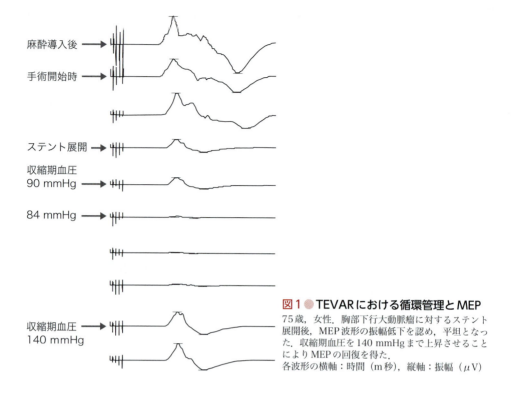

図1 ● TEVARにおける循環管理とMEP
75歳，女性．胸部下行大動脈瘤に対するステント展開後，MEP波形の振幅低下を認め，平坦となった．収縮期血圧を140 mmHgまで上昇させることによりMEPの回復を得た．
各波形の横軸：時間（m秒），縦軸：振幅（μV）

行えない手術では，平均動脈圧の上昇という循環管理によって脊髄灌流圧を維持することが可能となる症例がある（図1）[3]．

脊髄機能障害を早期に発見し循環管理を行うことで，術後の運動機能を維持するためにも適切な運動機能のモニタリングを行うことは重要である．

❷ 麻酔の注意点

　MEPは大脳皮質運動野を電気的にトレインパルス刺激[※1]し，運動神経を興奮させ，シナプスを介して脊髄運動神経細胞に伝わる．脊髄運動神経細胞は神経・筋接合部を介して骨格筋を収縮させる．MEPは骨格筋の収縮から波形を得ているので，皮質脊髄路の機能を低下させる麻酔薬や筋弛緩薬の使用には注意が必要となる．

　吸入麻酔薬は興奮性シナプス後電位（excitatory post-synaptic potential：EPSP）を著明に抑制するため，MEPを用いた脊髄機能モニタリングを行う際には避けた方がよいとされる．一方，静脈麻酔薬であるプロポフォールを用いた全静脈麻酔は脊髄運動神経細胞活動に影響が少なく安定したMEP波形を得やすい．しかしプロポフォールも濃度依存性に影響を与える．胸腹部大動脈瘤手術のように大動脈遮断を行う手術では，遮断の直後に

※1　**トレインパルス刺激**…興奮性シナプス後電位（EPSP）の持続時間は7〜10 m秒であり，麻酔薬により抑制される．この持続時間より短時間で刺激を行い，電位を蓄積し閾値に達することで，麻酔中でもMEPを得やすくしている．

中枢側におけるプロポフォール濃度が急激に上昇する可能性があり，麻酔深度を一定にするためにBIS値を参考にする必要がある．

またMEPは体温の影響も受けるが28℃程度までの低体温では測定可能である．しかし臓器保護目的に超低体温循環停止で18℃まで体温を低下させている間は，MEPは得られず復温に伴い波形が得られるようになってくる．

以上より，麻酔薬，筋弛緩薬，体温の影響は常に考慮しておく必要がある．

おわりに

MEPは麻酔薬による影響を受けるモニタリングのため，適切に評価を行うためにその特徴を理解することは重要である．その理解に基づいたモニタリングの使用は患者の予後改善につながる麻酔・循環管理の一助となる．

ワンポイント

ステントグラフト挿入後の血圧管理：MEPおよびエンドリーク

ステントグラフト展開後にMEPが低下したとき，直ちに血圧の上昇を行う必要があるかは術者と検討をする必要がある．エンドリークが存在する場合，大動脈瘤内の圧は解除されておらず，大動脈瘤破裂の危険性がある．

文献

1) Wynn MM & Acher CW：A modern theory of spinal cord ischemia/injury in thoracoabdominal aortic surgery and its implications for prevention of paralysis. J Cardiothorac Vasc Anesth, 28：1088-1099, 2014
2) Griepp RB & Griepp EB：Spinal cord perfusion and protection during descending thoracic and thoracoabdominal aortic surgery：the collateral network concept. Ann Thorac Surg, 83：S865-9; discussion S890-2, 2007
3) 和泉俊輔，垣花 学：心臓外科領域でのMEP. 麻酔，64：486-493, 2015

7 脳代謝モニタリング
A）頸静脈血酸素飽和度（SjO₂）

和泉俊輔

- SjO_2（頸静脈血酸素飽和度）測定により，脳全体の酸素の需要供給バランスのモニタリングが可能となる
- 測定方法：オキシメトリーカテーテルを使用する

● はじめに

　脳は体重のおよそ2％の重量であるが，酸素消費量は全体の20％と大きく，虚血に弱い臓器である．そのため術中の酸素の需要供給バランスのモニタリングは重要である．
　脳全体からの血液が灌流する内頸静脈においてSjO_2を測定することで，脳全体の酸素の需要供給バランスをモニタリングできる．

① 脳循環・脳代謝に関して

　脳血流量（cerebral blood flow：CBF）は55 mL/100 g/分であり，脳灌流圧が50～160 mmHgでは自己調節能により一定に保たれる．
　脳酸素消費量（cerebral metabolic rate for oxygen：$CMRO_2$）は3.5 mL/100 g/分で全酸素消費量の20％となり，Fickの原理（第1部-第1章6参照）で以下の式で示される．
脳血流量（CBF）＝脳酸素消費量（$CMRO_2$）/〔頸動脈血酸素含量（CaO_2）－頸静脈血酸素含量（CjO_2）〕
脳酸素消費量（$CMRO_2$）＝脳血流量（CBF）×〔頸動脈血酸素含量（CaO_2）－頸静脈血酸素含量（CjO_2）〕
　　　　　　　　　　＝脳血流量（CBF）×1.34×Hb×〔頸動脈血酸素飽和度（SaO_2）－頸静脈血酸素飽和度（SjO_2）〕
　また前述の式から頸静脈血酸素飽和度は以下の式で示される．
頸静脈血酸素飽和度（SjO_2）＝頸動脈血酸素飽和度（SaO_2）－脳酸素消費量（$CMRO_2$）/脳血流量（CBF）×1.34×Hb

SjO_2 は $CMRO_2$ が増加すると減少する．Hb が増加すると SjO_2 は増加し，低下すると SjO_2 は減少する．しかし実際には Hb の増減による血液粘度の変化など微小循環に与える影響は無視できない．

また SjO_2 の正常値は60〜80％程度であり，50％以下では脳虚血を示唆する．一方90％以上の高値も脳での酸素消費量の低下を意味し，脳死など重症脳障害を示唆する．

SjO_2 は複数のパラメーターにより変化するため，その数値の意味することを注意深く評価していく必要がある．

② 心臓血管外科手術における SjO_2 モニタリング

人工心肺（cardio pulmonary bypass：CPB）を使用した際の脳循環の決定はどのように行うべきなのかは議論の余地がある．人工心肺を行う際には血液の希釈や体温の変化，それに伴う脳血流量や脳血管抵抗の変化など正常な状態とは異なる変化が考えられる．

人工心肺時の変化として常温（37℃）では血液希釈に伴い CBF は増加，CVR（脳血管抵抗）は減少し，脳の酸素運搬量（CDO_2）と $CMRO_2$ の恒常性は保たれること，低温（27℃）では CBF と CVR は CPB 前と比較して減少しない一方，CDO_2 と $CMRO_2$ は低下するが関係は保たれず，CDO_2 が過剰になってしまうことを Cook らは報告している[1]．

さらに大動脈弓部手術など術中に低体温循環停止（hypothermic circulatory arrest：HCA）を行い，選択的脳灌流（selective cerebral perfusion：SCP）を行うときにはより生理的な状態ではなく，適切な脳循環を決定するのは難しい．選択的脳灌流に関する報告として，25℃では CVR や CBF の変化はなく CBF と $CMRO_2$ の恒常性は保たれること，15℃以下では CVR の増加を認め，CBF と $CMRO_2$ はともに低下するが関係は保たれず，CBF が過剰になってしまうことを Strauch らは報告している[2]．

低体温が $CMRO_2$ に占める電気生理的代謝（60％）と基礎代謝（40％）の両方を減少させることができるのは麻酔薬による $CMRO_2$ の低下が電気生理的代謝のみであることとは異なり，脳保護において重要となる．低体温を行っている際に，SjO_2 の増加がみられないときは $CMRO_2$ の減少がないということであり，脳の温度が適切にモニタリングされているか確認する必要がある．

③ 測定上のポイント

SjO_2 の測定は頸静脈球（jugular bulb：図1）で行う．測定部位が正しくない場合，頭蓋外からの血液が混入した値の測定となってしまう．オキシメトリーカテーテルを留置することで連続的な測定が行える．

正常の場合，左右のどちらの頸静脈球で SjO_2 を測定しても差はない．頭部外傷患者でも外傷の解剖学的部位と左右の SjO_2 の関連は認められなかったことが報告されている[3]．

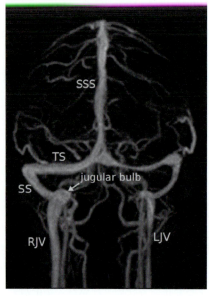

図1● 頸静脈球（jugular bulb）
SSS：superior sagittal sinus（上矢状静脈洞）
TS：transverse sinus（横静脈洞）
SS：sigmoid sinus（S状静脈洞）
jugular bulb（静脈球）
RJV：right jugular vein（右頸静脈）
LJV：left jugular vein（左頸静脈）
文献3より転載

SjO_2測定はCTなどでより大きな側で測定を行えばよい．

Pitfall
SjO_2は全脳のモニタリングであり，脳局所の病変を反映しないため偽陰性を示すことがある．

文献
1) Cook DJ, et al：Cardiopulmonary bypass temperature, hematocrit, and cerebral oxygen delivery in humans. Ann Thorac Surg, 60：1671-1677, 1995
2) Strauch JT, et al：Optimal temperature for selective cerebral perfusion. J Thorac Cardiovasc Surg, 130：74-82, 2005
3) Stocchetti N, et al：My paper 20 years later：cerebral venous oxygen saturation studied with bilateral samples in the internal jugular veins. Intensive Care Med, 41：412-417, 2015

第2部　モニタリングの実際
第3章　実際の測定項目：間接指標

7 脳代謝モニタリング
B) 近赤外線分光法（NIRS）

林　浩伸，川口昌彦

- NIRS装置は，生体内に照射した近赤外線光を検出することでヘモグロビン濃度変化を計測し，非侵襲的かつ連続的に脳酸素飽和度を表示する
- NIRS装置の機種によって，異なった測定方法や解析方法が採用されているため，測定値の解釈には機種ごとの特性を知っておく必要がある

はじめに

　手術操作，人工心肺の使用，心機能低下，出血，体位などさまざまな要因によって大きく変化する脳血流状態をリアルタイムに知ることは重要である．NIRS（近赤外線分光法）装置は非侵襲的かつ連続的に局所脳酸素飽和度を測定できる．周術期脳虚血リスクの高い心臓血管手術，頸動脈手術，ビーチチェア体位手術などで使用できる．

1 NIRSの測定原理

1）近赤外線光の特性

　近赤外線光が頭皮，頭蓋骨を容易に透過し頭蓋内に透過するという光学的分光測定の特徴を利用している．生体組織への光の浸透は，波長650 nm程度以下ではヘモグロビン（Hb）の吸収が強く，1,250 nm程度以上では水の吸収が強いため生体内を光が進むことができない．そこで，いわゆる「生体の窓」といわれる波長700〜900 nmの近赤外線光は生体透過性が高く，生体内のHb酸素化状態の測定に用いられる．

2）酸化Hbと還元Hbの吸光スペクトル

　近赤外線光に対して酸化Hbと還元Hbは異なる吸光スペクトルをもち，805 nm付近が等吸光点となる．したがって微小血管レベル（細動脈，細静脈，毛細血管）での総ヘモグロビンに対する酸化Hbの割合によって，脳酸素飽和度が測定される．

3) modified Beer-Lambert法（MBL法）

　　Hbの濃度変化は，MBL法をもとに算出される．本来Beer-Lambert法は，光の散乱がないことを前提としている．しかし生体組織では光散乱が強いため実際の光路長は長くなりBeer-Lambert法をそのまま適用できない．これを解決するためにMBL法が用いられるが，機種によって平均光路長を一定と仮定している場合があるため酸化Hb変化量が過大評価され，その絶対値を信頼することができない．

4) 空間分解分光法（SRS）

　　空間分解分光法（spatial resolved spectroscopy：SRS）は，MBL法と同じ光拡散理論に基づく原理である．照射された連続光を近接する2つの受光部を用いて測定することで，距離に対する変化率を計算し光路長の影響を除去している．定量性と実用性のバランスがよい．

❷ NIRSによる脳酸素飽和度測定における現状の課題

　　純粋に脳組織の酸素飽和度を測定することが正確な脳酸素化の評価と管理を可能にする．測定法の向上によって脳酸素飽和度測定の正確性が増してきたが，いずれの機種でも頭蓋外血流の影響，生体組織のノイズに対する課題などが存在する．現状では，NIRSと測定機器の特性をふまえたうえでの数値の解釈が必要である．

❸ 各社のNIRSを用いた脳酸素和度測定装置

　　本邦で使用できる代表的なNIRSを用いた脳酸素飽和度測定装置としてINVOS™ 5100C（コヴィディエンジャパン株式会社），NIRO®-200NX（浜松ホトニクス株式会社），FORE-SIGHT® ELITE（CAS Medical Systems社），さらに海外で使用されているSenSmart™ Model X-100（Nonin Medical社）の特徴を紹介する．波長数，解析法，発光部と受光部の距離などを工夫することで正確な脳酸素飽和度測定をめざしている．

1) INVOS™ 5100C（コヴィディエンジャパン株式会社）

　　きわめて手軽に局所脳酸素飽和度（rSO_2）を測定可能で，世界的なシェアは最も大きい．近赤外線光は2波長であり，他の機種と比べると少ない．またrSO_2はSRSで算出されているようだが，その計算アルゴリズムが公開されていない．現実的には血液希釈や頭蓋外血流の影響が最も大きい機種である[1]．したがって，計測される数値の解析方法には異論があるのが現状である．

2) NIRO®-200NX（浜松ホトニクス株式会社）

3波長を用いて，MBL法による酸化，還元，総Hbの相対濃度変化と，定量性に優れたSRSを用いて組織酸素化指標（TOI）と組織Hb指標（THI）を測定する．SRSを用いたTOIは平均光路長に影響されない．これらのパラメーターによってTOI低下の原因が酸素化不良，うっ血，虚血なのかを判定できる．今後，時間分解分光法（TRS）を用いることで絶対値が測定できるNIRO®も製品化される予定である．

3) FORE-SIGHT® ELITE（CAS Medical Systems社）

最大の特徴は5波長の近赤外線光を採用していることである．生体内のメラニンによる近赤外線光の吸収の影響が無視できないという理論から，酸化Hb，還元Hb，メラニン，生体組織（骨，髄液など）の4種類の光吸収率を正確に区別するために最低でも4波長が必要としている．5波長の近赤外線光を用いることでMBL法の計算式中の光路長をリアルタイムに修正することにより，正確な脳酸素飽和度を導いている．

4) SenSmart™ Model X-100（Nonin Medical社）

本邦で使用できる機種とは比較できないほど非常に軽量小型で本体重量は900 gである．同社のEQUANOX™と同レベルの正確な局所脳酸素飽和度を測定でき，同時にSpO$_2$（末梢動脈血酸素飽和度）も測定表示できる．発光部と受光部をそれぞれ2つずつ装備することで頭蓋外血流の影響を最小限にしている．近日，本邦でも発売される可能性もある．

> **ワンポイント**
>
> **脳虚血のアラームポイント**
>
> 内頸動脈内膜剥離術では，局所脳酸素飽和度（rSO$_2$）が基準値から20％以上の低下，または絶対値で50％未満への低下が脳虚血の指標となる．しかし心臓血管手術では，明確な基準は決められていない．

文献

1) Davie SN & Grocott HP：Impact of extracranial contamination on regional cerebral oxygen saturation：a comparison of three cerebral oximetry technologies. Anesthesiology, 116：834-840, 2012

8 脳循環モニタリング
A) 経頭蓋超音波ドプラ法 (TCD)

林　浩伸，川口昌彦

- 経頭蓋超音波ドプラ法（TCD）により，主幹脳動脈の血流速度測定，塞栓子検出ができる
- TCDでは経側頭骨アプローチによる中大脳動脈血流が頻用される
- TCD専用装置を使用することで，探触子の固定が容易で長時間モニタリングが可能となる

はじめに

　経頭蓋超音波ドプラ法（transcranial Doppler：TCD）で使用される低周波数（2 MHz）の超音波は経頭蓋的に脳内へ伝播するが，空間解像度が不十分であるため脳組織構造ではなく脳血管のみを対象とする．頭蓋内主幹動脈の血流を測定することで，脳循環指標としての血流速度と脳梗塞の原因となる微小栓子をモニタリングできる．目的とする脳血管に対応した'window'（探触子を当てる部位）から深度や探触子（プローブ）の角度を調節して描出する．頸動脈手術，人工心肺を併用した心臓血管手術，脳血管バイパス術などの周術期脳モニターとして使用される．最近では，経カテーテル大動脈弁留置術（TAVI）でも応用されている．

1 TCDの測定方法

　2 MHzのパルスドプラ法を用いて目的とする頭蓋内血管の血流を測定する．汎用の心エコー装置を使用することもできるが，長時間モニタリングが必要とされる術中の経時的脳血流変化や微小栓子シグナルのモニタリングには，TCD専用装置を用いることで探触子の固定が容易となり信頼性の高いTCDモニタリングが行える．脳血管の同定は，window，探触子の方向，血管までの深さ（深度），血流速度，血流方向によって行う（表1）．例えば，あらかじめ深度を50 mm程度にして探触子を患者のこめかみに対して垂直からやや前上方向に向けたときに，探触子に向かう血流が検出されれば中大脳動脈である．

表1 ● TCDで検出される脳血管の特徴

window	血管	深さ (mm)	基準血流速度 (cm/秒)	血流方向
側頭骨	中大脳動脈 前大脳動脈 後大脳動脈	45〜55 55〜75 65〜80	60±12 50±12 40±11	toward away toward/away
眼窩	眼動脈 内頸動脈	30〜50 55〜70	30±10 50±15	toward toward/away
大円孔 (後頭下)	椎骨動脈 脳底動脈	65〜85 ＞85	40±10 40±10	away away

toward：探触子に向かう血流方向，away：探触子から遠ざかる血流方向

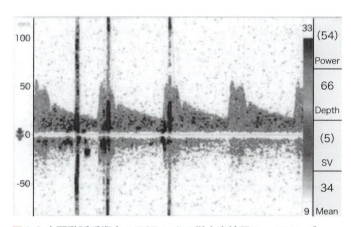

図1 ● 内頸動脈手術中のTCDによる微小塞栓子モニタリング
内頸動脈への操作を開始したところTCDにて中大脳動脈に塞栓子シグナル（high-intensity transient signals：HITS[※1]）を高頻度に観察されている．
文献3より転載
（巻頭カラー 8 参照）

❷ TCDの利点と欠点

　TCDは非侵襲的かつ連続的モニタリングであり，さらに他の脳循環モニタリング法との最大の違いは**微小栓子をモニタリング**できることである（図1）．実際，術後の脳神経合併症の多くが循環動態変化よりもむしろ塞栓が原因とされることからもTCDの重要性が理解できる．しかし，TCDを実施するうえで問題となるのがwindowから超音波が十分に透過させることができない症例が10〜15％存在し，TCDモニタリングが困難となることである．さらに，高齢者になると頭蓋骨が肥厚するので困難となる．

[※1] **HITS（high-intensity transient signals）/MES（micro-embolic signals）** …TCDで脳血流音とは異なる「ピュッ」というチャープ音を伴うシグナルのこと．

③ TCDの評価方法

1）血流速度

　頸動脈遮断時における脳血流速度の低下を評価し，有意な血流速度減少を認めた場合にはシャント留置による脳虚血対策を行う．しかし血流速度低下に対するアラームポイントには議論の余地がある．術後管理や集中治療領域では，脳血流速度を測定することで血管攣縮や過灌流症候群などの検出にも使用される．

> **ワンポイント**
>
> **うまく血流を検出するコツ**
> 　初心者ほどモニター画面の波形を見てしまう．検者の目は探触子に固定して，探触子の位置と向きに注意を払う．同時に，サンプルボリュームを大きめに設定し，血流ドプラ音を頼りに最適な血流位置を探索することがコツである．

2）塞栓子

　脳血管への空気や固形**塞栓子**（粥腫，血栓など）を特異的に検出できる．術前の塞栓子シグナル検出は，無症候性頸動脈狭窄患者に対する頸動脈手術の術後中枢神経障害を予防するうえで非常に重要である．症候性頸動脈狭窄患者での塞栓子シグナル検出は，近い将来に起こる卒中の強い予測因子とされる[1]．機械弁置換術直後の1年では35％に微小塞栓症が発生することからも，機械弁置換術後の塞栓子シグナルの検出は卒中の予防につながる[2]．また人工心肺による塞栓子シグナルの検出も術後中枢神経障害を最小限にするために有用である．

文献

1) King A & Markus HS：Doppler embolic signals in cerebrovascular disease and prediction of stroke risk：a systematic review and meta-analysis. Stroke, 40：3711-3717, 2009
2) Skjelland M, et al：Solid cerebral microemboli and cerebrovascular symptoms in patients with prosthetic heart valves. Stroke, 39：1159-1164, 2008
3) 佐藤雄一，他：術中モニタリングと血圧コントロール下に観血的に根治せしめた症候性頸部内頸動脈起始部血栓化動脈瘤の1例．脳卒中の外科，40：267-272, 2012

● 第2部 モニタリングの実際 ●
第3章 実際の測定項目：間接指標

8 脳循環モニタリング
B) 眼血流

林 浩伸，川口昌彦

- 超音波による眼血流速度モニタリングでは検査条件に注意する
- 経眼窩超音波ドプラ法による眼血流速度測定によって，脳への血流を間接的に評価できる
- 脳分離体外循環における腕頭動脈への送血管位置異常の検出や脳低灌流の指標として有用である

● はじめに

　経眼窩超音波ドプラ法によって眼血流速度を測定することができる．眼血流速度モニタリングによって固く厚い頭蓋骨に覆われた脳への灌流状態を評価できる．本手法によって眼動脈，網膜中心動脈，網膜中心静脈，後毛様体動脈を描出することができるが，本項では眼動脈について述べる．臨床的には選択的脳分離体外循環を併用する胸部大血管手術，内頸動脈内膜剥離術，術前から内頸動脈狭窄症のある症例での周術期脳循環モニタリングとして有効である．

❶ 眼動脈の解剖

　内頸動脈の第一分枝である眼動脈の血流速度をモニタリングすることで，脳への血流を間接的に観察できる．眼動脈は視神経の下外側から上内側へ走り，眼窩内側に沿って前方に走行する．ほとんどの症例で外頸動脈の分枝と吻合を認めることが多く，側副血行路として機能する．つまり，正常例の眼動脈血流はプローブに向かってくる方向に検出されるが，内頸動脈の閉塞や高度狭窄では逆方向の血流が検出され，側副血行路として機能していることがわかる．

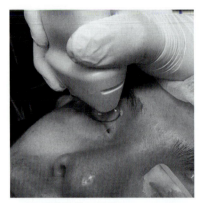

図1 ● 経眼窩超音波ドプラ法による眼血流測定
閉眼させ角膜保護用シールを貼る．超音波検査用ゼリーを
十分塗布し，眼球を圧迫しないようにプローブを当てる

❷ 測定方法

　7.0 MHz 以上のリニア型プローブを用いる．全身麻酔下では角膜保護用テープを用いて閉眼させ，過度な圧迫を避けるために超音波検査用ゼリーを十分に塗布して軽く眼瞼上にプローブを当てる（図1）．まず，Bモードで眼球に続く視神経を描出し，カラードプラ法で深度30〜50 mm あたりに眼動脈の血流シグナルを探索する．眼動脈を同定すれば，パルスドプラ法のサンプルボリュームを設定し角度補正を行う．通常時の収縮期血流速度は 30 ± 10 cm/秒程度であるが，低血圧時や人工心肺下では異なる値と血流波形になる．

❸ 経眼窩超音波の安全基準

　眼球に対する音響的出力レベルの限界についてはFDAの規格が用いられる．熱拡散の観点から 17 mW/cm^2 以下，機械的振動による細胞引き裂き張力の観点からMI（mechanical index）値を0.23以下とする．特に，パルスドプラ法による照射時間は連続20秒以内にとどめる．眼球を強く圧迫せずに可能な限り短時間，低音響強度で行うべきである．

❹ 眼動脈の正常血流波形

　眼動脈は血管抵抗の高い筋性動脈床へ血液供給するため，はっきりとした拍動波形が得られる（図2）．つまり収縮期に尖ったピークと，それに続いて拡張期にdicrotic notchと比較的小さな血流が認められる．

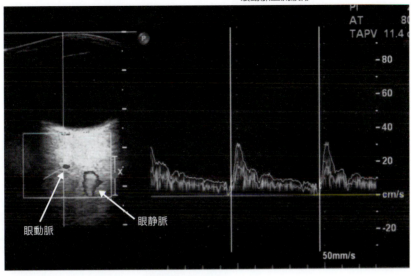

図2● パルスドプラ法による眼動脈血流波形
典型的な眼動脈血流波形の特徴は，収縮期の尖ったピークと拡張期のdicrotic notchと比較的小さな血流波形が続くことである（巻頭カラー⑨参照）

❺ 評価方法

　眼血流速度モニターは両側の血流速度と波形を比較する．正常では眼動脈の血流速度と波形に大きな左右差は認めない．左右差があれば，頸動脈の閉塞や高度狭窄，末梢側（脈絡膜や網膜）の血管障害を疑う．ただし，75％程度の内頸動脈狭窄が存在しても眼動脈血流波形に明らかな変化が認められないこともある．術中眼動脈血流速度の有意な低下を示す明確なアラームポイントに関しては報告されていないが，胸部大動脈手術における脳分離体外循環中の眼血流波形消失が術後中枢神経障害と関連したという報告がある[1]．

> **ワンポイント**
>
> **視神経鞘径（optic nerve sheath diameter：ONSD）**
> 　視神経は中枢神経に分類され，視神経鞘という硬膜に覆われている．視神経鞘と視神経の間には脳脊髄液が満たされている．経眼窩的に超音波診断装置（Bモード）を使ってONSDも測定できる．ONSDは，頭蓋内圧と正の相関をもち，周術期のONSDモニタリングが頭蓋内圧の指標となることが示唆されている．

文献

1) Orihashi K, et al：Clinical implication of orbital ultrasound monitoring during selective cerebral perfusion. Ann Thorac Surg, 71：673-677, 2001

第2部 モニタリングの実際
第3章 実際の測定項目：間接指標

9 人工心肺機能モニタリング

吉田　靖

- 人工心肺装置操作中の指標になる項目として，必要度が高くなっているものは以下の3点である
- 静脈血酸素飽和度（連続血液ガス分析装置）
- 組織酸素モニター（NIRS）
- 電気生理学的神経活動モニタリング（MEP）

はじめに

　人工心肺装置の操作において循環の指標とする項目は，患者監視項目である生体情報〔心電図，血圧（大動脈圧：Ao，肺動脈圧：PA，中心静脈圧：CVP），体温（中枢温，末梢温），血液ガス分圧，血液データ（Hb，血小板数：PLT，乳酸値：Lac，電解質），活性凝固時間（ACT），止血能，尿量，組織酸素飽和度，TEEによる血流評価など〕と，装置監視項目〔貯血量，送血流量，回路内圧，静脈血酸素飽和度（連続血液ガス），血液温，冷温水槽温，吸引流量，ベント流量，吹送ガス流量，FiO_2，タイマー，［貯血槽内圧］など〕である（図1）．

　体外循環技士は，これらのデータをそれぞれ適正値とすることを目標として，人工心肺中に補液・輸血，薬剤投与，装置の操作と調整を実施している．

　本項では，生体情報の測定項目について概説する．

1 適正循環

1）灌流量

　生体の安静時の心拍出量に相当する流量を体外循環で実現することは困難である．また，高流量灌流では，血液ポンプや人工肺での血球破壊，小気泡混入，血小板凝集塊形成などの危険性や送脱血管の解剖学的許容最大径の存在により灌流量は制限される．したがって，臨床では生体の酸素消費量，血流分布，血管床の内因性自己調節などによって規定さ

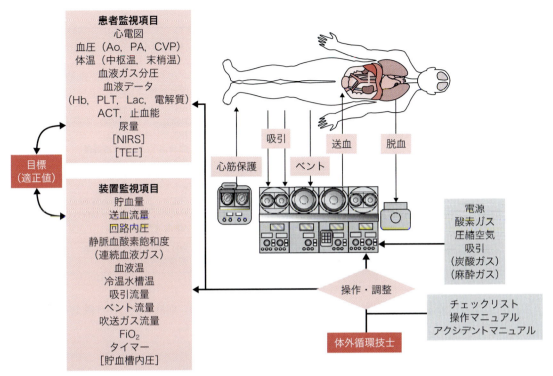

図1 ● 人工心肺中のモニタリング項目

れ，これらが障害されない灌流量が，体外循環における適正灌流量となる．この灌流量は体表面積に基づいて算出されるが，症例ごとに血液温，体温，血液希釈率が変動することから，至適灌流量の決定には，酸素需要量を満たす灌流量に調整するために**混合静脈血酸素飽和度（$S\bar{v}O_2$：第2部-第2章5参照）**を考慮に入れて管理するべきである．

$S\bar{v}O_2$は65％以上を維持できれば適切であると考えられているが，必ずしも局所血流を反映するわけでなく，自己調節機能による主要臓器の血流維持のため他臓器の血流減少などを考慮する必要がある．なお，人工心肺離脱中の復温時には全身酸素消費量が増加し代謝性アシドーシスも発生することが想定されるため，約10％の灌流量増加が必要となるが，この際には連続混合静脈血酸素飽和度を測定可能なモニター（表1）はきわめて有用となる．また，血中乳酸値は，酸素供給と酸素消費のバランスが崩れて相対的な酸素供給不足が生じ，組織レベルでの酸素負債が発生したことを示す（lactic acidosis type A）ため，経時変化と絶対値評価を観察することは重要であり，一般的な血液ガス分析装置で簡便に測定ができる．

2）灌流血液温

体外循環の施行にあたっては，組織の酸素消費量を減少させ，少ない灌流量でも組織の嫌気的代謝を招かないように，軽度から中等度低体温を併用することが多い．低体温の血行動態に及ぼすものとしては，交感神経系の刺激とカテコラミンの分泌による末梢血管抵抗の増大に加えて，低体温により血液の粘性が大きくなり末梢循環には不利に働く．また低体温時には，ヘモグロビン酸素解離曲線が左方偏位するため組織での酸素取り込みが障害される．この低体温が末梢組織に与える悪影響は，血液希釈の併用により改善される．

表1 人工心肺用静脈血酸素飽和度モニター

	StatSat	DATA MASTER	BioTrend®	CDI® 100	CDI® 500	systemM®
メーカー	GISH社	SORIN社	Medtronic社	テルモ株式会社	テルモ株式会社	Spectrum Medical社
測定項目	SaO_2 $S\bar{v}O_2$ Hct	PaO_2 $S\bar{v}O_2$ 血液温度 Hct	SaO_2 $S\bar{v}O_2$ Hct	$S\bar{v}O_2$ Hb, (Hct)	pH PCO_2 PO_2 血液温度 SO_2 Hb, (Hct) K^+ (BE) (HCO^{3-}) (酸素消費量)	pH PCO_2 PO_2 血液温度 SO_2 Hb, (Hct) Flow Emboli detect Ventilation Diag.
備考					2012年より新規発売中止	導入未定

また低体温による組織の酸素消費量は低下しているため，血液希釈に伴う酸素運搬能の低下のリスクは減弱できる．

3）主要臓器の灌流状態

臓器血流の調節機序は，脳や心臓は臓器自体の代謝産物による自己調節であり，消化管などの腹部臓器は自律神経系による神経系調節で行われる．

a）脳障害への予防策

① 塞栓への対策

上行大動脈の動脈硬化性病変により，上行大動脈への送血管挿入や大動脈遮断により発生する破片や栓子や微小塞栓子に対する予防が必要であり，大動脈への操作を最小限に抑えることは当然であるが，体外循環の管理としては送血フィルターの設置が有効である．また，上行大動脈からの送血にはディスパージョンタイプのカニューレを使用することによる神経学的合併症の減少が期待される．

② 体温管理

● 酸塩基平衡管理

成人患者の低体温体外循環における酸塩基平衡管理は，低体温によって生じる代謝の低下に伴い，CO_2の溶解度は増加するため，$PaCO_2$分圧は低下，pHは高くなり，脳血流が比例して低下する脳血流代謝カップリングが保持され，神経学的転帰の改善が期待できるalpha-stat法による管理が望ましいと考えられている．

低体温時にpHを維持するためにCO_2を負荷するpH-stat法は，低体温時の脳血流の自動能が働かなくなり，さらに脳血流が過剰で塞栓子が脳に至る量を増加させる可能性がある．

この$PaCO_2$とpH管理は間欠的な血液ガス測定では人工心肺における温度変化率に対応したCO_2負荷量が管理できないが，前述の連続血液ガス分析装置（表1：CDI® 500）では容易に管理ができるため有効である．しかしながら，FDA規定順守の是正措置により2011年以降の新規販売が停止されており，機器取得の制限があり十分な供給ができないことが問題となっている．

●復温時の温度管理

人工心肺中の混合静脈血酸素飽和度（S$\bar{v}$O$_2$）の低値と術後の高次脳機能障害との関連が報告されているが，その結果についてはいまだ一致を見ない．人工心肺中のS$\bar{v}$O$_2$低下の原因は，すでに術前に存在するcerebral autoregulationの障害により復温前にS$\bar{v}$O$_2$低下が起こっており，復温することでより脳代謝と脳血流のミスマッチが起こり，酸素摂取量の増加によるS$\bar{v}$O$_2$の低下が著明に現れるとしている．また，急速な加温は脳障害を生む危険性があり，軽度の高温（38〜39℃）でも虚血脳から神経障害性伝達物質を放出するといわれている．加温時の送血温が37℃以上になると脳内血液中のO$_2$非飽和も招くので，送血温は37℃を超えないようにして，中枢温は36℃までに維持するのが望ましい．

常温の成人における進行性アシドーシスと乳酸産生の上昇は総流量1.6 L/分/m^{2}または50 mL/kg/分未満で認められる．Kirklinは成人で体温28℃以上では2.2 L/分/m^{2}の流量を推奨した[1]．小児ではKernが18℃で30 mL/kg/分，27〜28℃で30〜35 mL/kg/分の流量でCBFと一定の脳酸素消費量が維持されることを示した[2]．

❷ 循環停止時の脳循環

動脈瘤が上行弓部に存在する場合，人工血管遠位側吻合の際には，動脈送血を停止し循環停止とする必要がある．このため，脳保護目的の低体温や灌流が必要となる．この際，脳の保護・循環管理には超低体温循環停止（deep hypothermic circulatory arrest：DHCA），逆行性脳灌流（retrograde cerebral perfusion：RCP），順行性脳分離体外循環（selective cerebral perfusion：SCP）を選択し実施する．

1) DHCA

術野が無血となるため，血管修復・吻合が行いやすいが，温度による循環停止時間の制限がある．

2) RCP

静脈側から脳灌流する方法で，SCPと比し脳血管分枝送血のための複雑な回路を必要としない．静脈側からの強制的な送血によって生じる頭蓋内圧亢進や脳浮腫が起こる．RCPの温度管理はDHCAに準じ，その方法は頭低位とし，人工心肺回路の送血管と脱血管の短絡回路を利用して上大静脈に送血し，そのCVP圧を15〜25 mmHgに保つように灌流量を調整する．

3) SCP

SCPは大動脈弓部分枝に脳灌流用のカニューレを直接挿入して選択的に送血するため，時間的制約が少ない．しかし，操作が複雑でカニューレ挿入時に粥腫を飛散させる可能性がある．送血部位は症例や施設によって異なる．右腋窩動脈または右鎖骨下動脈のみの片側性の灌流も施行されるが，この場合はWillis動脈輪が形成不全か不完全な場合は注意が

必要である．

　灌流量は体重当たり10〜15 mL/分が一般的であるが，灌流領域などによる調整を実施している施設もあり，具体的な灌流管理として**近赤外線分光法**（near-infrared spectroscopy：**NIRS**）を用いた脳酸素飽和度測定は簡便に行えて無侵襲であるため頻用されている．しかし，rSO_2はHb濃度，平均血圧，頭蓋骨の厚み，脳脊髄液層の面積に影響される．

4) 脊髄障害への対策

　脊髄障害下行大動脈あるいは胸腹部大動脈手術に伴って発生し，下枝の対麻痺または不全対麻痺が起こる．対麻痺の発生はCrawford分類Ⅱ型で発生率が高い．これを評価するために**運動誘発電位（MEP）**を計測してモニタリングを実施している（**電気生理学的神経活動モニタリング**）．MEPは頭部の運動野を刺激し，下肢の前脛骨筋や母趾外転筋で導出するが，麻酔薬の影響と脊髄虚血を鑑別するため，上肢の短拇指外転での同時描出も行う．MEPが低下した場合の対策として，上肢のMEPが同時に低下した場合は麻酔薬の影響であることが多い．下肢だけが低下した場合，片側性の場合は大腿の送血側の虚血によることが多く，両側であれば脊髄虚血の可能性が高いので灌流圧の上昇を図る．

❸ MICS（低侵襲心臓手術）

　近年，MICS手術（minimally invasive cardiac surgery：低侵襲心臓手術）が増加傾向にあるが，合併症は，逆行性解離，逆行性送血に伴う脳梗塞，下肢血流不足による足のしびれやそれに伴う合併症，再膨張性肺水腫がある．これらの合併症を回避すべくいろいろな対策を施しているが，下肢血流について確認するためにNIRSを下肢に装着すると，明らかな虚血パターンやうっ血パターンが病態と一致して観察される．また，NIRSは小児症例においては頭部，腎臓や肝臓上部の計測にも用いることで観察領域の拡大で効果的な評価ができることが確認されている．

おわりに

　間接指標となるモニタリングは，人工心肺管理上の精度を高める有益な情報となりうることが臨床使用により確認されている．今後も生体評価として灌流指標となる機器の開発に伴い，実質的な評価基準についてのエビデンスが明確となる指標が確立されることが望まれる．

文献

1) Kirklin JW, et al：Theory and practice in the use of a pump-oxygenator for open intra-cardiac surgery. Thorax, 12：93-98, 1957
2) Kern FH, et al：Effect of altering pump flow rate on cerebral blood flow and metabolism in infants and children. Ann Thorac Surg, 56：1366-1372, 1993

第 3 部
実際の循環管理

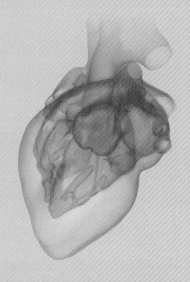

第3部 実際の循環管理

第1章 循環管理の方法

1 循環作働薬の種類と使用法

能見俊浩

- 循環作働薬はさまざまな受容体などを介して作用する
- 循環作働薬はあくまで補助であり，輸液管理を基本とする

1 循環作働薬を使う前に

　循環作働薬を理解するうえで必要なことは，極論で述べるならばおおむね以下の2点である．

- 心臓の収縮力に及ぼす作用
- 血管の収縮・拡張に及ぼす作用

　それぞれの薬剤が有する作用を理解し，組合わせて使いこなしていくことにより，適切な循環動態の維持を目標とする．しかしながら循環作働薬による管理はあくまで補助的なものであり，循環の維持に必要とされる心臓への前負荷となる輸液・輸血管理が適切になされていることが前提である（図1）．

　他項でも述べられているFrank-Staring曲線（第1部-第1章1参照）は前負荷と心拍出量との関係が示されている．このなかで循環作働薬は曲線の特性を変化させることができるが（図2），前負荷は原則的に輸液管理により規定されるので各個の管理が必要とされる．

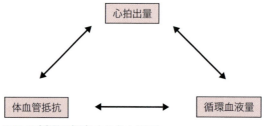

図1 ● 循環を規定する主な因子
循環血液量 ↔ 心拍出量 ↔ 体血管抵抗 三つ巴の図．循環血液量は輸液や血管床により変化する．正常心では循環血液量が増せば心拍出量は増加するが，体血管抵抗は低下し，血圧の恒常性が維持されている

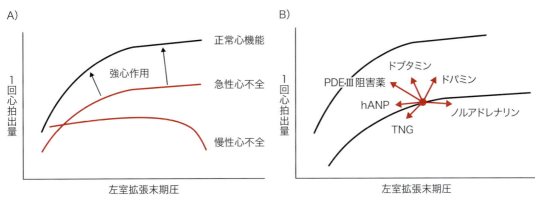

図2 Frank Staring 曲線（A）と循環作動薬の効果（B）
作用により変化する曲線
hANP：ヒト心房性ナトリウム利尿ペプチド
TNG：ニトログリセリン

　循環作動薬は"昇圧薬"や"降圧薬"など，血圧をコントロールする作用で称されることが多く，日常の臨床において血圧を循環管理の指標にすることは一般的である．だが単なる圧パラメーターである血圧のみを基準として，循環を管理することは適切なことであろうか？ 血圧という数値を構成している要素の意味を正しく理解しなければ，時として誤った方向性に流れてしまうであろう．

　血圧（体動脈圧）は心拍出量（CO）と体血管抵抗（SVR）の積によるものであり以下の式であらわされる．

血圧（平均動脈圧－中心静脈圧）（mmHg）＝心拍出量（L/分）×体血管抵抗（Wood）

　体血管抵抗の単位である"Wood"は算出された値に80をかけることでdynes・sec・cm^{-5}になる．

　これは電気回路における電流（I）・電圧（V）・抵抗（R）とオームの法則（V＝IR）と同様である．この関係から血圧の値が低い状態では，COとSVRのどちらかもしくは双方の値が低下していることが想定される．

　循環を維持するのにまず必要とされるのは**"心拍出量（CO）"**である．酸素化された血液を心臓から主要臓器へ，さらに末梢組織にと供給することが循環の機能であり，そのためには相応の心拍出量が維持されなければならない．必然的に心拍出量の測定を含む評価を行わなければならないが，臨床では肺動脈カテーテルや動脈圧波形からの連続的な測定や，心エコーなどを用いた測定など，侵襲的・非侵襲的な機器が必要とされるので簡便であるとはいえない．そのため心拍出量の要素が含まれる血圧が，循環の指標として臨床の現場では広く用いられているのである．

　血圧はベッドサイドで簡便に測定できるが，そこにはさまざまな要素が含まれていることを忘れてはならない．血圧が低いから即座に昇圧薬を投与するのは適切ではないだろう．また血圧が高いから心拍出量も十分だとはいえないし，心拍数の評価も必要である．循環管理には各種のモニタリングや診察所見からさまざまな情報を収集し，状況に合った輸液・投薬などの適切な対処を行う．そのなかで循環作働薬による補助が必要であると判断

表1 ● カテコラミンの作用

薬剤名	α受容体 作用	β受容体 作用	血圧	血管抵抗	心拍出量	心拍数
アドレナリン	＋＋＋＋	＋＋＋＋	↑↑↑↑	↑↑↑	↑↑↑	↑↑↑
ノルアドレナリン	＋＋＋	＋	↑↑↑	↑↑↑	↑	→～↓
ドパミン	＋＋	＋＋	↑↑	↑↑	↑↑	↑
ドブタミン	－	＋＋	↑	↓	↑↑	↑↑
イソプロテレノール	－	＋＋＋	→	↓↓	↑↑	↑↑↑

文献2より引用

するならば，最も合目的な薬剤を選択することが要求される．

適切な血圧の維持も重要だが，**循環管理の本質は適切な心拍出量≒臓器灌流を維持することである**．

❷ 昇圧薬

低血圧時に血圧の上昇を図る目的で使用される薬剤群の多くは昇圧薬として扱われている．血圧を増加させるには体血管抵抗の増加・心拍出量の増加のいずれかもしくは双方の作用を与えればよい（**図1**）．体血管抵抗は血管収縮により増加する．血管平滑筋にはα_1受容体が存在し，交感神経刺激によりこの受容体を介して血管収縮が生じる．同様に心筋にはβ_1受容体が存在し，交感神経刺激により心拍数の増加および収縮力は増加する．しかし心拍出量の変化は前負荷および後負荷に影響を大きく受けることは前述したとおりである．特に後負荷の増加は血圧を上昇させるが，心臓への負荷も増し，ときに心拍出量を減少させてしまう．これは高血圧性心不全と同様の病態である．

1) カテコラミン

交感神経受容体伝達物質はカテコラミンと総称されており，循環管理に欠かせない薬剤である．アドレナリン，ノルアドレナリン，ドパミン，ドブタミンなどがあげられる．これらの薬剤群はα_1・β_1受容体に作用することで血圧を上昇させる効果がある．心臓手術周術期や急性心不全などで用いられることが多い．カテコラミンの主な副作用としては頻脈性不整脈，高血圧，心筋虚血があげられる．長期にわたる使用は受容体のdown regulationを生じること，末梢循環不全や腎機能低下などの副作用があるため可及的すみやかに減量・投与終了とすることが望ましい．各薬剤の効果作用部位は**表1**を参照．

a) ドパミン

ドパミンはα_1・β_1受容体双方に作用し，低用量（3μg/kg/分以下）の投与にて腎血流が増加し利尿効果を生じるがその作用は24時間程度しか持続せず，投与による腎保護作用（透析回避率など）についても否定的である．高用量投与で$\alpha_1＜\beta_1$作用と強心作用が強くなる．原則的に血管収縮作用に伴う血管炎予防のため，末梢静脈路からの投与は

奨められず中心静脈路からの投与が望ましい．単剤の投与にてバランスのよい昇圧効果を得られるので広く使用されているが，長期にわたる使用では腎機能が低下する可能性が示唆されている．

b) ドブタミン

ドブタミンは主にβ_1受容体刺激により，強心作用と末梢血管拡張作用が得られる．末梢静脈路からの投与も可能であり，心拍出量低下時の初回選択とされやすい．反面，血管抵抗の低下に伴う血圧の低下や頻脈性不整脈が生じることもあり，対処として血管収縮薬との併用が必要となる．β遮断薬の経口薬を服用している症例では，これらの薬理効果が得られにくいので，経口薬の詳細な確認などが必要である．ドパミンは血管収縮作用があるため相対的な循環血液量の増加が生じLVEDPの上昇に反映される．対してドブタミンは血管拡張により循環血液量の低下となり前負荷の減少が生じLVEDPの低下として現れる．

c) ノルアドレナリン

ノルアドレナリンは強力なα作用を有し血管を収縮させることで，血圧の上昇が得られる．末梢血管抵抗の減少による低血圧には特に有用であり，各種ガイドラインでは敗血症などの末梢血管抵抗の減少による低血圧治療には第一選択薬とされている．しかしながら後負荷の増加が心機能に与える影響は大きく，特に心臓弁逆流症を合併した症例では，弁逆流を増悪させ心拍出量の低下を招く恐れがあるので慎重に投与するべきである．出血などによる相対的な循環血流量減少においても昇圧効果を得られるが，原則的に輸液・輸血を行いつつ適切な循環血液量を得られたら減量してゆくべきである．

d) アドレナリン

アドレナリンはα_1・β_1受容体ともに強く作用することで，心拍出量・心拍数・体血管抵抗を増加させ血圧が上昇する．強力な昇圧効果を期待して心肺蘇生や重症例で用いられることが多い，またアナフィラキシーショックの病態にも有効である．反面，末梢血管抵抗の増加による末梢循環不全や臓器血流不全（特に腸管などの腹部臓器）を引き起こすことがあるので，血中乳酸値濃度・酸塩基平衡の継続的な監視が必要である．

2) 血管収縮薬

ピトレシン®（バソプレシン）はV_2受容体に作用し，強力な血管収縮作用を得られる．他のカテコラミン類が無効な症例においても有効であることから，他の薬剤治療に抵抗性の低血圧治療薬として用いられる．心肺蘇生のガイドラインにおいても有効性が認められている．

フェニレフリンはα_1受容体のみに作用する．β_1受容体への影響はないので強心作用は生じず，反射的に徐脈となりやすい．体格などにより投与量を調節し，静脈内への単回投与にて用いる．周術期の低血圧時に多く使用されているが，ノルアドレナリンと同様に出血に伴う低血圧に対しても十分な輸液負荷がなされるまでの補助としても有用である．

3) PDE Ⅲ阻害薬

　　PDE Ⅲ阻害薬は$α_1$・$β_1$受容体を介さない，血管拡張および強心作用を有している．後負荷の減少と心筋収縮の増強により，心拍出量は増加する．臨床においては逆流性弁疾患，右心不全，肺高血圧症など，他の昇圧薬では管理が困難な症例においても有用性が報告されている．また$β_1$受容体を介さないことから**β遮断薬を投与中の症例に対しても効果が得られる**．しかしながら心機能予備力の少ない症例では低血圧，頻脈性不整脈などの副作用も多く，腎機能低下もしくは透析患者では血中濃度が高くなることなど注意が必要である．

4) その他の昇圧薬

　　エフェドリンは交感神経刺激により，内因性のカテコラミンを放出させることで血圧および心拍数を上昇させる．周術期に多く使用されているが，すでにショックなどで内因性のカテコラミンが枯渇した状態では効果は薄い．

❸ 降圧薬

　　高血圧の病態で用いられるのが降圧薬であり，その多くが血管拡張作用により効果を発現する．動脈系・静脈系など作用部位が薬剤により異なるので，薬剤を選択する際には考慮する．主に動脈系が拡張すると心臓の後負荷が減少するので，一時的に心拍出量は増加するが，血管床の拡大による相対的な循環血液量減少となり心拍出量は投与前値に戻る．また，静脈系が拡張すると心臓への前負荷が減少するので，心拍出量も減少し血圧は低下する．近年の心不全治療は主に血管拡張薬やβ遮断薬を用いることが推奨されている．これは心臓への前負荷・後負荷をともに減じることで，心臓への負担を少なくし休ませることを目的としている．

1) カルシウム拮抗薬

　　ニカルジピン・ジルチアゼムともに，血管平滑筋内の収縮を司るカルシウム受容体に拮抗作用することで，血管平滑筋を弛緩させる．これらは主に動脈系に作用することで末梢血管抵抗を減少し血圧を下げる．そのとき，後負荷が低くなるので一時的に心拍出量は増加するのでdp/dtも増加する．血管拡張後，相対的な循環血液量減少によりニカルジピンは反射的に頻脈となるが，ジルチアゼムは房室伝導系を抑制する作用があるため徐脈傾向となる．

> **Pitfall**
> 急激なdp/dtの増加は大動脈解離の危険性を増すので，心臓手術中の操作時などに使用する場合などは慎重に投与する．

2）亜硝酸薬

　　静注用亜硝酸薬として一般的に用いられているのはニトログリセリン（TNG）である．この薬剤群は生体中でNO（一酸化窒素）を産生することにより，強力な冠血管および静脈系の拡張を示す．静脈系の拡張により心臓への前負荷が軽減することで1回心拍出量の減少および心拍数の増加が生じる．心拍出量は減少し体血管抵抗および肺血管抵抗も低下することで肺動脈圧および体血圧は下降する．

3）PGE_1 製剤

　　PGE_1（プロスタグランジンE_1）は生体内において強力な血管拡張作用，血小板凝集抑制作用，また新生児期には動脈管開存作用を示す．末梢動脈の拡張により末梢循環を改善させ，腹部臓器血流増加および慢性動脈閉塞症の改善が期待できる．肺で代謝されるので腎機能低下症例においても使用しやすい．

> **Pitfall**
> 血管拡張薬の多くは脳血管系をも拡張するので，脳圧を上げる作用がある．脳圧に及ぼす影響が比較的少ない血管拡張薬はプロスタグランジン製剤である．

4）β遮断薬

　　β遮断薬は心臓に存在する$β_1$受容体を抑制する作用がある．これにより心臓の収縮力および心拍数を抑制し，血圧を降下させ心筋への負荷を減じる．静注薬，経口薬ともに多くの種類が市販されており，現在の心不全治療における中心的な薬剤である．使用のポイントとしては作用時間と$β_1$選択性か非選択性であるかで判断される．先の項でも述べたがβ遮断薬を服用中の症例では，$β_1$受容体作働薬の効果が十分に得られないことがあるので注意が必要である．また気管支喘息を合併した症例にも慎重に使用しなければならない．

5）hANP（ハンプ®）

　　人の心房から放出されるナトリウム利尿ホルモンを遺伝子組換えによって製剤化した薬剤である．利尿作用および血管拡張作用を有しており，それぞれ心臓への前負荷，高負荷の軽減作用を示す．高血圧に対する降圧薬よりも，むしろ心不全治療における心臓への負荷軽減の治療目的で使用されている．また交感神経系活動やレニン－アンギオテンシン－アルドステロン（RAA）系を抑制し，腎臓への保護作用が示唆されている．

❹ 循環作働薬終了のタイミング

　　代償機転が維持された生体では，循環動態は維持されているのが正常である．何らかの原因により循環動態が悪化すると，それを補うかたちで中枢神経系からの命令で内因性のカテコラミン・ホルモン物質が放出され心機能の亢進を促すことで，循環動態が維持され

ている.この状態のまま放置しておくと,いずれ内因性のカテコラミンは枯渇し循環動態の維持が難しくなってくる.循環作働薬による治療は,循環を維持するために必要なカテコラミン・各受容体への作働薬および拮抗薬を投与し,生体が正常な代償機転をとり戻すまでの補助を行っているにすぎない.必要がなくなれば可及的すみやかに投与を終了するべきである.近年,多く報告されているカテコラミン類の有害性の本質は,負荷がかかり弱っている心臓にカテコラミンという鞭を打ち,無理強いを強いたゆえの悪影響が反映されているのであろう.

文献

1)「循環器病の診断と治療に関するガイドライン(2004-2005年度合同研究班報告)急性心不全治療ガイドライン(2006年改訂版)」(日本循環器学会,他)
2) Overgaard CB & Dzavík V : Inotropes and vasopressors: review of physiology and clinical use in cardiovascular disease. Circulation, 118 : 1047-1056, 2008

2 機械的補助循環を利用した循環管理

能見俊浩

- 臨床で用いられる主な機械的補助循環はIABPとPCPSである
- それぞれの特性を理解し，適応を見極める

1 機械的補助循環

　実際の臨床で用いられている主な機械的補助循環としては大動脈内バルーンパンピング（IABP）や経皮的心肺補助装置（PCPS）があげられるが，それぞれ循環補助の方法や適応は異なっている（表1）．

2 大動脈内バルーンパンピング（IABP）

　主に大腿動脈より下行大動脈近位にバルーン（容量：約40 mL）を挿入し，心周期と同期させてヘリウムガスを用いて膨張・脱気をくり返す．大動脈弁の開放にあたる収縮期の直前にバルーンを脱気させることで，大動脈基部に陰圧がかかり後負荷の軽減になる（systolic unloading）．大動脈弁の閉鎖（dicrotic notch）の直後にバルーンを膨張させることで大動脈基部の内圧を増加させる（diastolic augmentation）．これら双方の効果により冠動脈血流の増加が期待されるので，虚血性心疾患の補助循環として有用とされている．しかし中等度以上の大動脈弁逆流を合併した症例では，バルーンの膨張時に大動脈から左心室への逆流量が増加してしまうので，心機能を低下させてしまう危険性がある．

　また，下行大動脈内の粥腫や石灰化は，下半身および頸部への塞栓症の危険性が高いので，経食道心エコー（TEE）による大動脈性状，バルーン先端位置の確認が必要とされる．心周期の検出（トリガー）には心電図もしくは動脈圧を使用するが，手術中などは電気メスの干渉があるため動脈圧を用いた方がよい．

　IABPの運用には適切なタイミングを設定することが肝要である．初動時には1：2トリガーにて自己心拍による収縮期血圧の変化およびバルーン膨張による拡張期末期における

表1 ● 補助循環の種類

	IABP	PCPS	LVAS
補助方式	圧補助	流量補助	流量補助
補助能力	心拍出量の約15%まで	心拍出量の約70%程度	心拍出量のほぼ100%
長期使用	×	×	○
抗凝固	不要	必要	必要
大動脈弁逆流	不適	不適	適
血液の酸素化	×	○	×

LVAS：左心補助装置

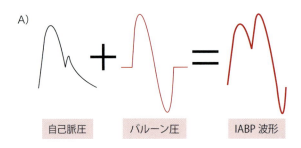

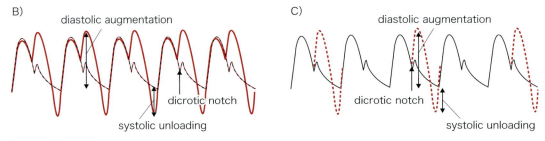

図1 ● IABP波形
A) IABP波形の成り立ち，B) IABP波形の調整，C) IABP波形の調整（1：2トリガー）
自己の動脈圧波形にIABPによる圧補助を加算することで"diastolic augmentation"，"systolic unloading"の効果が得られる．1：2トリガーで確認した後，1：1トリガーを開始する

血圧の低下を確認後，1：1トリガーに移行する（図1）．IABP作動中の血圧の確認は必ず上半身で行い，右手で行うことが望ましい．

Pitfall

IABPを挿入することにより測定上の血圧は増加するが，心拍出量の増加は多くは得られない（約10％程度）ことを留意しなければならない．

❸ 経皮的心肺補助装置（PCPS）

経皮的心肺補助装置（PCPS）は遠心ポンプと人工肺のみで構成されるシンプルな体外循環装置である．循環補助のみならず人工肺による血液の酸素化が可能であるので，主に

呼吸器領域で酸素化を目的としたV-A ECMOもしくはV-V ECMOと称されることもある．

一般的にPCPSは大腿静脈から脱血管を挿入し先端を右心房に留置する．遠心ポンプにより脱血された静脈血は人工肺に送られ，酸素化された血液は大腿動脈より身体に送血される．十分な心拍出量（約3 L/分）を補うことができるが，遠心ポンプの特性において前負荷となる十分な脱血量が必要とされる，そのため流量不足の際は輸液・輸血負荷，送血・脱血カニューレの位置確認を行い流量維持に努める．

PCPSの適応としては，薬剤などで循環補助を行っても改善のみられない症例，心室細動などの致死的不整脈の持続，急性心筋梗塞や心筋症などの心機能低下，呼吸器疾患による酸素化能低下など多岐にわたる．IABPと異なる点は心拍出量および酸素供給能が絶対的に不足した症例に適応となる点である．

Pitfall

PCPSを用いた循環管理では身体内における酸素化された血液の不均衡を是正する必要がある．特に自己肺における酸素化能の低下した疾患ではPCPSの流量が不十分な場合，肺静脈から大動脈へ酸素飽和度の低い血液が体循環に駆出されてしまう，そのため冠動脈や脳に供給される血液に含まれる酸素が低下するので，重要臓器における酸素需要供給の不適合となり重篤な症状となりうる．PCPS管理下の動脈血採取は原則として右腕から行うべきである．

第3部　実際の循環管理

第2章　一般手術の循環管理

1 不整脈合併患者の麻酔

藤井千明，冨田晶子，林　行雄

- 術前に合併する不整脈疾患の治療はその疾患のガイドラインに準拠し，手術といずれを優先するかは手術の緊急度を考慮し関係各科で協議すべきである
- 特に心房細動患者の左房内血栓はときに致命的であるので，十分な対策を協議してほしい
- 不整脈疾患を有するケースはその増悪因子を術前に把握したうえで麻酔管理に臨みたい
- 麻酔中の突発的な不整脈では循環動態の維持が最優先で，不整脈の鑑別は循環動態の安定後で十分である
- 突然の心房細動が生じた場合に安易な電気的除細動は危険である

1 術前からある不整脈疾患の管理

　合併している不整脈疾患に治療適応がなければ，麻酔管理を受けてよい．不整脈疾患への治療適応はその疾患のガイドラインに準拠する[1]が，その治療を非心臓手術前に行うかは手術の緊急度による．例えば，洞不全症候群や房室ブロックでペースメーカの適応がある場合，延期可能ならペースメーカ植え込み後に手術を行うが，待てないときは一時的ペーシングカテーテルの挿入で対処する．

1）心房細動

　最も多い不整脈の1つで，加齢とともに頻度が増す．心房収縮の消失により心拍出量が20〜30％減少，さらに頻脈になると拡張期が短縮しさらに心拍出量が低下する．術前に脈拍を少なくとも100 bpm以下にコントロールしたいが，リズムコントロール[※1]を行う必要はない．脈拍が落ち着いていればそのまま麻酔を承諾する．
　もう1つの問題は心房内血栓で，抗凝固療法中止のタイミングについて事前に主治医，

※1　**心房細動の治療：リズムコントロールとレートコントロール**[2] …リズムコントロールは心房細動を洞調律に戻すこと．レートコントロールは洞調律にこだわらず心室の脈拍を適正化すること．両治療法間に予後の差はない．

表1 ● 主な先天性不整脈疾患患者の麻酔管理

疾患名	特徴	術前	麻酔中
WPW症候群	副伝導路（Kent束）を介して心房からの電気刺激が心室に伝わるため，PR間隔の短縮，δ波，wide QRSがある	術前に頻拍発作をくり返す場合は薬物・アブレーションでの治療を優先したい	麻酔薬に禁忌はない．術中に頻拍発作が起きた場合，第一選択はプロカインアミド塩酸塩であり，ジギタリスは禁忌．Ca拮抗薬・β遮断薬も使用可． 心房細動を合併した頻脈発作の場合，電気的除細動が第一選択．薬剤ではCa拮抗薬・β遮断薬・ジゴキシンは使用を控え，プロカインアミド塩酸塩，ピルシカイニドなどのⅠa群の抗不整脈薬を用いる
QT延長症候群	心電図でQT延長を認め，Trosade de pointesと言われる多形性心室頻拍，時に心室細動などの重症不整脈をきたす症候群	後天性の場合は増悪因子（表2）を術前に把握する	増悪因子である交感神経刺激を避けるための鎮痛・鎮静を十分行う．Trosade de pointesとなった場合，硫酸Mg 2 gの静注が有効である
Brugada症候群	アジア人に多く，本邦では96％が男性で20％に家族性．右側胸部誘導で特徴的なST上昇を示し，突然心室細動や心室頻拍などの重篤な不整脈を呈する	増悪因子として副交感神経優位・徐脈・プロポフォール・Naチャネル遮断薬・β遮断薬・α作動薬などがあり，一見，抗不整脈的に作用する因子が増悪因子である点は注意したい	麻酔はセボフルランを用いる．心電図は右側胸部誘導でのモニタリングが望ましく，ST変化を注視したい．局所麻酔薬はNaチャネル遮断作用薬であるが，通常量のリドカイン（脊髄麻酔を含む）は安全に使用できる．局所麻酔薬の硬膜外投与は厳密なモニタリング下で行いたい
不整脈原性右室心筋症	右室壁心筋の脂肪変性とそれに伴い壁運動や収縮能の低下，右室優位の心拡大を認め，しばしば致死的な心室頻拍を伴う稀な心筋症の1つ．脂肪変性により興奮伝達の遅延が生じ，リエントリー性不整脈の基盤となり頻拍を呈する	最も厄介なことは術前に診断がなく麻酔管理中に異常に気がつく，具体的には術中に血圧が不安定でβ刺激薬を投与すると不整脈が頻発するという状況である	交感神経が優位になると致死的不整脈を誘発させる危険性があり，適切な前投薬および浅麻酔の回避は麻酔管理の基本．局所麻酔薬の使用ではアドレナリン含有の局所麻酔薬の使用は可能な限り回避すべき． スワンガンツカテーテルは留置する過程で心室頻拍など不整脈を誘発し，菲薄した心室壁の穿孔など合併症があり，薦められない． 昇圧が必要なときはβ作動薬による不整脈誘発を回避すべく，α作用優位のフェニレフリンやノルアドレナリンを使用する

循環器内科医との意思疎通が必要である．術前に左房内に血栓をもつ患者の手術が胸腔内に及ぶ場合は血栓の除去を含めた対策を考えたい．

2) 先天性不整脈疾患

主な先天性不整脈疾患の特徴と麻酔管理上の留意点を表1にあげる．便宜上後天性QT延長症候群も含めた（表2）．

3) PM（ペースメーカ）・ICD（植え込み型除細動器）をもつ患者

PM装着患者では心拍がPMに依存している場合はVOOなど固定モードにする．自己心拍のある場合はVVIなどの自己心拍でPMが抑制されるようにする．電気メスの影響を考慮し，PMやリードの15 cm以内の術野は避ける．

ICDは麻酔中オフにし胸壁に除細動パッチを装着する．

表2 ● 後天性QT延長症候群の原因

薬剤	抗不整脈薬（Ia群，Ic群，III群，IV群のベプリジル）/抗ヒスタミン薬（テルフェナジン，アステミゾール）/向精神病薬（フェノチアジン系，三環系抗うつ薬）/制吐薬（ドロペリドール，ドンペリドン）/利尿薬，バソプレシン/抗悪性腫瘍薬（ドキソルビシン，シクロホスファミド）/抗菌薬（エリスロマイシン，ST合剤，アンピシリン）/抗真菌薬（ケトコナゾール，イトラコナゾール）/脂質代謝改善薬（プロブコール）/消化管運動促進薬（シサプリド）/抗潰瘍薬（シメチジン，ラニチジン，ファモチジン）
電解質異常	低K血症，低Mg血症，低Ca血症
代謝異常	神経性食思不振症，飢餓，糖尿病，甲状腺機能低下症
心疾患	心筋梗塞，冠動脈疾患（spasm），心膜炎，心筋症，心不全，僧帽弁逸脱症 洞不全症候群，房室ブロック
中枢神経疾患	頭蓋内出血，脳梗塞，頭部外傷
他の因子	リウマチ熱，女性，頸動脈手術，脳外科手術，低体温，アナフィラキシー

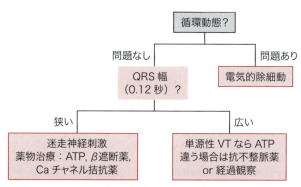

図1 ● 頻脈性不整脈への基本的な対処法

❷ 麻酔中の突然の不整脈

　洞不全症候群，房室ブロックなどの徐脈性不整脈は脈拍が40 bpm未満になる場合はアトロピン硫酸塩，不十分ならカテコラミンを用い，同時に，一時的ペーシングも検討する．頻脈性不整脈への対処を図1に示す．くり返しの除細動が不成功のときはPCPS（第3部‒第1章2参照）を導入し，まず循環動態の安定を図る．
　QRS幅0.12秒を境に上室性か心室性不整脈を明確にすれば，抗不整脈薬を効率よく使用できる．

1）心房細動（図2）

　レートコントロール[※1]に徹する．麻酔中で，電気的除細動は可能だが，左房内血栓が否定できないと脳塞栓のリスクがあるため行わない．

2）心室性期外収縮（図3）

　循環動態が問題なければ経過観察だが，不整脈が起きた背景疾患の有無は追及すべき．特に心筋虚血の有無は重要である．

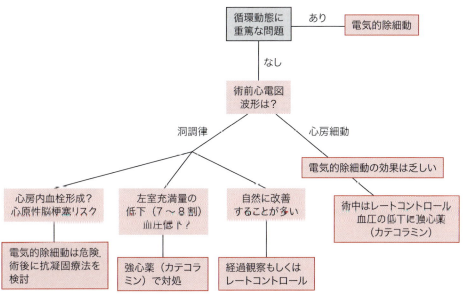

図2 ● 麻酔中の心房細動への対策

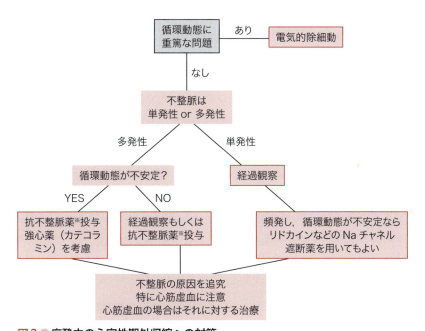

図3 ● 麻酔中の心室性期外収縮への対策

※抗不整脈薬：心室性不整脈治療に使われる抗不整脈薬をあげる．
　Naチャネル遮断薬（リドカイン，ピルシカイニド），Kチャネル遮断薬（ニフェカラント，アミオダロン），β遮断薬（ランジオロール，エスモロール）

文献

1) Fleisher LA, et al：2014 ACC/AHA guideline on perioperative cardiovascular evaluation and management of patients undergoing noncardiac surgery：a report of the American College of Cardiology/American Heart Association Task Force on Practice Guidelines. Circulation, 130：e278-e333, 2014
2) 小川 聡, 他：心房細動治療（薬物）ガイドライン（2008年改訂版）Circ J, 72, Suppl IV：1581-1638, 2008
   http://www.j-circ.or.jp/guideline/pdf/JCS2008_ogawas_h.pdf

2 心疾患合併非心臓手術の麻酔

冨田晶子，藤井千明，林　行雄

- 心疾患合併患者の評価では2014年ACC/AHA 心疾患患者の非心臓手術管理のガイドラインを利用したい
- 心疾患の治療と非心臓手術のいずれを優先するかは主科，循環器内科との協議でコンセンサスを得るべきで，麻酔科医のみの判断は避けたい
- 心疾患を有する患者の麻酔管理では容量負荷を抑え，心疾患の病態に応じた循環作動薬の投与を基本とする
- 術後の疼痛管理はいずれの心疾患でも重要である．特に虚血性心疾患ではより重要である

1 心疾患患者の術前評価

2014年にACC/AHAが発表した心疾患患者の非心臓手術管理のガイドライン[1]を参考にポイントを述べる．合併心疾患に治療適応がなければ手術を行う．PCI（経皮的冠動脈インターベンション）や手術適応の場合，心疾患の治療と予定手術のいずれを優先するかは主治医や循環器内科医と協議し，総合的な判断が望まれる．

1）心不全

疾患の種類にかかわらず，症状（末梢の浮腫，内頸静脈怒張，第3音聴取，胸部X線の肺血管陰影増強，肺浮腫など）がある心不全や心不全の既往は麻酔管理のリスクとなる．また，左室のEF（駆出率：第1部−第4章2参照）が30％未満，拡張能低下は予後不良因子である．これらの症状を術前にできる限り改善する．

2）虚血性心疾患

心筋梗塞の発症60日以内の手術は原則PCIなどの治療なしでは避けるべきである．さらに6カ月以内の心筋梗塞は周術期脳血管障害のリスクで周術期死亡が8倍となることを承知したい．虚血性心疾患患者の評価方法をガイドライン[1]を参考に臨床的にわかりやすく修正したものを図1に示す．

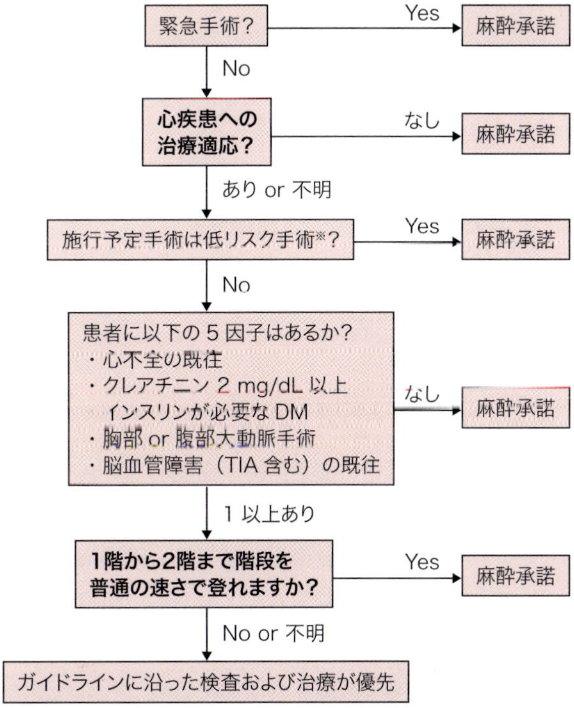

図1 ● 冠動脈疾患が疑われる患者の術前評価
※：低リスク手術とは白内障と形成外科の皮膚の簡単な手術
文献1を参考に作成

フローチャート：
- 緊急手術？ → Yes → 麻酔承諾
- No ↓
- 心疾患への治療適応？ → なし → 麻酔承諾
- あり or 不明 ↓
- 施行予定手術は低リスク手術※？ → Yes → 麻酔承諾
- No ↓
- 患者に以下の5因子はあるか？
  ・心不全の既往
  ・クレアチニン 2 mg/dL 以上
   インスリンが必要な DM
  ・胸部 or 腹部大動脈手術
  ・脳血管障害（TIA 含む）の既往
  → なし → 麻酔承諾
- 1以上あり ↓
- 1階から2階まで階段を普通の速さで登れますか？ → Yes → 麻酔承諾
- No or 不明 ↓
- ガイドラインに沿った検査および治療が優先

ワンポイント

PCIと非心臓手術

ガイドライン[1]では，非心臓手術までバルーン血管形成術で14日，ベアメタルステントで30日，薬剤溶出型ステントで365日あけるべきとあるので，非心臓手術の緊急度を考慮したPCIを行う．なお，薬剤溶出型ステント留置後180日以降（365日未満）手術を延期するリスクが虚血性心疾患発症やステント内血栓形成のリスクを上回るときは麻酔を承諾してもよい．

3）弁疾患

弁疾患の評価で心エコーは重要で，中等度以上の弁疾患をもつ患者の1年以内の心エコーがない，あるいは前回検査より症状が変わった場合は術前に心エコーを施行する．弁疾患への手術適応のある患者では弁疾患への治療を優先することで周術期リスクが低減できるので，予定手術の延期の可能性を関係各科と協議したい．

❷ 心疾患患者の麻酔管理

心疾患をもつ患者に最適とされる麻酔法や麻酔薬はない．麻酔薬は一般に心機能の抑制，血管拡張を招き，血圧は低下する．対処法は総じて3つ．容量負荷（前負荷の増加，ただし過量な増加は危険），β作動薬による心機能補助，α作動薬による血管収縮，である．元来心機能に問題がある患者は容量負荷に対する許容範囲が狭く（図2），過大な容量負荷は術後に心不全悪化が懸念される．麻酔中は過度の容量負荷は避け，カテコラミンや選択的α，β作動薬の投与を基本とする．また，合併心疾患にかかわらず術中，術後の厳密な循環モニタリングは推奨したい．

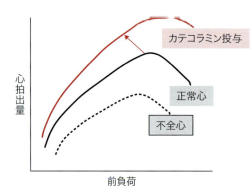

図2 ● Frank-Starlingの心機能曲線

容量負荷（前負荷の増加）により心拍出量の増大が得られるが，過度の負荷はかえって心機能を損なう．正常心であっても過度の容量負荷は禁物である．不全心ではその許容範囲が狭くなるため，より慎重な容量負荷が求められるが，臨床的にその感触に精通するのは簡単ではない．むしろカテコラミンなどにより心機能曲線は左上にシフト（不全心でもシフトする）させて，麻酔管理を乗りきる方が対処しやすい

1）虚血性心疾患の管理

心筋への酸素供給・需要バランスを保つことが重要である．麻酔科医が制御できる供給因子としては，冠動脈に対する灌流圧（体拡張期圧）の維持（60 mmHg以上をめざす），輸血による貧血の回避（Hb 10.0 mg/dL以上にする）がある．需要の抑制に効果的なのは脈拍を抑制することである（60 bpm台をめざす）．その意味ではβ遮断薬は有効である．周術期における心筋虚血予防目的の薬物治療では亜硝酸薬の投与は無効で，β遮断薬を含めて明確な有効性が認められるものはない．ただ，小規模臨床研究ではジルチアゼムとニコランジルの有効性を示すものがあり[1)2)]，今後の大規模研究を待ちたい．ただし，術前にβ遮断薬や亜硝酸薬が内服投与されている場合は周術期の継続が無難である．

Pitfall

術前からの亜硝酸薬とβ遮断薬

術前からの亜硝酸薬やβ遮断薬の投与を中断すると患者に不利益が起こりうる．予後をみた研究では中断するとかえって術後に心血管イベントの増加がみられる．リバウンド現象などとよばれるが，心筋虚血予防効果を期待するのでなく，中断する不利益を避けるため麻酔中も継続する意義はある．

2）弁疾患

弁逆流症（僧帽弁，大動脈弁，三尖弁）は比較的容量負荷には耐えうるので，これに適切なβ作動薬で心機能を補助して対処することが基本である．弁狭窄症は容量負荷には耐用性が乏しく，過度のβ作動薬はかえって心機能低下を招くので管理が厄介である．α作動薬での後負荷の維持を基本に適度なβ作動薬で血圧を維持することがポイントである．

❸ 心疾患患者の術後管理

術後の循環動態の安定には十分な術後鎮痛が効果的である．特に虚血性心疾患ではより重要で，硬膜外麻酔，神経ブロックなどを考慮したい．

文献

1) Fleisher LA, et al：2014 ACC/AHA guideline on perioperative cardiovascular evaluation and management of patients undergoing noncardiac surgery：a report of the American College of Cardiology/American Heart Association Task Force on Practice Guidelines. Circulation, 130：e278-e333, 2014
2) Ito I, et al：Prophylactic effect of intravenous nicorandil on perioperative myocardial damage in patients undergoing off-pump coronary artery bypass surgery. J Cardiovasc Pharmacol, 44：501-506, 2004

③ 小児麻酔

塩野晋之介, 田中 基

- 小児は迷走神経反射を生じやすく, 徐脈を呈しやすい
- 小児の心拍出量は心拍数依存性のため, 徐脈を避ける
- 術中の収縮期血圧は, (2×年齢＋70) mmHg以上を目標にする
- 維持輸液量の計算には「4-2-1ルール」を用いる
- 低ナトリウム血症を避けるため, 術中輸液は細胞外液製剤を主体とする

1 小児循環の特徴

新生児・乳児期における循環の特徴は,
- ①体重当たりの循環血液量が多く (表1), 心拍出量は体重当たり成人の2〜3倍必要とする.
- ②新生児・乳児期の心臓は, 成人と比較し結合組織が多いため, 収縮能およびそして拡張能に乏しく「心拍出量は心拍数に依存する」(第3部-第3章2も参照). そのため, 小児における徐脈は危険である.
- ③交感神経系は遅れて発達するため副交感神経優位であり, 迷走神経反射を生じやすい.
- ④体血管抵抗は成人より低く, 正常血圧は低い.

これらの小児特有の特徴は, 成長に伴って成人に近くなる.

2 小児の徐脈

小児の心拍数の基準値は年齢により異なるため, それを暗記するのは至難の業である. 筆者らは, 徐脈を新生児 (1カ月未満) では100／分未満, 乳児 (1カ月〜1歳未満) では90／分未満, 幼児 (1〜2歳) では80／分未満, 就学前児 (3歳〜5歳) では70／分, 就学児 (6歳以上) では60／分未満と考えて対処している (表2).

小児の徐脈の原因として危機的かつ頻度の多い原因として低酸素血症があげられる. そ

表1 ● 年齢別循環血液量

新生児	85 mL/kg
乳児	75 mL/kg
1歳以上	70 mL/kg

表2 ● 年齢別心拍数の目安

年齢	心拍数（/分）の目安
新生児（1カ月未満）	100〜200
乳児（1カ月〜1歳未満）	90〜180
幼児（1歳〜2歳）	80〜160
就学前児（3歳〜5歳）	70〜140
就学児（6歳以上）	60〜120

表3 ● 小児の低血圧の定義

年齢	収縮期血圧の下限（mmHg）
新生児（1カ月未満）	<60
乳児（1〜11カ月）	<70
1〜10歳	<（年齢×2＋70）
10歳以上	<90

文献1より引用

のため，患児が徐脈を呈したら，まず換気を確認してほしい．100％酸素で換気しても，呼吸循環不全がある場合は，アトロピン（アトロピン硫酸塩）0.01〜0.02 mg/kg（最低量0.1 mg）またはアドレナリン（ボスミン®）1〜10 μg/kgを静注する．麻酔薬の過量投与が原因ならば，麻酔深度を適切に保つ．気管挿管時のアトロピン投与は，徐脈反射を防ぐだけでなく，口腔内分泌物を減らすにも有用である．内臓牽引や眼球心臓反射などの迷走神経反射が原因ならば，手術操作を一時停止してもらい，必要時はアトロピンまたはアドレナリンを静注する．

以上で徐脈・循環不全が改善しない場合は，胸骨圧迫，アドレナリンの反復投与による心肺蘇生を行う．

❸ 小児の血圧

小児の基準血圧も年齢で異なるため，暗記するのは至難の業である．そこで，筆者らは，米国心臓協会（AHA）の心肺蘇生法ガイドライン2010の低血圧の定義（表3）[1]を参考にしている．

術中低血圧の原因には，循環血液量の減少（脱水・出血），麻酔深度や薬物の影響，術操作による大血管の圧迫，腸管の牽引，心臓の圧迫などが考えられる．特に新生児・乳児期は，血管収縮の調節性が十分でないため，循環血液量の低下は血圧の低下と直結する．そのため，血圧低下の原因として，まず循環血液量を疑う．表4を参考に循環血液量を評価する．

❹ 小児の術中輸液

小児の維持輸液量は，「4-2-1ルール」により計算する（表5）．術前の脱水も可能であれば手術中に補正する．例えば，体重15 kgの幼児が術前2時間の絶飲時間があった場合，50 mL×2時間＝100 mLの脱水があると計算し，麻酔開始後最初の1〜2時間は維持輸液量に上乗せして補正する．維持輸液量や術前脱水量に加えて，術中の不感蒸泄量やサー

表4 ● 循環血液量不足の徴候

- 血圧低下
- 頻脈
- 尿量低下（1 mL/kg/時間未満）
- 末梢循環不全〔手足が冷たい，四肢の網状チアノーゼ，毛細血管再充満時間（CRT）＞2秒〕
- 観血的動脈圧測定の呼吸性変動の増加
- 大泉門の緊張低下（1歳半以下）

表5 ● 4-2-1 ルール

	1時間あたりの維持輸液量（mL/時間）
＜10 kg	4 ×（体重）
10～20 kg	2 ×（体重－10）＋40
＞20 kg	1 ×（体重－20）＋60

注：体重はkgで表記
（例）体重15 kgの場合，2 ×（15－10）＋40 ＝ 50 mL/時間となる

ドスペース移行量も術中に補正する．その量は術式により異なるが，開腹術の場合，新生児・乳児では20～30 mL/kg/時間，就学児では10～20 mL/kg/時間程度が目安となる．

> **ワンポイント**
>
> **4-2-1ルール**
>
> 一般に，小児の薬用量・輸液量・必要熱量は，体表面積との相関がよいとされている．抗がん剤の投与量決定には体表面積を用いることが多い．体表面積を用いた輸液量の計算式としては1,500 mL/m^2/日が知られている．しかし，体表面積を計算することは容易ではなく臨床上使いにくい．体表面積と体重で投与量を決定した投与量を比較すると，体重が小さくなるほど，体重当たりで決定した投与量の方が少なくなる．この体重による「ゆがみ」を補正したのが「4-2-1ルール」であり，米国の小児科医HollidayとSegarにより提唱された[2]．

循環血液量の減少が疑われれば10～20 mL/kg程度の細胞外液製剤を投与し，循環動態の変化を観察し再評価する（Pitfall参照）．出血に対しては出血量の2～3倍量の細胞外液製剤を投与するか，輸血を考慮する．

> **Pitfall**
>
> **1号液（開始液）や3号液（維持液）を術中輸液に用いる問題点**
>
> 1号液は，腎機能が未熟な小児のため開発された輸液製剤であり，細胞外液と比較してナトリウム濃度が低く（Na$^+$ 70～90 mEq/L），カリウムを含まない．3号液は，維持輸液として使用した場合に必要な電解質（Na$^+$ 30～50 mEq/L，K$^+$ 20～30 mEq/L）が含まれており，やはりナトリウム濃度が低い．このような低張性輸液製剤を術中に急速輸液した場合，低ナトリウム血症のリスクがある．近年，小児における（低張性輸液による）医原性の低ナトリウム血症が脳神経障害を引き起こすことが問題視されている[3]．術中輸液としては，細胞外液に組成が近い等張性輸液製剤（Na$^+$ 130～150 mEq/L）を用いるべきであろう．

小児は，グリコーゲンの貯蔵が少ないため低血糖になりやすい．そのため，新生児では5～10％のブドウ糖を含む輸液を，乳児以降は1～2％程度のブドウ糖を含む輸液を投与する．

❺ 小児の術中輸血

1）赤血球液（red blood cells：RBC）

出生時に20 g/dL近くあったヘモグロビン値は徐々に低下し，生後8〜12週に最低値（11 g/dL程度）となる（生理的貧血）．これは，胎児型ヘモグロビン（HbF）から成人型ヘモグロビン（HbA）に移行するためである．その後ヘモグロビン値は回復し，2歳頃に12 g/dL程度となる．健康な児であれば，ヘモグロビン値10 g/dL程度の貧血には耐えうる．8 g/dL未満であれば輸血を考慮する．ヘモグロビン値を1 g/dL上昇させるのに必要なRBCは約4 mL/kgである．

2）新鮮凍結血漿（fresh frozen plasma：FFP）

生理的な止血を得るのに必要な凝固因子は，正常の20〜30％とされる．出血量が循環血液量（表1）を超えると，血液希釈により凝固因子は正常の30％以下に低下する．凝固因子を20〜30％上昇させるのに必要なFFPは約10 mL/kgである．

3）濃厚血小板（platelet concenterate：PC）

一般に，血小板機能が正常ならば，血小板数10万/μLあれば，十分な止血能が得られるが，5万/μL以下になると出血傾向をきたす．PC 10 mL/kgの輸血で5〜10万/μLの血小板数の上昇が得られる．

文献

1) Kleinman ME, et al：Part 14：pediatric advanced life support: 2010 American Heart Association Guidelines for Cardiopulmonary Resuscitation and Emergency Cardiovascular Care. Circulation, 122：S876–S908, 2010
2) HOLLIDAY MA & SEGAR WE：The maintenance need for water in parenteral fluid therapy. Pediatrics, 19：823-832, 1957
3) Oh GJ & Sutherland SM：Perioperative fluid management and postoperative hyponatremia in children. Pediatr Nephrol, 31：53-60, 2016

● 第3部 実際の循環管理 ●

第2章 一般手術の循環管理

4 産科麻酔

松浦史博，田中 基

- 妊娠20週以降は，仰臥位低血圧症候群を予防するため子宮左方転位を行う
- 帝王切開の麻酔開始後，膠質液（HES製剤）または晶質液500〜1,000 mLの急速輸液（co-load）を行う．妊娠高血圧症候群のように肺水腫のリスクがある場合は輸液量を減量する
- 麻酔開始後の低血圧はフェニレフリンを用いて積極的に治療する．母体が徐脈の場合はエフェドリンを用いる
- 児娩出後の子宮収縮薬にはオキシトシンを用いるが，低血圧・頻脈・心電図ST変化をきたしうるので，ゆっくり必要最低限の量を投与する．メチルエルゴメトリンを追加する場合は，異常高血圧・脳出血・心筋虚血に注意して，ゆっくり投与する

1 妊婦における循環の特徴〜非妊婦との違いは？

　妊娠中は，母体のみならず胎盤循環を維持するため，心拍出量は妊娠20〜24週頃に非妊娠時の1.5倍に増加する．一方で，全身血管抵抗の低下により正常妊婦の血圧は妊娠中期にやや低下するが，妊娠末期には妊娠前のレベルに戻る．このような高心拍出量・低全身血管抵抗の血行動態のため，逆流性弁膜症（大動脈弁閉鎖不全症，僧帽弁閉鎖不全症）は妊娠に耐えられることが多いが，閉塞性弁膜症（大動脈弁狭窄症，僧帽弁狭窄症）は，妊娠継続が難しい[1]．

　分娩中は，怒責による胸腔内圧上昇，陣痛による痛み，子宮収縮により子宮にプールされていた血液が全身循環に戻る"auto-transfusion"などのため，さらに心拍出量が増加し，分娩直後の心拍出量は非妊娠時の2.5倍に達する．このような循環動態の変化を軽減させる分娩方法として，硬膜外無痛分娩や帝王切開を選択することもある．

2 帝王切開における循環管理の注意点

　母体の循環動態変化は胎児にも影響を及ぼすので，母体の循環を維持することは重要で

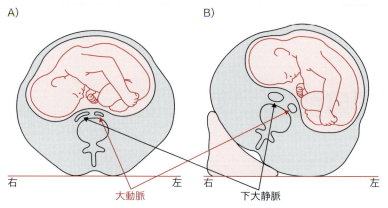

図1 仰臥位低血圧症候群（A）と子宮左方転位（B）

ある．帝王切開の麻酔では，麻酔による低血圧に加え，**仰臥位低血圧症候群**[※1]のため麻酔開始後の低血圧が重症化しやすい．通常は麻酔導入後の母体血圧を術前血圧の90〜100％になるよう血圧管理を行うが，妊娠高血圧症候群は術前の80％程度の血圧で管理する．

本項では，帝王切開の術中に循環動態を維持するため，1）子宮左方転位，2）急速輸液，3）昇圧薬，4）子宮収縮薬の使い方について解説する．

1）子宮左方転位

仰臥位低血圧症候群を予防するため，麻酔開始後は児娩出まで子宮左方転位により大血管（特に下大静脈）への圧迫を解除する（**図1B**）．ベッドごと傾けると患者転落の危険もあるので，ブランケットなどをロール状に巻き，患者の右腰の下に入れる方法が一般的である．これまで子宮左方転位の角度は15度が推奨されてきたが，近年では30度を推奨する報告もある．用手的に子宮を左方へ圧排する方法もあるが，腹部消毒後は子宮左方転位を継続できない．

2）急速輸液

麻酔開始後の低血圧対策の1つとして，麻酔開始直後から急速輸液を行う．われわれは，麻酔開始前に18 Gより太い静脈路を確保し，麻酔開始直後より細胞外液製剤またはHES製剤[※2] 500〜1,000 mLによるco-load[※3]を行っている[2]．加圧バッグを用いて急速輸液を行う場合もある．ただし，妊娠高血圧症候群や心疾患合併妊娠のように肺水腫のリスクがある場合は，輸液量を制限する．血圧が落ち着いた後は，全身状態をみながら乳酸リン

[※1] **仰臥位低血圧症候群**（**図1A**）…妊娠20週以降の妊婦が仰臥位となった際，妊娠子宮が大血管（下大静脈・下行大動脈）を圧迫することにより仰臥位低血圧症候群（supine hypotensive syndrome）を引き起こす可能性がある．低血圧に伴う母体症状としては，悪心・嘔吐，不穏，呼吸困難など，重篤な場合にはチアノーゼや意識消失，心停止に至ることもある．仰臥位低血圧症候群が胎児へ与える悪影響としては，胎児機能不全（non-reassuring fetal status：NRFS），胎児アシドーシス，胎児死亡などがある．

ゲル液などの細胞外液製剤に変更する．

3）昇圧薬

　これまで帝王切開における昇圧薬は，子宮胎盤循環を維持するエフェドリンが第一選択とされてきた．しかし現在では，エフェドリンはフェニレフリンよりも臍帯血pHを悪くするので，フェニレフリン100～150μgが第一選択となった．エフェドリンで臍帯血pHが悪化する理由として，エフェドリンは胎児移行が多いことが考えられる．フェニレフリンは徐脈を引き起こすので，母体が徐脈を伴う場合は（例えば心拍数60/分未満），エフェドリン（4～8 mg）を用いる．

4）子宮収縮薬

　弛緩出血の予防のため児娩出後に子宮収縮薬を投与するが，子宮収縮薬は循環へも影響を与えるので注意する．子宮収縮薬の第一選択であるオキシトシンは，悪心・嘔吐，低血圧，心電図ST変化，頻脈などの副作用があり，10 IUボーラス投与では死亡例も報告されているので，ゆっくり必要最低限の量を投与する．オキシトシンの必要量は病態によって異なる．弛緩出血リスクのない帝王切開でのオキシトシンのED_{90}は0.35 IUであるが，分娩停止のようにオキシトシンにすでに曝露されている場合でのED_{90}は3 IUである．われわれの投与方法は，弛緩出血のリスクのない帝王切開では，オキシトシン5 IUを500 mLボトルに混注し，0.5 IU（50 mL）急速投与してから持続投与（3～5 IU/時間）としている[2]．弛緩出血リスク症例（分娩停止，多胎，子宮筋腫合併，前置胎盤など）では，オキシトシン10 IUを500 mLボトルに混注し，3 IU（150 mL）急速投与してから持続投与とする．これを3回行って（合計9 IU）投与しても子宮収縮が不良な場合は，第二・第三の子宮収縮薬を考慮する（Rule of Threes）[3]．

　第二の子宮収縮薬はメチルエルゴメトリンである．異常高血圧，脳出血，心筋虚血の副作用があるので，妊娠高血圧症候群を伴う場合は注意して投与する．投与方法は1アンプル（0.2 mg）を緩徐に静注するか，500 mLボトルに混注する．

　第三の子宮収縮薬はプロスタグランジン$F_{2\alpha}$である．投与方法は1アンプル（1 mg）を500 mLボトルに混注してゆっくり投与するか，1 mgを100倍希釈（10μg/mL）として

※2　**HES製剤**…HESとは，hyodoxyethyl starch（ヒドロキシエチルデンプン）の略である．HES製剤は，輸血やアルブミン製剤のような膠質液と同様に血管外への移行が少なく血圧保持効果が高いため人工膠質液ともよばれる．現在，平均分子量の異なるHES 70（サリンヘス®，ヘスパンダー®）とHES 130（ボルベン®）が市販されている．大量投与により腎機能障害や止血機能障害を起こす可能性があるので投与量に注意する（サリンヘス® 1,000 mLまで，ボルベン® 50 mL/kgまで）．

※3　**pre-loadとco-load**…これまで，麻酔開始後の低血圧対策として，麻酔開始前に1,000～1,500 mLの細胞外液製剤を輸液しておく"pre-load"が推奨されてきた．しかし細胞外液製剤のような晶質液は血管外へ移行してしまうため血圧保持効果が低い．そこで，麻酔開始と同時に急速輸液を開始する"co-load"という輸液法が考案された．細胞外液製剤であってもco-loadによる輸液であれば，膠質液と同等の血圧保持効果があるとの報告もある．

1 mLずつ数カ所に子宮筋注する．気管支平滑筋を収縮させ喘息発作を誘発するので喘息患者には禁忌である．また急速大量投与では心室性不整脈や高血圧の副作用もある．

文献

1) 日本循環器学会，他：循環器病の診断と治療に関するガイドライン（2009年度合同研究班報告）：心疾患患者の妊娠・出産の適応，管理に関するガイドライン（2010年改訂版）
日本循環器学会ホームページ
http://www.j-circ.or.jp/guideline/pdf/JCS2010niwa.h.pdf（2016年4月閲覧）
2) 松浦史博，他：選択的帝王切開の麻酔法について，臨床麻酔，39：629-633, 2015
3) Tsen LC & Balki M：Oxytocin protocols during cesarean delivery：time to acknowledge the risk/benefit ratio? Int J Obstet Anesth, 19：243-245, 2010

5 ロボット支援手術

岩崎　肇

- ロボット支援前立腺全摘術では30度の頭低位，ロボット支援婦人科手術やロボット支援下部消化管手術では15～20度の頭低位となる
- 頭低位により中心静脈圧と心拍出量が増加し，末梢血管抵抗が減少する
- ロボット支援前立腺全摘術では主に以下の理由により膀胱尿道吻合まで制限輸液が必要である
  ①頭低位による頭頸部浮腫を予防するため
  ②尿路開放後，流出した尿が術視野を悪くするため

はじめに

　本邦では2012年4月1日よりロボット支援腹腔鏡下前立腺全摘術（robotic-assisted laparoscopic prostatectomy：RALP）のみ保険適用となり，2016年4月現在，その他の疾患に対しては自由診療にてロボット支援手術が行われている．ロボット支援手術においては，二酸化炭素送気による気腹に加え，頭低位・頭高位などの体位が身体に与える影響を理解する必要がある．

1）気腹による影響

　二酸化炭素送気による気腹は，横隔膜を挙上し，機能的残気量は低下，気道内圧は上昇する．また，静脈系が圧迫されることにより静脈還流量は低下し，心拍出量は低下する．二酸化炭素貯留により末梢血管抵抗と肺血管抵抗は上昇する．

2）気腹＋頭低位による影響

　気腹に加え体位を15～20度以上の頭低位とすると，腹部臓器が横隔膜を頭側に圧排するため，機能的残気量や肺コンプライアンスが低下し，気道内圧が上昇する．循環器系への影響としては静脈還流量が増加し，平均血圧・中心静脈圧・心拍出量が上昇する[1]．

表1 ● 頭低位で行うロボット支援手術の注意点

①気道内圧上昇：従圧換気の場合，1回換気量の減少に注意が必要
②無気肺の形成
③気管支挙上による片肺挿管
④頭蓋内圧亢進：脳動脈瘤，脳梗塞の既往，頸動脈狭窄などの脳血管障害の患者は注意が必要
⑤眼圧上昇：コントロールされていない緑内障患者は注意が必要
⑥頭頸部浮腫：抜管後の気道狭窄，肺水腫の報告あり
⑦心臓弁膜症の増悪：頭低位後，僧帽弁逆流が増悪した報告あり
⑧神経障害：肩当ての腕神経叢圧迫に注意が必要

Pitfall

・人工呼吸器の設定を従圧式にした場合，気腹や体位変換によって気道内圧が変化し，それに応じて換気量も変化するため，換気量は常に確認する必要がある．
・体位変換による循環動態の変化に加え，体位変換により動脈圧トランスデューサーの位置も調節する必要がある．

1 手術別の循環管理

1）ロボット支援腹腔鏡下前立腺全摘術（RALP）

　RALPでは二酸化炭素での気腹に加え，他のロボット支援手術に比べ30度という高度頭低位を行うのが特徴である．高度頭低位で行う手術の管理において注意すべき点が多くある（表1）．まず，高度頭低位によって頭蓋内圧は上昇し，気腹による二酸化炭素貯留がそれを助長するため，脳動脈瘤患者などは適応を十分検討する必要がある．また，高度頭低位により眼圧も上昇するため，コントロールされていない緑内障患者などは眼圧上昇に伴う虚血性視神経障害のリスクがある．さらに，頭頸部のうっ血により抜管後の気道狭窄や肺水腫の報告[2]があるため，術後の抜管も慎重に判断するべきである．循環動態への影響として，静脈還流量が増加し，平均血圧・中心静脈圧・心拍出量が上昇する．頭低位後，僧帽弁逆流が一時的にⅠ度→Ⅲ度に増悪した報告[1]があるため，弁膜疾患を有する患者は注意が必要である．

　RALPに特有の麻酔管理として制限輸液がある．RALPでは膀胱頸部離断後から膀胱尿道吻合までのあいだ，尿路は腹腔内に開放される．その間，流出尿が多量であると術視野が悪くなり，モノポーラの効果も減弱するため，頻回にサクションを行わなければならず手術操作の妨げとなる．そのため，尿量が増加するような輸液負荷は避けるべきであり，施設により量は多少異なるが，膀胱尿道吻合までの総輸液量を1,000 mL程度に制限するのが一般的である．膀胱尿道吻合が終了すれば，それ以降は制限輸液が必要なくなるため，コンソールアウトまでの約30分で1,000 mL程度の輸液負荷を行い，頭低位解除に備える必要がある．この制限輸液は，術視野をよくするだけではなく，高度頭低位による頭頸部浮腫を軽減し，膀胱尿道縫合不全などの術後合併症も減らすことが報告されている[3]．

2）ロボット支援腹腔鏡下大腸手術

　ロボット支援で行う大部分の大腸の手術は20度程度の頭低位で行われるが，直腸周囲を操作する場合は30度近い頭低位になる場合がある．呼吸・循環は前述した気腹＋頭低位による影響を受ける．RALPのように制限輸液をする必要はないが，開腹手術と比べると不感蒸泄が少ないため，開腹手術よりは輸液量は少なくなる．

3）ロボット支援肝切除術

　肝臓や胃など上腹部手術の場合は頭高位で行われる．気腹による横隔膜の挙上，機能的残気量の低下，気道内圧の上昇は頭高位により軽減されるため，頭低位で行う手術と比べると呼吸器系への影響は少ない．しかし，頭高位により静脈還流量は低下し，心拍出量は低下する．また，下肢静脈のうっ滞が起こるため静脈血栓症には注意が必要である．

文献

1）Haas S, et al：Haemodynamics and cardiac function during robotic-assisted laparoscopic prostatectomy in steep Trendelenburg position. Int J Med Robot, 7：408-413, 2011
2）Hong JY, et al：Pulmonary edema after da Vinci-assisted laparoscopic radical prostatectomy：a case report. J Clin Anesth, 22：370-372, 2010
3）Gainsburg DM：Anesthetic concerns for robotic-assisted laparoscopic radical prostatectomy. Minerva Anestesiol, 78：596-604, 2012

第3章 心臓手術の循環管理

1 心臓手術

井出雅洋

- おのおのの心疾患の特徴と手術前後による循環動態の変化をあらかじめ予測し，理解しておくことが重要である
- 各種の圧モニターや経食道心エコー（TEE）など複数のモニターを駆使して，心機能を評価しながら正確に循環動態や心室内容量を読みとり，心臓手術特有の血行動態やその変化に迅速かつ的確に対応する
- どの心臓手術においても，全体の循環管理の指標として，混合静脈血酸素飽和度や乳酸値，その推移にも注意する

● はじめに

　成人心臓手術の循環管理は文字通り循環の本体をなす心臓に疾患があって手術となることから，他の外科手術における循環管理と異なる．通常の外科手術では循環血液量を至適な範囲内に維持するため出血量や尿量を参考にしながら輸液や輸血量を判断し，急激な血行動態変化がなければ非侵襲的心拍出量モニターも活用できる．しかしながら，心臓手術では疾患の特性や術野への血液貯留，自己血回収，敷布への血液付着などもあり，前述したような指標の利用が難しい．また，心疾患自体や心機能が直接的に循環動態に影響を与えるうえに手術前後によって血行動態が大きく変化し，心筋保護の成否，体外循環の利用による炎症の波及，血管透過性の亢進や血液希釈，限外濾過などによりさらに循環管理が複雑となる．体外循環を利用しないOPCABであっても心臓の脱転や挙上などの手術手技によって循環動態が著しく変化する．

　本項では代表的な疾患別の循環管理の概要を記す．薬剤の作用機序や投与法などについては本書別項を参考にしていただきたい．

1 冠動脈バイパス手術（CABG）

　通常は，左または左右の内胸動脈と大伏在静脈や橈骨動脈がグラフトとして利用される

が，体外循環が開始されるまでの時間は推定される出血に対して晶質液を投与するだけでよく，過剰にならないように注意する．これは引き続く体外循環によって血液の過度な稀釈を回避するためであり，循環動態が十分であるかどうかについては適宜，動脈血血液ガスのbase excessや乳酸値，混合静脈血酸素飽和度を指標にする．

輸血はヘモグロビン値8〜9 g/dLを目標に考慮する．体外循環開始までは昇圧薬（フェニレフリン，ノルエピネフリン）や降圧薬（ニカルジピンなど），β遮断薬（エスモロールなど）をボーラスまたは持続投与しながら平均動脈圧（MAP）を70 mmHg以上，心拍数を70〜80回/分以下に維持して冠動脈への灌流圧を保ち，心拍数増大による心筋酸素需要増加を回避する．慢性的な虚血性心疾患の場合には収縮力を減少させることでさらなる虚血を回避していることが多いため，心収縮力が低下していてもバイパス手術で血行再建が行われると血流が増加し，心機能が改善することが多い．

心停止中には心筋虚血も進行するが，心筋保護が十分かつ大動脈遮断時間が極端に長くなければあえて心収縮力を増加させる強心薬は必要ないことが多く，昇圧薬によって平均動脈圧を維持する程度でよい．逆に不必要に強心薬を投与すると心筋の酸素需要をいたずらに増加させることになる．著しい心機能低下がある場合や僧帽弁逆流手術を同時に行う場合には強心薬の投与も考慮する．

心停止時間が長い症例では補助循環の時間を十分にとってから離脱を行う．体外循環中は血液希釈されるが，体外循環終了に近づくにつれて限外濾過などを行って希釈を補正するとともに，体外循環中の水分バランスが過度にプラスにならないように調整する．必要に応じて輸血を行い，体外循環離脱時のヘモグロビン値を9 g/dL前後を目標とする．これらは弁膜症手術でも同様である．

肺動脈カテーテル（PAC）とTEEが挿入されていれば，肺動脈圧の値と左室拡張終期径を対比させておくとPACから至適な左室容量を推定しやすい．虚血性心疾患患者では多くの場合，拡張機能障害が存在し，左室拡張終期圧や左房圧が高いため，至適な左室容量が得られる肺動脈圧は正常よりも高い．一方，容量負荷に対する予備力が小さく，容易に左房圧が上昇することにも注意が必要である．

❷ 体外循環非使用冠動脈バイパス手術（OPCAB）

病態生理はCABGと同様であるが，脱転，挙上および心臓圧迫操作で血圧が低下しやすいため輸液が過少にならないように気をつける．晶質液だけでは血管内容量を効率よく増加させることが難しいため，適宜，膠質液やヘモグロビン値8〜9 g/dLを目標として輸血も考慮に入れる．人工コロイドの膠質液は多量に使用すると凝固障害や腎機能低下につながることもあるので注意する．

体外循環を用いないため吻合中に血行動態を輸液や輸血のみで対処しようとすると体液バランスがプラスに傾きやすい．輸液量が多くなると術後に胸水が貯留しやすくなる．頭低位など手術台を積極的に利用して静脈還流を増やし，昇圧薬，強心薬も適宜投与しながら対応する．ただし，心拍数の上昇には注意する．徐脈の場合はペーシングを利用すると

外科側も Lima suture やスタビライザーの位置の調整，胸膜開放などによって血行動態の安定を図る．多量の強心薬を利用したうえで血行動態が破綻し，体外循環を利用した場合には患者の予後が悪化するため，不安定な血行動態が予想されるときには無理せずにPCPSやミニサーキットなどの体外循環を利用する方が賢明である．

❸ 大動脈弁狭窄症（AS）

疾患の特徴は狭窄弁による左室への圧負荷と中心性心筋肥大であり，通常は左室内腔が小さい．心筋肥大によって拡張機能は著しく低下するため，容量負荷を行うとすぐに左室充満圧が上昇し，左房圧が上昇する．しかしながら，十分な前負荷がないと心拍出量が低下し，血圧低下や心筋虚血につながる．そのため，体外循環開始までは輸液に加えてフェニレフリンなどのα刺激薬を投与してMAPを高め（70 mmHg）に維持するとともに静脈還流を促す．

拡張期時間を確保するため心拍数を50〜60/分に維持する．血圧低下やガイドワイヤの刺激，手術操作によって心室細動も含めた不整脈を誘発しやすい．いったん，心室細動になった場合には除細動に難渋することがあるので注意する．左室にとって弁置換後は後負荷が低下して駆出が楽になるため，低心機能でなければ心筋保護が確実に行われている限り，多くの場合，少量の昇圧薬（ノルエピネフリンなど）のみで体外循環から離脱が可能である．

大動脈弁輪近傍を伝導路が通過するため，ときおり，ブロックになることがあり，ペースメーカが必要となることもある．心室内腔が狭く，循環血液量が過少になりやすいためTEEを利用して適正化を図る．拡張機能障害が顕著なため，肺動脈圧はやや高めに維持する方が前負荷を維持できる．

❹ 大動脈弁逆流症（AR）

拡張期の弁逆流によって遠心性心拡大となっているが，心室壁も分厚いため，心筋重量はかなり大きい．また，逆流による拡張期圧低下によって冠動脈灌流圧が低下するため，心筋重量の増加とあいまって心内膜下虚血に陥りやすい．そのため，術中はMAPを少なくとも60 mmHg以上に維持することが重要である．手術時にはEFが低下していることも多いが，収縮力が低下していても心拡大によってSVは維持されていることが多い．拡張期を短くして逆流時間を減らすため，心拍数の目標を70〜80/分として循環管理を行う．体外循環中の管理は同様であるが，ASと同様に心筋保護が不十分にならないように注意する．心筋保護や大動脈遮断時間に問題がなければEFが軽度低下しても，心拡大によって1回拍出量は維持されることから心拍数が60/分以上あれば心拍出量係数も十分であることが多い．

EFが大きく低下している場合や肺高血圧（PH）を認めるような場合にはβ刺激薬やホスホジエステラーゼⅢ阻害薬の投与を考慮する．心拡大のためにTEEを利用しても体外循環後の適正な心室内容量を決定することは難しいが，逆流が消失した分，左室にとっては仕事量が低下するため，比較的，前負荷に対しては余裕が生じる．

❺ 僧帽弁逆流症（MR）

体外循環開始までは逆流が増加する病態，つまり，体血管抵抗の上昇と逆流時間の延長を避けるよう，やや低めの血圧と心拍数の軽度増加を保持する．術野の展開方法によってARを生じ，順行性心筋保護が不十分となりやすいため，逆行性心筋保護も併用することが多い．MRのため術前のEFは過大評価されており，修復されるとEFは10％程度低下する．術前EFが60％以下の場合や著しいPH，心不全症状が強い症例では体外循環離脱時に一時的にでも強心薬を利用すべきと考えている．

心房細動（AF）に対するメイズ手術が施行された場合，極端な徐脈になる場合もあるため，可能であれば心房心室ペーシングを利用する．逆流による容量負荷は低下するが，慢性のPHは術後すぐには改善しないため，肺動脈圧を輸液の指標とする場合には注意が必要である．

❻ 僧帽弁狭窄症（MS）

圧負荷によって左房は拡大し，通常，PHを合併する．MS単独であれば左心機能は保たれていることがほとんどであるが，MRや大動脈弁疾患を合併している場合は左心機能が低下することもある．さらに，AFを合併することも少なくない．拡張期時間を十分とって左室容量を保つ必要があるため，頻脈を避ける．これにはオピオイドや少量のβ遮断薬，アミオダロンが有用である．狭窄解除後は容量負荷によって左室の仕事量は増加する．

強心薬なしで体外循環を離脱できることもあるが，左室機能が正常範囲内でも心不全症状が強い症例やPH，右心機能低下例では強心薬の投与を考慮する．メイズ手術を同時に行う場合も含め，心房心室ペーシングを積極的に利用する方が血行動態は安定する．

● おわりに

同じ心疾患であっても逆流の重症度や合併疾患，心不全症状の有無によって患者の循環動態は異なる．過剰輸液に対する予後の悪化の可能性を十分に念頭に置き，輸液を単にmL/kg投与するといったマニュアル管理ではなく，疾患の病態生理や手術手技を基礎として，TEEや圧モニターを駆使しながら循環動態が最適になるよう，症例ごとにカスタマイズするよう心がける．

第3章 心臓手術の循環管理

2 小児心臓手術

岩崎達雄

- 小児心臓手術の循環管理において成人と違う点は，小児は特有の心臓生理学的特徴をもっていることと対象疾患の多くが心臓内外にあるシャント血流をもつことである
- 小児の心臓における生理学的特徴と，肺血流が増加している疾患群と減少している疾患群それぞれの循環管理を理解する
- シャント血流の方向・量を適正に保ち，心臓の容量負荷上昇による心仕事量増加やチアノーゼの悪化を防ぐためには積極的に体血管，肺血管抵抗を管理することが重要である

1 小児の心臓における生理学的特徴

　小児の心臓も成人とは異なる生理学的特徴をもっている．小児の循環管理を行う場合この特徴を熟知する必要がある．心拍出量を規定する因子は，前負荷，後負荷，心収縮力，心拍数である．一般的に前負荷を増加させればある一定のところまでは心臓の収縮力は増加し，1回拍出量は増加する．小児の場合は成人と比して前負荷増加に伴う心収縮力，1回拍出量の増加の割合は少なく，成人より早期に前負荷増加の効果が失われ，さらに前負荷を増加させるとかえって心収縮力の低下を招くようになる（図1）．

　拡張相をみてみると小児心筋はコンプライアンスが低く，少量の容量負荷で思わぬ拡張終期圧の上昇がみられることがある．これらのことから小児においては容量負荷を行う場合慎重に行う必要がある．

　また，成人の心筋では，後負荷が増大した場合でもこれによく耐え1回拍出量はかなり維持されるが，小児の場合は後負荷増大の影響を受けやすく，後負荷増大によって容易に1回拍出量が低下する（図2）．そのため，小児において1回拍出量を維持・増大するためには末梢血管の収縮を防ぎ，末梢血管を拡張させることが有効となる．

　心筋の収縮力自体も単位心筋当たりの収縮力は筋原線維の質が変化することによって発達とともに増加するといわれている．また，未熟な心筋ほど心筋内のカルシウムによるシグナル伝達に関与するT管や筋小胞体が未発達であり，収縮力が細胞外カルシウム濃度に依存する．そのため，未熟な心筋であるほどカルシウム製剤の投与が収縮力の増加に寄与

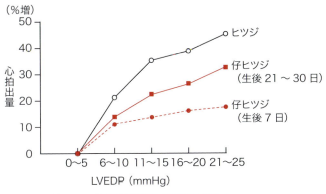

図1 年齢による前負荷増大への反応の違い
文献1より一部改変引用

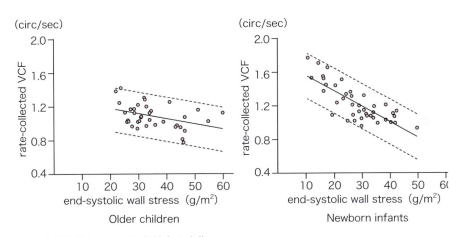

図2 後負荷増加による心収縮力の変化
文献2より一部改変引用

する．これらのことからも小児では1回拍出量を増加することは成人ほど容易ではなく，心拍出量は心拍数に依存している．そのため，小児では徐脈を避け心拍数を維持し，心拍出量を増加させるには心拍数を増加させることが有効であることが多い．

❷ 肺血流増加型心疾患

　肺血流増加型心疾患は心臓の内外に体循環から肺循環へのシャント経路があり，体循環血流の一部がシャントを介して肺循環に流入するいわゆる左-右シャントのために，肺血流が通常より増加しているものをいう（表1）．さらにチアノーゼを呈するものと呈さないものに分類できるが，本項では肺血流が増加しておりかつチアノーゼを呈さない疾患の代表例である心室中隔欠損症（ventricular septal defect：VSD）の管理について述べ，肺血流が増加しておりかつチアノーゼを呈する疾患については割愛する．

　VSDの場合，欠損孔を介した短絡量および肺血流量は体血管抵抗，肺血管抵抗のバラ

表1 ● 先天性心疾患の分類

	チアノーゼ型心疾患	非チアノーゼ型心疾患
肺血流増加型心疾患	・総肺静脈還流異常症 ・大血管転位症（Ⅰ，Ⅱ型） ・総動脈管症 ・肺動脈狭窄を合併しない単心室症 ・左心低形成症候群 ・肺動脈狭窄を合併しない三尖弁閉鎖症	・動脈管開存症 ・心房中隔欠損症 ・心室中隔欠損症 ・共通房室弁孔 ・部分肺静脈還流異常症
肺血流減少型心疾患	・Fallot四徴症 ・肺動脈閉鎖症 ・大血管転位症（Ⅲ型） ・肺動脈狭窄を合併した単心室症 ・肺動脈狭窄を合併した三尖弁閉鎖症 ・Ebstein奇形	

表2 ● 肺血管抵抗に影響する因子

	肺血管抵抗増加	肺血管抵抗減少
酸素濃度	低濃度	高濃度
$PaCO_2$	高	低
pH	アシドーシス	アルカローシス
気道内圧	高（PEEP）	低
体血管抵抗	下げる	上げる
薬剤		一酸化窒素（NO） プロスタグランジンI_2（PGI_2） シルデナフィル ボセンタン　など
血液粘度（Ht）	高粘度（高Ht）	低粘度（低Ht）

表3 ● 体血管抵抗に影響する因子

	体血管抵抗増加	体血管抵抗減少
酸素濃度	高濃度	低濃度
$PaCO_2$	低	高
pH	アルカローシス	アシドーシス
薬剤	ノルアドレナリン バゾプレシン	ニトロプルシド PDEⅢ阻害薬 フェノキシベンザミン クロルプロマジン

ンスと欠損孔の大きさによって規定される．左右短絡量が増加し，肺血流量が増えると左房左室への還流量が増え容量負荷となり徐々に収縮力は低下する（ハイフロー[※1]）．容量負荷によって左房左室が拡大し僧帽弁逆流を合併することもある．この容量負荷による心仕事量の増加は，肺血流量の体血流量に対する割合，すなわちQp/Qsによって推測できる．シャントがない場合のQp/Qsは1であるが，シャント量が増えれば増えるほどこの値は大きくなる．このように術前から体外循環開始までシャント血流が存在している場合はQp/Qsを増加させないこと，すなわち肺血流を制限し左心仕事量を増やさないようにすることが循環管理上の目標となる．そのためには，肺血管抵抗を高く，体血管抵抗を低く保つ．そのためには表2，3に示す肺血管抵抗，体血管抵抗に影響を与える因子を管理するが，VSDの体外循環開始までの管理としては輸血，高めのPEEPレベル，ルームエアでの低換気を行う．

※1　ハイフロー（high flow）…左-右短絡量が増加し，肺血流が増加し左房左室への還流量が増え左室の容量負荷となり心不全状態となっている病態をいう．

体外循環からの離脱後はシャント血流がなくなり左心の容量負荷がとれ心仕事量が減少するため，大動脈遮断の影響による一時的な落ち込みがあるとしても左心不全で難渋することは少ない．しかし，術前より肺血管抵抗が高く，欠損孔閉鎖後も高い肺動脈圧を示す症例のなかには肺高血圧危機[※2]をきたすことがある．このような場合は**表2**に示すような肺動脈圧を下げる管理を強力に行う．体外循環前の肺血流の多寡の評価は経食道心エコーや脳組織酸素飽和度，上・下大静脈血酸素飽和度などによる静脈血酸素飽和度の評価が参考になる．術後，肺高血圧が残存し肺高血圧危機のリスクが高いと考えられる症例では，術野より経胸壁的な肺動脈圧，左心房圧のモニタリングを行えば肺高血圧危機の診断・治療が容易になる．心室よりも体循環の下流にシャントが存在する場合，すなわち動脈管開存症，Blalock-Taussigシャント（BTシャント）をはじめとする体−肺動脈シャント術後，大きな体肺動脈側副血行路が存在する場合もこれに準じた血行動態をとる．

Pitfall

体血管抵抗と肺血管抵抗の関係は相対的なものであるから，体血管抵抗を低下させることは肺血管抵抗を下げることと同様の効果を示し，逆もまた同様であることに注意する．

血液粘度を上昇させることは肺血管に直接作用するわけではないが，肺血管抵抗を上昇させるのと同様の効果を示し，VSDの左−右シャントは減少する[3]．

❸ 肺血流減少型心疾患

肺血流減少型心疾患は，右室から肺動脈への経路のいずれかに狭窄あるいは閉鎖部分があるため肺血流が減少し，体循環に流れる血流よりも減少している疾患をいう．肺動脈狭窄が高度あるいは閉鎖している単心室症も肺血流は減少しチアノーゼを呈する．肺血流が減少しておりチアノーゼを呈する疾患の代表例はFallot四徴症（tetralogy of Fallot：TOF）である．TOFの血行動態は右室流出路の狭窄による右−左シャントのために肺血流量が減少するとともに体静脈血が体循環に流入することとなりチアノーゼ，低酸素血症を呈する．このとき，心室中隔に欠損はあるものの前述の心室中隔欠損症とは違い，左−右短絡ではないため左心容量負荷，左心機能低下は問題とならない．この右室流出路の狭窄が漏斗部の筋性狭窄である場合，この狭窄が何らかの原因によって急激に高度となり重症低酸素血症を呈するものが無酸素発作[※3]（anoxic spell）である．

典型的なTOFでは肺血流が少なくなるため肺血管床の発育が悪くなり，左房・左室への還流が減少することから左室の容積が小さくなる．この程度が激しい場合はそれぞれ術

[※2] **肺高血圧危機（pulmonary hypertension crisis）**…吸痰などの刺激を契機に肺血管抵抗が急激に上昇し，肺動脈圧が体動脈圧を超え圧負荷による右心不全から重症左心不全となり，循環虚脱の危機に瀕した状態をいう．

[※3] **無酸素発作（anoxic spell）**…TOF症例で漏斗部の筋性狭窄がある場合，交感神経刺激，脱水，体血管拡張など何らかの原因によってこの狭窄が急激に高度となり肺血流が高度に低下し，重症低酸素血症を呈するものをいう．

後の右心不全，左心不全の原因となる．肺血流が減少している疾患の循環管理のポイントは肺血流を維持することによってチアノーゼのさらなる悪化を防ぐことであり，TOFの場合，無酸素発作の予防・治療とほぼ同義である．肺血流を維持するためには十分な循環血液量を維持し心拍出量の低下を避け，体血管抵抗の低下と肺血管抵抗の上昇を予防することによって肺血流を確保する．さらにTOFの場合は筋性狭窄部の重症化の原因である交感神経の緊張や心収縮力の増加を避けることも肺血流を維持し，無酸素発作を避けるために重要である．

周術期の循環管理としては人工心肺開始までは，交感神経緊張を避けるために前投薬を行う場合には十分量を投与し，循環血液量低下を防ぐために絶飲水時間は最小限とし，必要であれば静脈路を確保し十分な輸液を行う．麻酔深度は深くして交感神経の緊張を避ける．呼吸は肺血管抵抗を下げるために純酸素で過換気に管理し，交感神経刺激を避けるために麻酔深度は深く保ちつつ，体血管抵抗を維持するために必要であれば積極的に α 刺激薬を使用する．**TOFの場合 β 刺激薬の投与は原則禁忌である．**

人工心肺離脱後は左心仕事量が増えるためそのサイズが小さい場合は左心不全を呈することがあり，この場合はペースメーカを使用し若干頻脈に管理する．VSDの短絡が遺残した場合には左心仕事量の増加を助長し管理を困難にする．また，肺血管床が小さく，右室へ手術侵襲が大きい場合は右心不全を呈する．この場合は循環血液量，心収縮力を維持しながら右室の後負荷である肺血管抵抗を下げるように管理する．修復術前の肺血流量の評価には動脈血酸素飽和度の変化が有用である．無酸素発作のような急激な肺血流減少を早期に診断するためには呼気終末二酸化炭素分圧の低下が役立つ．左・右心不全時の左右心房圧は循環管理に有用であるが，左房圧を測定するには術野より経胸壁的にカテーテルを左房に留置することが必要である．

文献

1) Friedman WF & George BL : Treatment of congestive heart failure by altering loading conditions of the heart. J Pediatr, 106 : 697-706, 1985
2) Rowland DG & Gutgesell HP : Noninvasive assessment of myocardial contractility, preload, and afterload in healthy newborn infants. Am J Cardiol, 75 : 818-821, 1995
3) Lister G, et al : Physiologic effects of increasing hemoglobin concentration in left-to-right shunting in infants with ventricular septal defects. N Engl J Med, 306 : 502-506, 1982

第3部 実際の循環管理
第3章 心臓手術の循環管理

3 大血管手術

下出典子

- 大血管手術には人工血管置換術とステントグラフト内挿術がある
- 人工血管置換術では，胸部大動脈では人工心肺，循環停止が必要だが，腹部大動脈では単純クランプによる手術が一般的である
- ステントグラフト内挿術ではステントの拡張・固定にバルーンを使用する．血圧の変化に注意が必要である

1 大血管手術患者の術前評価

1）合併症の評価と内服薬の確認

　大血管手術を受ける患者の多くは高齢者であり，あらゆる臓器に合併症があると推測される．合併症の評価と適切な治療がなされているのか，内服薬のチェックも必要である．主な合併症を**表1**に示す．

　理学的所見として，解離の進展や狭心症による前胸部痛や背部痛，大動脈弁逆流による心雑音，反回神経圧迫による嗄声，気管圧迫や進展による呼吸困難や血痰がみられる場合がある．

　緊急手術では絶飲絶食が守られていない，胸部症状を訴え高血圧を示す，もしくはショック状態の場合がある．血行動態の安定とすみやかな診断が必要で，処置をしながら検査する場合もある．麻酔科医も早い段階で治療に参加し，手術方針を確認する．

2）大血管手術の適応

　図1に大動脈解離，大動脈瘤の手術適応を示す．

　急性大動脈解離はエントリーの場所によって手術適応が決まっており，主な分類としてStanford分類，De Bakey分類がある．解離の範囲にかかわらずエントリーが上行大動脈にあるのがStanford A型で，超緊急もしくは緊急手術が必要となる．

　大動脈瘤は瘤の進展度によってCrawford分類Ⅰ〜Ⅳ型に分かれている．径が5.5 cm

表1 ● 大血管手術を必要とする患者の主な合併症

心血管系	高血圧，虚血性心疾患，弁膜症，左室肥大，動脈硬化
中枢神経系	認知症，脳梗塞，片麻痺
呼吸器系	喫煙，肺気腫
代謝・消化器系	糖尿病，脂質異常症，肝機能低下，腎機能低下

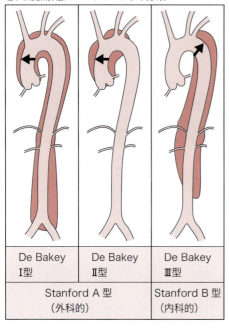
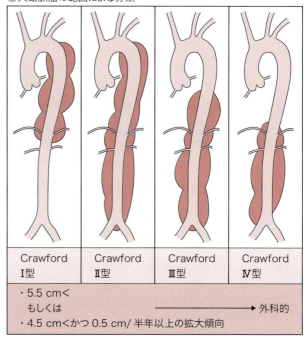

図1 ● 大動脈手術治療の適応
文献1より引用

以上，もしくは4.5 cm以上かつ半年に0.5 cm以上の拡大傾向がある場合が手術適応となる．大動脈瘤の手術は，ステントグラフト内挿術が主流となり，開胸開腹手術は症例が一気に減ってしまった．

❷ 大動脈手術の術中管理

1）麻酔管理

　全身麻酔が一般的であるが，腹部大動脈のステントグラフト内挿術では，局所麻酔の場合もありうる．フルストマックの場合は迅速導入が必要であるが，気管挿管時の血圧上昇は致命的なため，速効性で血圧上昇を防ぐ薬剤の選択が必要となる．導入にはミダゾラムかプロポフォール，レミフェンタニルやフェンタニル，筋弛緩薬はロクロニウムが用いられる．麻酔の維持はセボフルランやプロポフォールを用いる．しかし，人工心肺中の鎮静

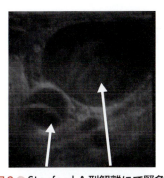

図2 ● Stanford A型解離にて緊急上行大動脈人工血管置換術の導入時の頸部エコー所見

総頸動脈解離（左矢印）と内頸静脈のうっ滞（右矢印）を示す

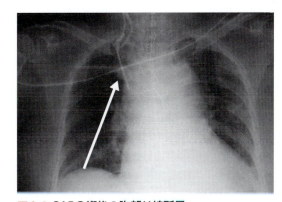

図3 ● CABG術後の胸部X線所見

肺動脈カテーテルの先端が右房入口部にあり（矢印），カテーテル全体が頸部でたわんでいる

や片肺換気，運動誘発電位（motor evoked potential：MEP）を使用する場合は，静脈麻酔薬を使用する．麻酔薬の準備とともにエフェドリンやネオシネジン，ドパミンなどの昇圧薬，ニカルジピンやエスモロールなどの降圧薬の準備が必要である．また，人工心肺後，大量の輸血が必要となる場合があり太い静脈ラインを挿入する．

2）モニタリング

a）動脈ライン

手術術式によって送血管の位置は変わってくる．大腿動脈にカニュレーションする場合であれば左，右どちらかの橈骨動脈や大腿動脈に，右腋窩動脈送血であれば左橈骨動脈に動脈ラインの留置が必要である．

b）中心静脈・肺動脈カテーテル

人工心肺を使用する場合，心機能評価やカテコラミン使用のため中心静脈カテーテル・肺動脈カテーテルを挿入する．右内頸静脈を選択する場合が多い．血行動態が不安定，心タンポナーデによる中心静脈圧増加では盲目的挿入は合併症の危険性が否定できないし，挿入に時間がかかる．図2では，大動脈解離が総頸動脈に及んでおり，心タンポナーデの影響か内頸静脈がうっ滞している様子がわかる．また，図3に肺動脈カテーテルの位置異常を示すX線所見を示す．リアルタイム超音波ガイドを使用してすみやかに挿入したい．

c）TEE（経食道心エコー）

解離腔の同定や心筋虚血の有無，大動脈弁逆流の重症度，偽腔送血の確認，脱血管や逆行性心筋保護液注入針の位置確認など，術前診断から術中管理まで非常に有用なツールである．表2にTEEの有用性を示す．

3）上行，弓部大動脈置換

胸骨正中切開，人工心肺下に行われる．送血管は上行大動脈，大腿動脈，もしくは腋窩動脈に挿入する．それぞれの特徴を表3に示す．上行大動脈が遮断できない場合は，脳保

表2 ● 大血管手術におけるTEEの有用性

人工心肺前	脱血管や送血管，逆行性心筋保護液注入針の位置確認
	大動脈弁逆流
	心タンポナーデ
	血胸
	心筋虚血・臓器虚血・分枝動脈の灌流障害
	偽腔送血（開始時）
人工心肺後	残存空気
	心筋虚血・臓器虚血・分枝動脈の灌流障害
	elephant trunk の血流
	血栓化確認

表3 ● 送血管とその位置，利点と欠点

	上行大動脈	大腿動脈	A型解離や弓部置換→腋窩動脈送血
利点	順行性・容易	迅速・容易	順行性
欠点	A型では無理？	逆行性・偽腔送血	手技は煩雑，流量が取れない

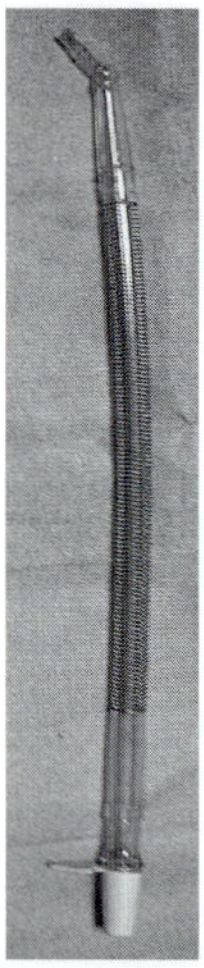

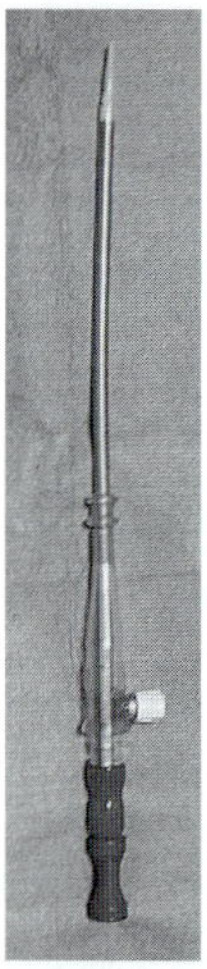

護目的に，超低体温循環停止，脳分離体外循環が必要となる．

4）下行大動脈置換

　体位は右側臥位とし，片肺換気が必要である．大腿動脈に送血管，大腿静脈に脱血管を留置し，部分体外循環下，単純遮断で行われる．遮断部位から中枢側は自己の心臓の拍出，末梢側は人工心肺によって灌流される．血行動態の変動を**表4**に示す．循環管理は人工心肺担当技師と確認する必要がある．

表4 ● 下行大動脈置換手術時の部分体外循環の管理

中枢圧	末梢圧	肺動脈楔入圧	対応
↑	↑	↑	血管拡張薬，利尿薬
↑	↑	↓	血管拡張薬
↑	↓	↑	ポンプ流量の増加
↑	↓	↓	輸液，ポンプ流量の増加
↓	↑	↑	ポンプ流量減少，強心薬
↓	↑	↓	ポンプ流量減少
↓	↓	↑	強心薬，ポンプ流量増加
↓	↓	↓	輸液

文献1を参考に作成

5）ステントグラフト内挿術

　目標とする場所にステントグラフトを留置し，バルーンを用いて拡張，血管壁に密着させる．バルーンを拡張させると中枢側の動脈圧が急上昇し，虚脱させると動脈圧が急下降する．急激な血圧上昇は心仕事量を増し心筋虚血を引き起こす可能性がある．この血圧上昇に対して，麻薬などの麻酔薬の増量や降圧薬を投与したくなるが，過量投与すると，バルーンを虚脱した際に急激な血圧低下を示す場合がある．バルーン拡張，虚脱は何度かくり返す場合が多いため，この時期に適切な血行動態を保つためには，術者と目標となる血圧を事前に決定し，調節性のよい吸入麻酔薬やネオシネジン，ノルアドレナリンを用いて循環管理することが望ましい．血管状態によっては，稀ではあるが破裂し，緊急手術が必要となる場合がある．また，ステントグラフト内挿術では出血量がわかりにくい．このため，バルーン虚脱時に低血圧が続く場合，出血量が多いことも考える．

ワンポイント

循環管理で対麻痺を予防する

　手術術式にかかわらず，胸部下行大動脈や胸腹部大動脈の手術の際，大根動脈（Adamkiewicz動脈）の位置の確認が必要である．
　脊髄の運動領域は前脊髄動脈から血液の供給を受けており，胸髄領域の前脊髄動脈は，肋間動脈の分枝である根動脈の血流支配を受けている．最も大きな根動脈がAdamkiewicz動脈で，血流が途絶すると運動機能が失われる対麻痺が発症する．
　対麻痺予防には，運動誘発電位によるモニタリングとスパイナルドレナージ，低体温，ステロイドやフリーラジカルスカベンジャー，ナロキソンなどの薬物学的療法があげられる．
　脊髄循環は平均動脈圧から脳脊髄液圧や静脈圧を引いたものである．低灌流の予防（平均血圧80 mmHg以上）と左鎖骨下動脈の血流維持が重要である．

文献

1）「心臓手術の麻酔　第4版」（Hensley FA Jr, 他/著，新見能成/訳），メディカルサイエンスインターナショナル，2014

第3章 心臓手術の循環管理

4 人工心肺中

吉田　靖

- 人工心肺を操作するうえで欠かせない安全装置にはどのようなものがあるか理解し，安全管理に役立てる

はじめに

　人工心肺を操作するうえで時々刻々と変化する患者の循環動態や人工心肺装置の動作状況を的確に把握し対処するために，さまざまな事象を検知し予測する必要がある．この操作技術を操作者の能力のみに依存せずに，事象対応を人工心肺装置に装備された安全装置により補完している．これらは適正値を外れたことをモニタリングによって認知する機能であり，これを適正に使用することはたいへん重要な安全対策である．安全装置の利用により，人工心肺を操作するうえで効率的な監視を行うことができ，偶発的な合併症により人工心肺を維持することができない危険な状態が生じた場合にも安全装置の自動制御などによって回避し，体外循環における安全性をさらに向上させることが可能となる．また，人工心肺装置操作者の経験や能力を直ちに一定の状態にもっていくことは容易ではないが，安全装置の使用はその操作者の能力の差を補い，操作上の安全を確保することを可能とする．

　しかしながら，安全装置の機能には限界があり，完全に依存することは危険である．安全装置を使用するうえで，その特性や機能の限界を知ったうえで正しく使用することが必要となる．人工心肺でのアクシデントの多くは，ひとたび発生すると不可逆性の致命的な事故となりうる危険性が高く，この安全装置の設置率を向上させることが少しでも事故発生頻度の軽減につながると考えられる．

　このため，日本体外循環技術医学会では，安全装置の必要性，基準を明確にするために平成19年4月に「人工心肺における安全装置設置基準」を勧告として提示し，現在は第5版となっている[1]．

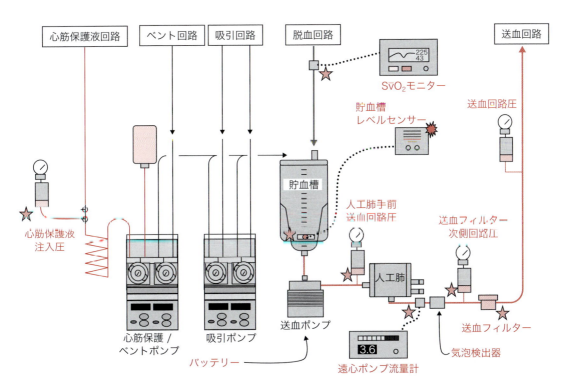

図1 ● 人工心肺の回路と安全装置，センサー（★）

❶ 一般的に使用される安全装置とセンサー類（図1）

1）レベルセンサー

　本邦では膜型人工肺を使用した静脈血貯血槽を用いた開放型回路が一般的に使用されている．このシステムにおける貯血槽の貯血レベルは循環血液量により維持される．貯血量は送血流量や脱血流量のバランスにより調整されるが，術野出血の吸引量など多くの因子が関与するため，貯血レベルの調整は難しく，脱血回路の閉塞や脱血カニューレの送入位置の変化により思わぬ脱血流量の低下などが起こった場合，貯血レベルは急激に低下する．このときに貯血レベルの監視を怠り適切な対処がなされないと，空気が送血回路に混入し患者血管内へ送り込んでしまう危険性がある．レベルセンサーはこの危険を回避するために，貯血槽液面の低下を察知しアラームを発する装置である．ポンプシステムと連動し，送血ポンプの回転を制御し貯血レベルの低下を防ぐ機能を有している機種もある．

　レベルセンサーには，超音波，静電容量，磁気，光学変化により液層と気層を検出する装置があり，貯血槽の適切な箇所にテープで貼り付けるタイプと上下に移動させることができるタイプがある．

　なお，レベルセンサーにおいて液面レベルの低下が認識された後，異常が解除されると自動でアラーム音が鳴りやみ，ポンプが正常に復帰作動するものが一般的である．

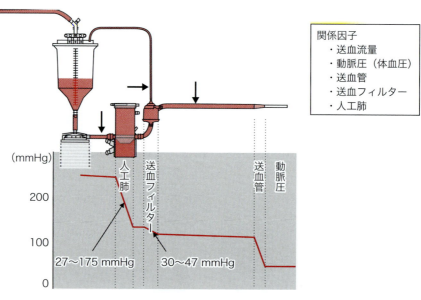

図2 ● 人工心肺回路の圧損と測定圧力

2）気泡検出器（バブルセンサー）

　貯血槽レベルセンサーの故障や動作不良によって回路内に気泡が混入した場合に，送血回路にとり付け回路内への気泡の流入を検出する装置で，ポンプシステムと連動し気泡を検出すると送血ポンプを停止させる機能がある．

　バブルセンサーは，気泡による超音波の反射や減衰により気泡の有無を検出している．そのため，装着部位をゼリーなどで脱気する必要がある．

　また，レベルセンサーとは違い，気泡を検出しアラームが鳴ったときは，すでに回路内に空気が混入している状態であり，即座に空気の除去が必要となるため，循環を停止させて，迅速に回路内の空気を確実に除去し，その原因の究明がなされたうえでその原因に対する処置を行い，循環を再開しなければならない．そのために，アラーム音やポンプ制御の解除を行う場合は，人工心肺装置の操作者が手動にて解除するように設定されている．

3）圧力センサー

　回路内あるいは回路の構成部品内の圧力を測定するための装置である．

a）送血圧（図2）

　送血回路の屈曲や目詰まり，送血カニューレの先当たりや送血カニューレによる大動脈への偽腔送血，鉗子の誤操作による不適切な回路の遮断などを即時に検出する．圧力の上昇に対し適切な対処をしなければ溶血や回路の抜けや破裂，大動脈解離の進展などの重大なトラブルへの進行となる．

　圧力はタイコス型血圧計または圧力トランスデューサーを使用することにより測定される．

送血圧は送血流量，人工肺の圧損などの送血回路抵抗，血圧により規定されるが，人工肺の血栓凝固や寒冷凝集などによる抵抗値の測定を加味するために送血圧力を測定する部位は送血ポンプと人工肺の間で行うことにより，より多くの圧力上昇の因子を検出することができる．なお，この部位での測定値は人工肺の圧損も加えたうえで上限値を設定する必要がある．

また，送血フィルターの一次側の圧力を測定することにより人工肺の目詰まりが特定できるうえ，送血を行う前に送血カニューレ送入部位の生体の動脈圧を直接測定することができる．

b）心筋保護液注入圧

順行性に大動脈基部から心筋保護液を注入する場合は，心筋保護液の送液回路内圧もしくは心筋保護液用カニューレの先端圧を測定する．送液時のカニューレ先端圧は75〜100 mmHg，回路内圧は150 mmHg程度が望ましい．高圧の場合は，偽腔注入，大動脈や冠動脈損傷の危険がある．低圧の場合は，大動脈弁が閉じないために冠動脈へ注入されず左心室内腔への漏れや心筋に均一に還流することができない．冠静脈洞から逆行性に注入する場合は，注入圧は40 mmHg以下が望ましい．低圧の場合はカニューレが抜けていることがある．

c）脳分離送血圧

脳分離体外循環において，脳送血回路や脳送血カニューレの先端で測定される．高圧の場合は脳浮腫や出血などを引き起こす危険がある．低圧の場合は不均一な還流となるため十分な脳への循環が維持できない．

d）貯血槽内圧

陰圧吸引補助脱血法（VAVD）を用いる場合には，静脈血貯血槽内の陰圧値が過剰な陰圧や危険な陽圧にならないように，陰圧コントローラーで設定している陰圧値となっているかを監視する必要がある．

4）流量計

人工心肺では適正灌流量を維持することは重要であるので，流量計が必要となる．遠心ポンプは後負荷の上昇により流量が低下するため，送血回路の屈曲などによる送血流量の変化を監視する必要がある．

流量計のセンサーは，超音波や電磁波を用いて測定されており，ドプラ流量計はゼロ点の設定などの構成が不要で取り扱いが容易である．

なお，遠心ポンプの逆流防止策として，送血回路に逆流防止弁を装着することが有用である．

5）温度センサー

人工心肺における患者の体温調節は，主として人工肺に内蔵される熱交換器により行われる．組織の酸素消費量，代謝量，血管の拡張収縮による血管抵抗などは，体温によって

大きく変化するため，人工心肺の灌流血液温度や患者体温のモニターは重要である．

生体側の温度測定部位として，鼓膜温，食道温，膀胱温，直腸温，末梢温などを選択し，患者全体の体温を把握するため複数部位の温度を測定することが有用である．

人工心肺装置では，送血温，脱血温，心筋保護液温などが測定される．

術中の低体温の目標値はどの程度の侵襲が生体に加わるかで異なる．低体温は組織における酸素消費量を減少させ，虚血に対する許容時間を延長させるので，手術侵襲に対する利点となる一方，血液粘稠度の増大や微小循環の障害，酸素ヘモグロビン解離曲線の左方移動などで酸素消費量と運搬量のバランスに影響が発生する．現在は，常温管理が多用されているが体血管抵抗が低く，カテコラミンの使用量も低体温群に比較して有意に高いことが報告されている．また常温群に比較して低体温群で脳障害の程度が高いという報告もある．高体温によりペナンブラ領域の拡大などによる脳障害の悪化があるので，血液温を37℃以上にしないことが重要である．

6) タイマー

体外循環時間，大動脈遮断時間，循環停止時間，心筋保護液注入間隔などの計時に用いる．体外循環を維持管理するという煩雑な作業を行ううえで，タイマーを用いて確実なタイミングで業務を行う安全装置として重要である．

7) 非常用バッテリー

手術室では，自家発電装置により無停電化が図られている施設も多いが，使用電流が容量を超えると電源の供給電圧が自動的に低下させる設備や，電源コードを足で引っかけコンセントから抜けて，人工心肺装置への電源供給が停止する事例もある．停電などが発生し人工心肺装置への電源供給が止まった場合，施設の自家発電との併用も含めて，一時的に電源を供給する重要な安全装置である．

文献

1)「人工心肺における安全装置設置基準（第五版）」，日本体外循環技術医学会，2015
   http://jasect.umin.ac.jp/safety/pdf/sefty.5th150829.pdf

第3部　実際の循環管理
第3章　心臓手術の循環管理

5 低侵襲心臓外科手術（MICS）

藤井　怜，坪川恒久

- MICSの適応を知る
- 胸骨正中切開を用いる手術との違いを知る
- 術前，術中，術後の管理を知る

はじめに

　MICSとはminimally invasive cardiac surgeryの略で，**低侵襲心臓外科手術**のことを指す．広義には胸骨部分切開術も含まれるが，ここでは肋間開胸手術について解説する．**利点としては傷が小さいこと，出血が少ないこと，胸骨正中切開後の再手術でも安全に行えること**，があげられる．適応となる手術は僧帽弁形成術（図1），僧帽弁置換術，心房中隔欠損症閉鎖術，心房内腫瘍摘出術，オフポンプ冠動脈バイパス術（OPCAB：この手術のみ左肺を虚脱させる），大動脈弁置換術が主である．術中に分離肺換気を行う必要があるため，**呼吸機能が良好であること，合併手術（2弁置換など）でないこと，全身状態が良好であること**を適応の必要条件としている施設が多い．ここではMICSの麻酔管理を，①術前検査，②麻酔導入，③体外循環開始前，④体外循環離脱時の管理，⑤術後管理に分け，筆者の経験を交えて解説する．

1 術前検査

　術前の呼吸機能検査は必須であり，**分離肺換気に耐えられない患者はMICSには不適である**．多くのMICSでは右の胸腔からアプローチするため，二葉の左片肺換気で人工心肺から離脱する必要がある．また，内頸静脈から14〜16 Frの脱血管を挿入する必要があるため術前にCT，あるいは超音波で血管径を測定する．

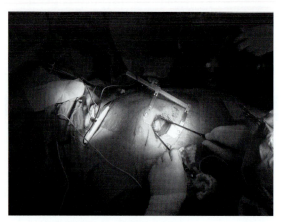

図1 ● 左肋間開胸での僧帽弁形成術 （巻頭カラー⑩参照）

❷ 麻酔導入

　麻酔導入前に静脈ライン，動脈ラインを留置し，酸素投与を開始する．われわれの施設では，過度の血圧低下を防ぐためにTCIポンプを用いたプロポフォール，レミフェンタニルで導入し，ロクロニウムで筋弛緩を得た後に気管挿管を行っている．MICS手術では分離肺換気を行う必要があるためブロンコ・キャス™（コヴィディエンジャパン株式会社）といった気管支チューブ，あるいは気管支ブロッカーを用いて気管挿管を行う．気管支チューブを用いる利点は術中に位置がずれにくく，吸痰が容易であることがあげられるが，手術終了後にICUでの呼吸管理のために通常の気管チューブに入れ替えを行う必要がある．気管支ブロッカーはこれらの利点と欠点が逆となることに加え，右肺上葉枝の脱気が困難である患者が一定の割合で存在するため，術野の妨げになることがある．

　麻酔導入後，左内径静脈より肺動脈カテーテルを挿入する（Pitfall参照）．その後，ヘパリンNa注を5,000単位投与し，右内頸静脈より人工心肺のための脱血カニューレを挿入する．続いて，経食道心エコープローブを挿入し，体位を設定する．体位を設定後に経食道心エコーで手術対象疾患の最終評価を行う（ワンポイント参照）．MICSでは術者は小さな術野以外の心臓を直接見ることができないため，多くの処置に術者の目としての経食道心エコーが必要である．麻酔科医が術者と画像を確認し，最終評価を行うことがチーム医療において重要である．

　さらに，人工心肺を使用する手術では体外循環開始前に経食道心エコーを用いて上行大動脈の外径を測定し，大動脈遮断に用いる遮断鉗子のサイズを決定する．術者は術前にCTを用いて計測を行うが，CTでは計測値は過大評価され，経食道心エコーでは過小評価される傾向にあることに注意する．

Pitfall

左内径静脈からのアプローチでは，内頸静脈と鎖骨下静脈合流部付近に胸管の流入部があるため損傷に注意する．また，シースを挿入する際にも内頸静脈が鎖骨下静脈と垂直に合流するため，貫通し血管損傷しないよう慎重に挿入することが必要である．

> **ワンポイント**
>
> 心房中隔欠損症閉鎖術においては，術前に行う覚醒下の経食道心エコー検査では，嘔吐反射のため下大静脈近傍の評価が困難である．また，欠損腔が複数存在することも多々あるため，麻酔導入後に評価を行い術者と情報を共有する．
>
> また，心房腫瘍摘出術は緊急手術となることがあり，術前の情報が少ない場合が多い．そのため，付着部位，主要血管からの距離を含めて評価し術者と情報を共有する．

❸ 体外循環開始前

まず大腿動脈から送血カニューレを挿入する．送血カニューレは短いため，経食道心エコーでは位置を確認できない．次に，右大腿静脈から人工心肺のための脱血カニューレを挿入する．このとき，脱血カニューレ先端が右房内に入っており，心房中隔を圧迫していないことを経食道心エコーで確認する．心房中隔欠損症の手術においては右房内に抜血カニューレが挿入されていると手術進行の妨げになるため，下大静脈―右房合流部より約1cm下大静脈側に留置されるようにする．僧帽弁手術においても同様の理由から右房下部にくるよう誘導する．

カニュレーションが完了すると開胸となる．胸骨正中切開で行う手術とは異なり，手術開始時から分離肺換気を行う必要があるため，**手術早期から酸素化が悪化する**．肺手術と比較して低酸素になる頻度，程度ともに高度である（Pitfall参照）．手術創は僧帽弁形成，置換術では右側胸部，冠動脈バイパス手術では左側胸部となる．

人工心肺開始前ではHepcon HMS plus（Medtronic社）を導入していれば，これを用いてヘパリンの必要量を算出し，ACT（activated coagulation time）の目標値480秒に必要なヘパリンNa注を投与する．ACTが400秒を超えた時点で体外循環開始とする．体外循環開始直後に送血圧の確認とともに経食道心エコーで大動脈解離の有無を確認し，偽腔送血とならないようにする（高い送血圧で鳴るアラームも参考となる）．正中切開と異なり狭い視野での操作となるので，大動脈遮断部位での血液リークの有無，大動脈弁閉鎖不全症による心筋保護液の左室への逆流の程度，そして冠動脈にフローがあることを経食道心エコーにて確認し，異常があれば術者に知らせる．心停止が確認された後に心内操作が開始となる．体外循環中は大腿動脈からの逆行性送血であるので脳血流を保つ目的で灌流圧は高め（60～70 mmHg）に維持する．

> **Pitfall**
>
> 基礎疾患による心肺機能の低下，完全な側臥位ではないこと（仰臥位では換気側の血液量＝非換気側の血液量であり，完全な側臥位になると，重力により換気側の血液量＞＞非換気側の血液量となる．しかしMICSでとられる不完全な側臥位では換気側の血液量＞非換気側の血液量となり換気血流不均衡が是正されない），そこに片肺虚脱が重なり酸素化が悪化するためであると考えられる．

❹ 体外循環離脱時の管理

　正中切開での手術と異なり，術野が小さいため，体外循環からの離脱時には心腔内の空気を抜くことが困難である．経食道心エコーを用いて空気がたまりやすい部位（左房内，左室心尖部，左心耳など）を入念に観察し，空気があればハイフローで人工心肺を回しながら手術台を動かしたりしてベントチューブで十分に空気を抜く．空気塞栓により右冠動脈（前方に位置するため空気塞栓が起こりやすい）が閉塞すると，右心不全，左室壁運動異常，房室ブロックが起こり体外循環離脱を難しくする．また，体外循環離脱時も分離肺換気が行われているため，低酸素血症が進行する．複数回にわたって分離肺換気を解除し両肺換気とすることで酸素化を改善させながら離脱を進めていく．この時点での術者とのコミュニケーションが非常に重要となる．

　離脱終了後は Hepcon HMS plus を用いてプロタミン硫酸塩必要量を求め投与する．それと同時に僧帽弁形成，置換術であれば弁周囲逆流（perivalvular leak）の有無，弁の開閉，僧帽弁狭窄症の有無を経食道心エコーにて評価する．心房中隔欠損症閉鎖術なら閉鎖後のリーク，残存する欠損腔の有無を評価する．また，閉創前に換気側の胸水をチェックし，必要ならドレーンを挿入する．

❺ 術後管理

　手術終了後に気管支チューブを挿入している場合には通常の気管チューブに入れ替えを行う．心臓手術後であるので**口腔内の浮腫，肺の酸素化能低下などにより術前よりも条件が悪化している**ため，チューブエクスチェンジャーを用いるなどして安全に行う．

　また，正中切開の心臓手術と異なり，肋間開胸の手術は**術後の疼痛が強い**ことが知られている．場合によっては術後に傍脊椎ブロック（paravertebral block）を施行することがある．ただし，本手技は深部神経ブロックに分類されるため，出血傾向にある患者に施行する際には注意が必要である．術野からのブロックや，持続神経ブロック用のカテーテル留置を術者に依頼する方法もある．終了時の胸部X線では，胸水，出血，気胸，無気肺，再膨張性肺水腫，心臓ヘルニアなど注意する．

第3部 実際の循環管理
第3章 心臓手術の循環管理

6 ロボット支援心臓手術

藤井 怜，坪川恒久

- da Vinci心臓手術の利点，欠点を知る
- 対象疾患の麻酔管理を知る

● はじめに

　da Vinciサージカルシステム（インテュイティブサージカル合同会社）は1999年に米国で開発され，2000年に米国FDAにより臨床使用が認可された．日本では，2016年4月現在，前立腺全摘術のみ保険適用となっているが，実臨床においては消化器外科領域，婦人科領域，心臓外科領域と幅広く臨床応用されている．心臓外科領域における，主な対象疾患は**僧帽弁形成術と心房中隔欠損症閉鎖術，そしてオフポンプ冠動脈バイパス術**である．

❶ da Vinci心臓手術の利点と欠点

　da Vinciサージカルシステムは，大きく分けてロボットを操作するコントロールコンソール（図1A）と実際に手術を行うロボットユニット（図1B）の2つから構成されている．特徴の1つであるスケーリング効果とは，手の操作の動きが縮小されてロボットに伝わる（3：1では実際の手が3cm動くとロボットは1cm動く）機能であり，これにより繊細な動きが可能になっている．さらに手ぶれ補正機能も備えられていて，手の震えがロボットに伝わることはない．これらの特徴により複雑な手術を正確に行うことが可能となっている．また，正中切開を行わないために**縦隔炎が起こる可能性は非常に低く，出血も少ない**．また，前項のMICS（第3部-第3章5参照）のように開胸器による肋間神経損傷や肋骨骨折が起こることは少ないため，**術後の疼痛もより少なくなっている**．これらの利点により早期離床，早期退院が可能となる．

　欠点としては，自由診療であるため医療費が非常に高額になること（術後出血止血術なども自由診療となる），手術時間がやや長くなること，そして体外循環離脱時の空気抜き

A) コントロールコンソール　B) ロボットユニット

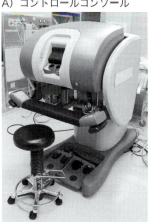
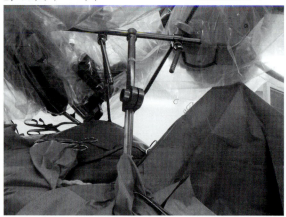

図1 ● da Vinciサージカルシステム（巻頭カラー**11**参照）

が困難であることがあげられる．

❷ 僧帽弁形成術，心房中隔欠損症閉鎖術

　手術体位，麻酔導入方法は前項のMICS手術の場合とほぼ同様である．緊急時にはすみやかに胸骨正中切開をできるように体位を工夫する必要がある（胸骨正中が十分アプローチできるような半側臥位として体位を設定し，手術台の傾斜により完全側臥位の位置にする）．麻酔導入後に体外式除細動（DC）パッドを装着して不整脈に備える．通常右胸，第4肋間を中心にカメラポート，アームポート，サービスポートを挿入してロボットを導入することとなる（Pitfall参照）．

　術者は不潔のままコントロールコンソールの前に座り，助手は清潔となり患者側に立ち，鉗子の交換，体外循環のサポートを行う．心膜を切開し，心臓の右側が露出されたら体外循環を開始する．

　経食道心エコーで測定した大動脈外径を参考に大動脈遮断鉗子を選択し，大動脈を遮断する．**遮断部位での逆流は鉗子のサイズが適切でないとき，遮断の角度が適切でないときに起こるが，経食道心エコーで確認しておく．**体外循環確立後に対象疾患の手術を開始する．僧帽弁手術における水試験はMICSと同様に行うことが可能であり，直視ではなく，スコープにより間接的に観察するためMICSよりも視野が良好である．体外循環からの離脱もMICSと同様であり，術者とコミュニケーションをとりつつ分離肺換気と両肺換気を交互に行いながら進めていく．

Pitfall

　いったんロボットが導入されると分離肺換気を解除できないため，事前に余裕をもって分離肺換気を行い，HPV（hypoxic vasoconstriction）を利用して酸素化を改善させておく．

❸ オフポンプ冠動脈バイパス術

体位は右側臥位で行う．ロボットを用いて左内胸動脈（LITA）を採取した後に左前下行枝に吻合を行う．拍動下で行う際には，吻合中に冠動脈血流を保つために血圧は高めに維持することが重要である．心臓脱転を行わないので循環動態が大きく変化することはない．

❹ 術後管理

ロボット支援心臓手術は胸骨正中切開の手術と異なり，傷が小さく，出血も少ない．肋骨損傷も少ないため術後疼痛が問題となることは少ない．必要ならIV PCAを併用して術後疼痛管理を行う．

文献

1）山口聖次郎，他：ロボット手術と体外循環法．Clinical Engineering, 24：1177-1186, 2013

第3部 実際の循環管理
第3章 心臓手術の循環管理

7 経カテーテル的大動脈弁留置術（TAVI）

入嵩西 毅

- TAVIは，術中に循環の危機がしばしば発生する「危険な低侵襲手術」である
- 患者（病態），手術（術式・手術リスク），自らの手の内（AS管理の基本・心血管作動薬・モニタリング）をよく知る
- 危機に先んじて手を打つ
- 手術チームのコミュニケーションとチームワークを大切にする

① TAVIは「危険な低侵襲手術」？

　経カテーテル的大動脈弁留置術（TAVI）は大動脈弁狭窄症（AS）に対する低侵襲手術として広く知られるようになったが，じつは短い手術時間に血行動態が大きく変動し，ときには危機的な状況に直面するきわめてストレスフルな手術である．
　筆者は，TAVIの術中に発生する循環の危機的状況を，以下の3つに分類している．

1）予定された危機

　TAVIの標準的な手術手順のいくつかは循環に危機をもたらすが（図1），**術式にあらかじめ含まれているので避けて通ることはできない**．特にrapid ventricular pacing（RVP）[※1]はしばしば血行動態に重大な危機をもたらす．

2）想定内の危機

　術前の心血管病変や解剖学的特徴から想定される危機のことを言う（表1）．

※1　rapid ventricular pacing（RVP）…バルーン弁形成と弁留置が左室からの拍出によって不正確にならないように，160～220 bpmの右室ペーシングを行い，一時的な血流の停止と血圧の降下を図る．頻脈と一時的な血流停止・血圧降下による心筋虚血や心収縮低下によって，RVP終了後の循環不全が遷延し，心肺蘇生を要することもしばしばである．

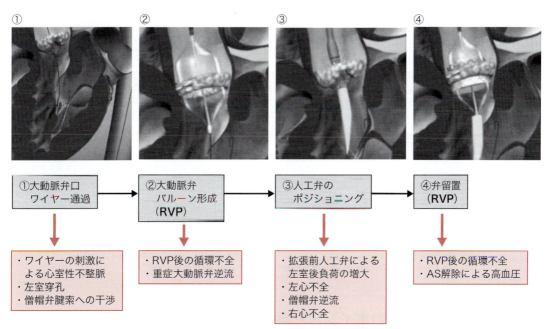

図1 ● TAVIの手術手順とこれに伴う血行動態の危機

表1 ● 患者の術前の心血管病変や解剖学的特徴から想定される危機と対策

術前の状態	想定される危機	対策
低い冠動脈開口部	自己弁尖による冠動脈閉塞	ワイヤーによる冠動脈確保 機械的心肺補助スタンバイ
小さい左室内腔 左室流出路狭窄	左室前負荷が不十分な場合，ASの急激な解除により左室が虚脱（ventricle suicide）	TEEによる左室径の観察 十分な輸液・輸血 機械的心肺補助スタンバイ
低い左室機能	RVPによる循環破綻	機械的心肺補助スタンバイ 予定的心肺補助の導入
大動脈弁輪・弁下の高度の石灰化	大動脈基部破裂	血圧管理 TEEによる綿密な観察
	伝導異常（房室ブロック）	ペーシング

3）想定外の危機

どれほど準備しても，想定を超えて発生する危機がある．心肺蘇生，大量輸血，機械的心肺補助の導入など，手術チームを総動員して危機の早期収拾を図る．

> **ワンポイント**
>
> **ペーシングを活用せよ**
>
> RVP終了後の低血圧に対して，ペーシングを止めずに80〜100 bpmの心室ペーシングを行うことで，一時的に低下した1回拍出量を補い血圧を回復させることができる．一方で一時的な降圧のために，100〜140 bpmの心室ペーシングによって血圧を下げることができる．

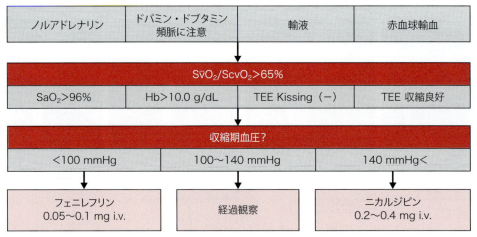

図2● 循環管理の一例
SaO_2：動脈血酸素飽和度，$S\bar{v}O_2$：混合静脈血酸素飽和度，$ScvO_2$：中心静脈血酸素飽和度

❷ 循環管理の3つのポイント〜筆者の座右の銘

1) 敵を知り己を知れば，百戦にして危うからず（「孫子」謀攻篇）

- **「敵を知る」**

  手術手順とこれに伴う血行動態変化，すなわち「予定された危機」を熟知する．また患者の術前状態から「想定内の危機」を把握する．

- **「己を知る」**

  循環管理における自分の手の内，つまり，①ASの循環管理の基本（左室前負荷の維持・冠血流の維持・頻脈の回避・洞調律の維持），②循環作動薬の特性，③モニタリングをよく知っておく．

2) 先んずれば則ち人を制す，後るれば則ち人に制せらる（「史記」項羽本紀）

TAVIの手術時間は短いが，短い時間に危機が立て続けに訪れる．したがって，**危機に先立って血行動態を常によい状態に維持する．**

血行動態パラメーターの目標範囲を定め，この範囲から逸脱しないように執拗に血行動態を調節する（図2）．これを怠れば，「後るれば則ち人に制せらる」ことになる．

3) 呉越同舟（「孫子」九地篇）

危機への注意を相互に伝えられない，あるいはメンバーの助言に耳を貸さないという手術チーム内の意思疎通の欠如は，TAVIにおいては重大な危機の温床となる．**手術を安全に成功させるという目的**のために，チーム内のコミュニケーションを維持しチームワークを高めなければならない．

● 第3部　実際の循環管理 ●

第4章　手術室外の循環管理

1 集中治療領域の循環管理

鷹架健

- 集中治療室での循環管理は，平均血圧，静脈血酸素分圧，乳酸値，尿量だけでなく，体重の変化や身体所見，心臓超音波，肺超音波，受動的下肢挙上（passive leg raising：PLR）などを加えて評価する

はじめに

　近年，重症患者に関する多くの研究が発表されているが，さまざまな臓器障害を有する重症患者の循環管理に関しては未解明な部分も数多く存在する．集中治療領域での循環管理について現時点で行われている内容を解説する．重症患者における循環動態の安定化は，臓器不全の発症に関与する組織低灌流を防ぐためにきわめて重要である．ショックは初期には可逆的であるが，すみやかに不可逆的になり多臓器不全や死亡につながる．診断のついていないショックの患者では，すみやかに病因を評価し，並行して気道確保，呼吸の安定化，循環動態の安定化など適切な治療を開始すべきである．

1 輸液管理

　十分な輸液は組織灌流維持のために重要であるが，過剰輸液は組織浮腫による臓器障害，死亡率の上昇を招くとの報告もあり，適切な輸液の目標値を設定するのは困難である．そのため輸液を投与する前に，その輸液が有効なものか，つまり心拍出量が増加するのかを推定する必要がある．以前より，さまざまな手法を用いて，循環血液量や輸液反応性の検討がなされてきた．古典的に臨床で使用されてきた指標が中心静脈圧や肺動脈楔入圧などの静的指標である．圧測定値から循環血液量を推測し，輸液管理の指標とするものであるが，しかし循環血液量の推測や輸液反応性（第1部-第3章5参照）の予測は静的指標では困難であるというのが現在の見解である．

　静的指標に代わり，近年その有用性が検討されているのが動的指標（第1部-第3章6参照）である．動的指標は静脈灌流量を変化させたときにみられる心拍出量の変化を指標化したものである．動的指標は，呼吸サイクルによる心拍出量の変化を数値化しているため，1回換気量，呼吸回数が一定であることが条件となる．不整脈や自発呼吸下，また低

1回換気量では信頼性のある指標にはならず，集中治療領域での使用には限界がある．

そこで，こうした患者群でも輸液反応性を予測できる方法として受動的下肢挙上（PLR）の有用性が報告されている．PLRは，下肢を挙上することにより静脈灌流を増加させ，脈圧の変化や超音波を用いた1回拍出量の変化を測定し，輸液反応性を予測する手法である．PLRにより下肢静脈の約200 mLの血液を一時的かつ可逆的に中心静脈に移動させ，その1回拍出量への変化で輸液反応性を判断する．

輸液の内容に関しても近年さかんに研究されている．高クロール血症と腎機能悪化や死亡率との関係が示され，生理食塩水よりもクロール含有量の少ない細胞外液製剤（リンゲル液など）の選択が推奨されうる．またアルブミン製剤使用により輸液バランスを少なく抑えることは可能であるが，死亡率の改善に関しては明確な結果は得られていない．HES製剤に関しては，アレルギー反応，透析療法施行率を高める可能性がありその使用は注意を要する．

❷ 循環作動薬

循環作動薬を使用し循環動態が安定する方が予後がよいと盲信されてきたため2000年代に入るまで生命予後などをアウトカムとした研究はなされておらず，薬剤の選択についてわかっていることは少ない．従来ドパミンは腹腔内臓器血流や腎血流を増加させるため臓器保護作用があるとの考えでショック時の第一選択薬として用いられてきたが，近年その優位性は否定されている．敗血症患者の低血圧に対しては輸液負荷につづいて，ノルアドレナリンをまず投与し，十分な昇圧効果を認めない場合は，バソプレシンの追加やアドレナリンの投与が推奨されている．心原性ショックにおいてもドパミンよりもノルアドレナリンの優位性が示されており，今後ドパミンが使用される状況は減少すると考えられる．

❸ 実際の循環管理

近年，循環パラメーターに目標値を設定し治療介入を行うgoal-directed therapy（GDT：目標指向型治療）という概念が提唱され，多くの研究が報告されている（第1部-第3章1参照）．血圧は最も簡便に得られる値のため，GDTの最初の目標指標として使用されている．敗血症患者における研究では平均血圧≦60 mmHgが死亡率増加と関連することが示されたが，収縮期血圧との関連は見出せず，血圧の指標としては臓器灌流の指標となる平均血圧で評価すべきである．灌流圧が維持されていても，循環管理の目標は組織への酸素供給であるため，酸素需給バランスの指標として，静脈血酸素飽和度や乳酸値（第2部-第3章2参照）を測定する．GDTでは，前述の平均血圧，静脈血酸素飽和度，乳酸値に，尿量（第2部-第3章1参照）を加味して循環を評価し，輸液負荷，循環作動薬，輸血などの介入を行うが，実際には前述の指標に加えて，体重の変化や身体所見，心臓超音波，肺超音波，PLRなどを加えて総合的に評価している．

文献

1) Vincent JL & De Backer D：Circulatory shock. N Engl J Med, 369：1726-1734, 2013
2) Kenaan M, et al：Hemodynamic assessment in the contemporary intensive care unit: a review of circulatory monitoring devices. Crit Care Clin, 30：413-445, 2014

第3部 実際の循環管理
第4章 手術室外の循環管理

2 救急領域の循環管理

丹保亜希仁

- 救急領域ではショック患者の循環管理が重要である
- 外傷によるショックの管理では，血液凝固障害のコントロールが重要である
- 重度の心原性ショック，心肺停止では体外循環が必要となる場合がある
- ショックの原因検査には超音波検査が有用である

● はじめに

　救急初療においては，A（気道）B（呼吸）C（循環）の安定化が最優先される．そのなかの循環管理として，ショックの認知，原因検索，治療が重要となってくる．本項では，救急領域で頻度の高い外傷による出血性ショック，心原性ショックの管理について説明する．

1 出血性ショック

　救急領域での大量出血の原因には，外傷，腹部大動脈破裂，産後出血などがあり止血を含めた循環管理が必要となる．「外傷初期診療ガイドラインJATEC™」が策定され，ショックの早期認知の方法や超音波検査による出血の検索，初期対応などが普及してきている．外傷によるショックの多くは出血性ショックであり，出血源としては大量血胸，腹腔内出血，後腹膜出血，骨盤骨折や多発骨折があげられる．大量出血に伴って起こる**血液凝固障害，低体温，代謝性アシドーシス**は「外傷死の3徴（deadly triad）」とよばれ，これらを予防する循環管理が救命には重要である．

1）輸液・輸血

　外傷による出血性ショックに対しては，初期輸液療法として1〜2Lの等張電解質輸液を急速に投与する．これにより循環が安定しない場合や，大量出血が考えられる場合には

早期に輸血を開始するべきである．低体温を予防するため，加温輸液や輸血・輸液加温システム〔レベル1（スミスメディカル・ジャパン株式会社）など〕の使用が必要である．

2）血液凝固障害の是正

外傷による血液凝固障害の原因として，凝固因子・血小板の消費，大量輸液による希釈，低体温などがあげられる．このほかに外傷では組織損傷に起因する線溶亢進型の凝固障害が早期から起こることが知られている．また，外傷による血液凝固障害の特徴として**フィブリノゲン**の低下が血小板低下やPT-INR延長よりも早期に起こることが報告されている[1]．そのため，新鮮凍結血漿の早期かつ十分量の投与が必要であり，クリオプレシピテート，フィブリノゲン製剤投与も考慮する．また，線溶亢進を抑制する**トラネキサム酸**投与が外傷による死亡率を低下させると報告されている[2]．投与方法は10分間で1g，その後8時間でさらに1gの経静脈投与を行う．受傷から3時間以内の投与が有効とされており，可及的すみやかに投与するべきである．

3）大動脈閉塞バルーン（IABO）

出血性ショックの根本治療は動脈塞栓術や手術による止血であるが，緊急時の一時的な止血や，手術の際の出血コントロールに**IABO（intra-aortic balloon occlusion）**使用が有効である．大腿動脈に留置したシースからバルーンカテーテルを挿入し，バルーンを左鎖骨下動脈より2cm以上足側に留置する．バルーンを拡張し左上肢での血圧上昇を確認する．完全遮断による虚血性合併症に注意が必要であり，間欠遮断や部分遮断で対応する．外傷では腹腔内出血，骨盤骨折などで使用されており，産科出血，腹部大動脈瘤破裂にも適応がある．

❷ 心原性ショック

急性冠症候群，難治性不整脈，心筋炎などによる心原性ショックに対してカテコラミンや大動脈バルーンパンピングによる補助でも循環動態が安定しない場合には，経皮的心肺補助（percutaneous cardiopulmonary support：PCPS）導入の適応がある．また心肺停止症例ではPCPSを利用した**ECPR**（extracorporeal cardiopulmonary resuscitation：体外循環式心肺蘇生）が施行されている．

1）PCPS

一般的には，大腿動静脈から送脱血管を挿入して下大静脈〜右房脱血・大腿動脈送血で回路を確立し，心機能と呼吸機能の補助を目的とする．迅速なカニュレーションがPCPS導入において最も重要であり，超音波ガイド下での大腿動静脈穿刺がPCPS導入までの時間を短縮したという報告がある．救急疾患ではほかに肺血栓塞栓症，敗血症性ショックなどにも適応がある．

2) 脳循環モニタリング

心肺蘇生中の脳循環の確保は社会復帰に重要であり，近年では心肺脳蘇生とも表現される．脳局所酸素飽和度（regional SO_2：rSO_2）を蘇生中の脳循環のモニタリングや脳蘇生の予後予測の指標として利用することも行われている．

> **ワンポイント**
>
> 救急領域ではベッドサイドで施行できる超音波検査を多く利用する．外傷の循環評価では心嚢，胸腔，腹腔の出血を検索する FAST（focused assessment with sonography for trauma）や，これらに気胸の検索を含めた extended-FAST の施行が必須である．また，閉塞性ショック，心原性ショック，循環血液量減少性ショック，血液分布異常性ショックを超音波検査で鑑別する RUSH exam（rapid ultrasound in shock examination）も提唱されている[3]．

文献

1) Hayakawa M, et al：Fibrinogen level deteriorates before other routine coagulation parameters and massive transfusion in the early phase of severe trauma: a retrospective observational study. Semin Thromb Hemost, 41：35-42, 2015
2) Roberts I, et al：The importance of early treatment with tranexamic acid in bleeding trauma patients: an exploratory analysis of the CRASH-2 randomised controlled trial. Lancet, 377：1096-101, 1101.e1-2, 2011
3) Perera P, et al：The RUSH exam: Rapid Ultrasound in SHock in the evaluation of the critically Ill. Emerg Med Clin North Am, 28：29-56, vii, 2010

❸ NICUでの循環管理

岡本年男

- 新生児の術後循環管理の実際を理解しておく
- 新生児の循環指標の基準値を覚えておく
- 新生児の循環管理で使用する薬用量を覚えておく

はじめに

　新生児の術後循環不全の主な原因は，麻酔薬による末梢への血液プールおよび心機能低下と，出血や体液喪失による循環血液量低下である．本項ではNICU（新生児集中治療室）での循環評価と管理の実際を紹介する．

1 循環の評価

1）身体所見

　新生児はダイビング反射の現れ方が顕著なため，循環不全の初期には血圧低下の前に皮膚色不良や末梢冷感が出現する．

2）血圧

　通常動脈ラインを確保し観血的血圧測定を行う．正期産児の血圧の標準値は収縮期圧60〜80 mmHgである．早産児の血圧は正期産児よりも低く，在胎期間や生後日齢によっても異なるため，術前の血圧を把握しておく必要がある．非観血的血圧は上腕以外に大腿や下腿でも測定可能であり，カフの長さは全周の1.5倍以上，幅は測定部位の長さの2/3程度が適切とされる．

3）尿量

　尿量は，循環を考える際に非常に重要な指標である．一般に2 mL/kg/時間以上を目安

とし，一定の尿量が確保できていれば，ある程度の低血圧は許容してよいと考える．評価にあたっては，投与水分量とのバランス，経時的変化を考慮する必要がある．

4) 毛細血管再充満時間（capillary refilling time：CRT）

CRTは末梢循環の簡便かつ優れた指標である．健常新生児の平均は約2秒で，3秒以上は遅延であると判断され，組織低灌流が疑われる．

5) 血液ガス分析

臨床上アシデミアが問題になることが多い．循環不良によって生じたアシデミアは，さらに循環に悪影響を及ぼす．アシデミアの原因が呼吸性なのか代謝性なのかを判断し対処する．また，同時に測定されるヘモグロビン値や電解質も循環不全評価の一助となる．

6) 心エコー検査

a) 前負荷の評価

① 左室拡張末期径（LVDd）

おおよその目安として，超低出生体重児で9〜10 mm，極低出生体重児で10〜12 mm，正期産児で17〜18 mm程度とされている．

② 下大静脈径

下大静脈の短軸像において，長径と短径の差が大きく扁平化しているときに容量不足が疑われる．

b) 心機能の評価

① 左室駆出率（EF）

60〜80％が至適範囲とされる．

② 左室短縮率（FS）

27〜35％が至適範囲とされる．

③ 心拍補正左室平均短縮速度（mVcfc）

1.5 circ/分程度が平均値とされ，0.8 circ/分未満を心ポンプ不全と考える[1]．

c) 後負荷の評価

① 収縮末期左室壁応力（ESWS）

正常新生児の平均値は30.2 g/cm^{2}とされ，45 g/cm^{2}以上を後負荷増大と考える[1]．

❷ 実際の管理

1) 全身管理

術後は高体温や低体温に陥っていることがあるため，適切な体温管理を行う．また，アシドーシスは循環不全を助長させるため，呼吸管理（肺損傷防止や脳血流維持のためpH

が維持できる$PaCO_2$範囲でなるべく低い条件で管理する）や炭酸水素ナトリウム投与（BE×体重kg×0.3 mLを注射用蒸留水で2倍希釈）で補正を行う．

2）循環血液量不足

生理食塩水10〜20 mL/kgを1〜2時間かけて投与する．腹水などの血漿成分が大量に失われている場合は新鮮凍結血漿やアルブミン投与，出血が明らかな場合は赤血球輸血を選択する．

3）心機能低下

一般にカテコラミンが使用され，新生児においてはβ作用の強いドブタミン2〜10μg/kg/分が選択される．一方で，早産児においては心機能低下が後負荷増大によることがあり，この状態を後負荷不整合という．ESWSが45 g/cm²以上で心機能低下を認める場合には，利尿薬（フロセミド0.5〜1 mg/kg）や血管拡張薬（ニトログリセリン0.5〜1μg/kg/分，ミルリノン0.25〜0.75μg/kg/分）といった後負荷を下げる治療を選択する．

4）末梢血管抵抗低下

ドパミン2〜10μg/kg/分を使用する．高容量でα作用が優位となるが，早産児では比較的少量でもα作用が強い．ドパミンが無効な場合はノルアドレナリン0.1〜1.0μg/kg/分を使用する．これらカテコラミンに反応しない場合にはバソプレシン0.001〜0.01 U/kg/分が有効なことがある．

5）ステロイド不足

早産児においては，視床下部—下垂体—副腎皮質系の未熟性のため，手術侵襲に見合った十分なコルチゾール分泌がなされず，相対的副腎不全に陥ることがある．通常，容量負荷やカテコラミンに抵抗性である．デキサメタゾン・ベタメタゾンは神経学的予後不良のリスクがあるため，ヒドロコルチゾン2〜5 mg/kgを用いる．

おわりに

以上，NICUにおける術後循環管理法について概説した．未熟性を有する新生児ほど手術侵襲や麻酔の影響を受けやすく，きめ細やかな循環管理が要求される．本項が新生児の術中管理に少しでもお役に立てれば幸いである．

文献

1) 豊島勝昭：Stress-Velocity関係をもとにした早産児の急性期循環管理．小児科診療，70：609-15, 2007

第3部 実際の循環管理

第5章 トラブルシューティング

1 INVOS™ 5100C 使用中の rSO_2 低下

岩崎 肇

- INVOS™ 5100C 使用中の rSO_2（脳内酸素飽和度）の低下は脳血流の低下，虚血が示唆される
- A型大動脈解離において，INVOS™ 5100C 装着時より rSO_2 の著しい低下や左右差がある場合は，解離による脳血流障害が示唆される
- 弓部大動脈置換術などで行われる選択的脳灌流中に rSO_2 が低下した場合，超音波のリニアプローブを頸部に当て，総頸動脈の血流を確認する
- 右の rSO_2 が低下し，右内頸動脈の血流が確認できない場合はその旨を術者に伝え，選択的脳灌流用カテーテルの位置を確認，調節してもらう

● rSO_2 低下は，脳血流の低下や虚血を意味する

　INVOS™ 5100C（コヴィディエンジャパン株式会社）は脳内微小血管の酸素飽和度（regional saturation of oxygenr：rSO_2）を非侵襲的，連続的かつリアルタイムに表示する（第2部-第3章7-B参照）．rSO_2 の低下は脳血流の低下や虚血を示唆する．rSO_2 の低下（$rSO_2 < 40\%$）は心臓手術後早期の神経学的合併症の発生に大きく関与していることが報告されており[1]，rSO_2 の低下に対しては早急かつ適切に対処する必要がある．

1）INVOS™ 5100C 装着時より rSO_2 の低下，左右差を認めた場合

　A型大動脈解離において，モニター装着時より rSO_2 の低下や左右差がある場合は解離が総頸動脈に及び，脳動脈血流が障害されていることが示唆される．

2）人工心肺の選択的脳灌流中に右の rSO_2 が突然低下した場合

　腕頭動脈にバルーン付き灌流用カテーテルを挿入し選択的脳灌流を確立したのにもかかわらず，右の rSO_2 が上昇しない，もしくはさらに低下する場合はまず，送血管の位置異常を疑う．その場合は，超音波のリニアプローブを頸部に当て，右内頸動脈の血流を確認する（図1A）．右内頸動脈の血流が確認できない場合（図1B）は，送血管が右鎖骨下動

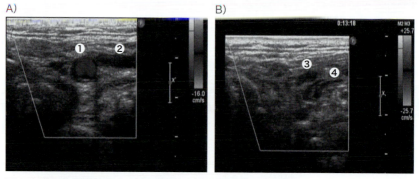

図1 選択的脳灌流中の右内頸動脈の超音波画像（短軸像）
A) 右内頸動脈の血流が確認できる場合．①：内頸動脈，②：内頸静脈
B) 右内頸動脈の血流が確認できない場合．③：内頸動脈，④：内頸静脈
巻頭カラー12参照

脈に位置している可能性があるため，その旨を術者に伝え送血管を腕頭動脈まで引き抜いてもらう必要がある．

ただし，右腋窩動脈を送血部位として人工血管を装着し右脳灌流を行っている場合は起こらない．

ワンポイント

人工心肺開始後に超音波で左右の内頸動脈血流を探すのは困難なことがある．人工心肺前にあらかじめ超音波プローブを当てる位置を確認しておくとよい．

文献

1) Yao FS, et al : Cerebral oxygen desaturation is associated with early postoperative neuropsychological dysfunction in patients undergoing cardiac surgery. J Cardiothorac Vasc Anesth, 18 : 552-558, 2004

第3部　実際の循環管理
第5章　トラブルシューティング

2 血圧上昇

下出典子

- トランスデューサーのゼロ点の位置は右房の高さ
- 水銀と血液の比重は13.6：1

❶ 原因不明の血圧上昇！ なぜ？

　CABG（冠動脈バイパス）手術終了，ICUに向かおうと患者やルートを搬送ベッドに移動させた．さっきまで血圧120/60 mmHgだったのが，なぜか170/110 mmHgに！ 心臓外科医から「えらく血圧高いですね」と言われ，冷や汗．よく見るとAラインのトランスデューサーがベッドの下に落ちているではないか？
　麻酔科医であれば，一度は体験したことがあるはず．そもそも，トランスデューサーの落下は血圧測定にどのような影響を与えるのだろうか？

❷ トランスデューサーの位置は，心臓と同じ高さに！

　トランスデューサーの構造を図1に示す．基準となるゼロ点の高さは，図2に示すようにトランスデューサーの三方活栓の位置と患者の右心房の高さである[1]．臨床的には，中腋窩線と第4肋間の交点が用いられている．そして，cmH_2OとmmHgの換算は，水銀の比重が13.6であること，cmとmmを考慮する必要がある．トランスデューサーの位置が13.6 cm落下すると10 mmHgの血圧上昇を起こす．
　さて，最初の血圧上昇について計算してみよう．50 mmHg上昇したのだから，単純計算で13.6×5＝68 cm落下したことになる．
　ベッドの高さや体位の変化によって，トランスデューサーの高さも変える必要がある．トランスデューサーの位置には気をつけたいものである．

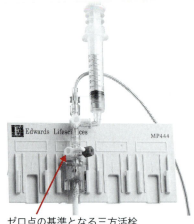

図1● 血圧モニタートランスデューサー
製品名：VAMP Flex（写真提供：エドワーズ ライフサイエンス株式会社）

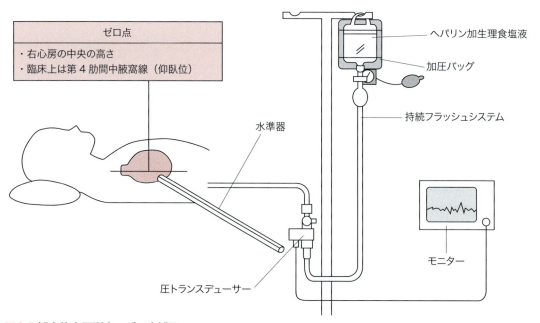

図2● 観血的血圧測定のゼロ点補正
文献1より引用

文献
1）重見研司：動脈圧モニタリング．「周術期循環管理」（澄川耕二／編），p147，克誠堂，2011

3 動的指標は輸液過剰の指標になりうるか?

井出雅洋

- 一定の条件下では輸液負荷に対する反応性は、いわゆる、動的指標モニターによって予測可能で有用性が高いと報告されている
- 中心静脈圧や肺動脈楔入圧のような静的指標による輸液反応性の評価には限界がある
- 動的指標モニターは輸液過剰を判定できないため、静的指標や心エコーなどと組合わせて判断する

　動的指標モニターにおける輸液反応性、すなわち、輸液の負荷が心拍出量増加、血行動態の安定につながるかどうかについては、胸腔内に陽圧をかけることができる人工呼吸器下で、1回換気量が大きすぎない、著しい血行動態の変動や不整脈がないなどの一定の条件下では有用性が高く、信頼できると報告されている。元来、これらのモニターでは呼吸性変動による胸腔内圧の変化によって静脈還流量と心拍出量が変化することから、循環血液量が不足している場合にはその変動が大きいことを捉えて数値化、表示している。循環血液量の不足、すなわち、輸液反応性があるということは、Frank-Starling曲線(第1部-第1章1参照)を考えれば正常の場合でも心不全患者であってもプラトーの領域近傍にまだ達していないことを示している。つまり、循環動態は輸液投与によって心拍出量が増加する領域にあるといえる。

　一方、プラトーの領域に循環動態がある場合には、胸腔内圧の変動があっても心拍出量の変化はわずかであるから動的指標であってもその変化の判定が困難なため、循環血液量が充足しているか過剰かの差は表示が難しい。言い換えれば、動的指標は血行動態を安定させる際に前負荷の欠乏を知るためのモニターであり、患者の前負荷がFrank-Starling曲線においてプラトーに近いということは動的指標から判定ができるが、過剰であるかどうかはこれらの特性を考慮すれば難しい。

　循環血液量の評価において、静的指標である中心静脈圧や肺動脈楔入圧は弁逆流や心機能の影響を受け、心エコーによる下大静脈径の測定も有用であるが胸腔内圧や弁逆流にも左右される。しかし、少なくとも肺動脈圧や中心静脈圧が高い場合、下大静脈径の呼吸性変動が消失した場合には輸液が過剰である可能性は十分に考えられる。結局、輸液過剰を示す指標は単一では難しく、圧モニターのような静的指標や心エコー、臨床所見なども用いながら総合的に判断するほかはないと考えられる。

文献 1) 福田 功:フロートラックシステムの有用性の検討. 日本臨床麻酔学会誌, 31:81-90, 2011

第5章 トラブルシューティング

4 体動がSpO₂に与える影響

石黒芳紀

- 動脈血の拍動成分を感知して静脈血を識別するパルスオキシメータでは，体動に関するノイズの混入は避けられない
- しかし，近年体動のノイズを除去するさまざまな方式が開発され，体動時にも正確な表示が可能になっている

❶ 体動による巨大なノイズで静脈血に近い値が表示される

体動が生じると，通常の動脈血波動由来の信号よりもはるかに大きなノイズが混入する．静脈血は低圧のため動脈血より動きによる影響を受けやすく，また吸光度も高いため，静脈血のノイズを拍動波（＝動脈血）と誤認して低い酸素飽和度を表示するなど，旧来の方式では体動時の動脈血酸素飽和度（SpO₂）を正確に表示することができなかった[1]．

❷ 離散型酸素飽和度変換（Discrete Saturation Transform：DST®）

Masimo社は，1990年代後半に，他社に先駆けて独自に体動の影響を受けにくい方式を開発した．収集した赤色光，赤外光信号をもとに，酸素飽和度1〜100％に対応する基準信号を計算し，ノイズを除去したうえで出力をプロットさせることで，拍動する血液の酸素飽和度の出力分布を得る．体動のないときは，動脈血成分のピークのみが得られるが，体動時は静脈血からの出力も検知され，2峰性分布が出力されるため，飽和度の高い方のピークを動脈血酸素飽和度と判定し表示している（図1）[2]．

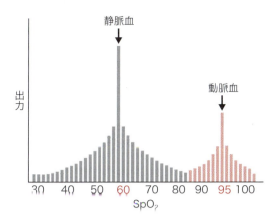

図1 体動時のFAST出力分布の例
2峰性であることに注目．右寄りのピークを動脈血由来の酸素飽和度として表示する．
文献2より引用

❸ 周波数解析によってノイズフィルターを生成

　他の多くのメーカーは，それぞれ独自の方式でノイズを除去する方法を開発して体動に対応している．Philips社では，一定時間の信号を周波数解析し，倍音成分の存在から，動脈波形の基本周波数を同定して，ノイズ除去フィルターを周期的に生成することで，動脈血由来の信号を分離している[3]．こうした方式では，一時的な体動に対しては有効であるが，持続する大きな体動に対しては，Masimo方式ほどの精度は得られないことが多い．

文献

1）Barker SJ & Shah NK：The effects of motion on the performance of pulse oximeters in volunteers（revised publication）．Anesthesiology, 86：101-108, 1997
2）Goldman JM, et al:Masimo signal extraction pulse oximetry. J Clin Monit Comput, 16：475-483, 2000
3）IntelliVue Patient Monitor Philips FAST SpO$_2$ Application Note

5 低酸素血症時のSpO₂測定

岩崎達雄

- 低酸素飽和度の測定値の精度が低下する原因は，赤色LEDの波長のばらつきと体動，低灌流状態，静脈の拍動，電気的・光学的干渉などの影響による
- 近年のパルスオキシメータでは良質な信号を得るとともに，波長に応じた適切なキャリブレーションカーブを使用するように改良が進んでいる

1 低酸素血症時のSpO₂測定の限界

　動脈血酸素飽和度（SpO₂）を非侵襲的に高精度に測定するパルスオキシメータの原理は1971年青柳卓雄博士により発見された．パルスオキシメータの登場によって医療は一変し，数多くの人命を救ったと言っても過言ではない．今では，成人，小児を含め麻酔の基本的な必須のモニターとなっている．その原理は近赤外光（波長940 nm付近）と赤色光（波長660 nm付近）の2つの波長の光が，酸化ヘモグロビンと還元ヘモグロビンに対して相反する吸光特性をもつため，この吸光度の差を測定し，あらかじめ用意した較正曲線から酸素飽和度を推定するものである（図1）．SpO₂は酸素飽和度の高い範囲では実測値と非常によく相関するが，酸素飽和度が70～80％程度に低下してくると相関が悪くなることが知られていた[1]．よりクリティカルな低酸素状態あるいはチアノーゼを呈する患者のモニタリングの信用度が低いことは問題であり，低酸素飽和度の測定値の精度向上への努力が試みられてきた．

2 SpO₂測定精度向上への取り組み

　低酸素飽和度の測定値で精度が低下する原因は，センサーの赤色LEDの波長にばらつきがあり，それぞれの波長に対応したキャリブレーションカーブは酸素飽和度が低くなればなるほどそれぞれのカーブの違いが大きくなるからである（図2）．また，一般的に体動による影響，低還流状態，静脈の拍動，電気的・光学的干渉などにより測定誤差が生じる．このことから，パルスオキシメータの測定精度向上のために測定に影響する因子を排除し

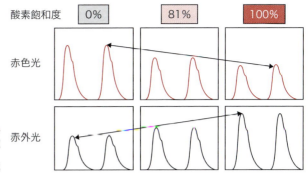

図1● パルスオキシメトリの原理
波長660 nm, 900 nmの2つの光は同じ酸素飽和度でも吸光度が相反しているため, その比率から酸素飽和度（SpO_2）が推定できる.
コヴィディエンジャパン株式会社提供資料を参考に作成

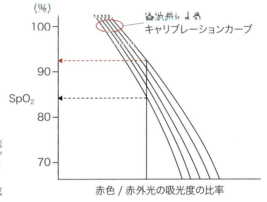

図2● 赤色/赤外光の吸光度の比率とSpO_2
各波長によってキャリブレーションカーブは特に低酸素時に異なっている. 低酸素時に精度を上げるためにはプローブから放たれている光の実際の波長に応じたキャリブレーションカーブを用いることが重要.
コヴィディエンジャパン株式会社提供資料を参考に作成

良質な信号を得るとともに, 適切なキャリブレーションカーブを使用するように改良されてきた.

コヴィディエンジャパン株式会社のNellcor™ パルスオキシメータでは, 一つひとつのセンサーの波長を実測しセンサーの種類やキャリブレーション情報をセンサー内のデジタルメモリチップに記憶させることで, より正確なキャリブレーションカーブを選択できるようにするとともに, 脈波検知方式の改良, サンプリング数の大幅な増加, 外部干渉に対する安定性の向上などにより信号取得の改善がなされている. このような改良が順次なされ, 第2世代のN-180, 200から第6世代N-BSJまでSpO_2 70〜100％の範囲で測定精度±2 digit, 60〜80％で±3 digitと広いレンジで高い測定精度を得ており, 体動下に置ける精度保証もあることなどから最新の第6世代N-BSJは米国FDAより新生児の先天性心疾患のスクリーニング用機器として認可されている.

マシモジャパン株式会社でも非公表のため詳細は不明だがLEDの精度を上げ, 低酸素領域での精度を上げたLNOP® Blueセンサーを開発するとともに第1世代のMasimo Radical®から, Radical-7®, New-Radical-7®と新しくなるにつれノイズ除去能力を向上させるなど測定基盤のバージョンアップを図っている. 各世代ともSpO_2 70〜100％の範囲で体動がない場合測定精度は±2％とされている.

文献

1) Fanconi S：Pulse oximetry for hypoxemia: a warning to users and manufacturers. Intensive Care Med, 15：540-542, 1989

6 自発呼吸時の動的指標

中山力恒，溝部俊樹

- 動的指標は何らかの変動（現在では，主に呼吸）に伴う循環動態のパラメーターの変化率を計測したものであり，輸液反応性をよく示すと考えられている
- 臨床でよく使用される動的指標には，1回拍出量変動（SVV），脈圧変動（PPV），脈波変動指標（PVI），などがある
- 動的指標は一定の条件下で算出されているため，解釈に注意が必要である

1 動的指標とは

　動的指標（dynamic parameter）は，何らかの変動に伴う循環動態のパラメーターの変化率を計測したものを意味し，中心静脈圧や肺動脈圧楔入圧などの静的指標（static parameter）よりも，輸液反応性を予測しうるとして2000年頃より注目を集めている（第1部-第3部6参照）．最近では，フロートラック（エドワーズライフサイエンス株式会社）やLiDCO®（日本光電工業株式会社）などの低侵襲血行動態モニタリングシステムが登場し，1回拍出量変動（SVV），脈圧変動（PPV），脈波変動指標（PVI）に代表される呼吸性変動を用いた動的指標が臨床の現場でよく使用されている．

2 呼吸性変動を用いた動的指標の計測条件

　呼吸性変動を用いた動的指標を計測する場合，胸腔内圧が一定であることが重要である．理想的とされる計測条件を表1に示す．これらの条件から動的指標は全身麻酔あるいは集中治療下で，筋弛緩薬が投与された調節呼吸患者を対象としたパラメーターであることが理解できる．

表1 ● 動的指標の理想的な計測条件

- 調節呼吸（自発呼吸がない）
- 呼吸数が一定
- 1回換気量が8〜12 mL/kg
- 換気回数が8〜12回/分
- 呼気終末陽圧（PEEP）が10 cmH$_2$O以下
- 開胸されていない

❸ 自発呼吸中の動的指標

　自発呼吸がある患者に呼吸性変動を用いた動的指標を計測し，輸液治療の方針を決定している現場に遭遇することがある．はたして，それらの計測値をそのまま適応してよいのであろうか．

　自発呼吸が存在する場合，換気量や呼吸数が不規則になるため，変動率の信頼性に乏しくなるという報告が多くなされている[1]．小規模ではあるが，小児患者において，パルスオキシメータのプレチスモグラフィーの波形から自発呼吸下での奇脈を捉え，循環血液量の不足を予測しえたとの報告もある[2]．

　一方，調節呼吸下では，換気量やPEEPが大きくなると胸腔内圧の上昇により変動率が大きく（輸液反応性があたかも高いように），逆に換気量やPEEPが小さくなると胸腔内圧の低下により変動率が小さく（輸液反応性があたかも低いように）表示される．また，開胸時には胸腔内圧の変化が小さくなるため，動的指標の変動率も小さなものとなる．実際，肺保護換気下で変動率は小さくなったとの報告がなされている[3]．

　したがって，調節呼吸下であれば理想的な換気条件でなくとも，臨床的に使用できる可能性が高い．しかし，自発呼吸中の動的指標は輸液治療の方向性を決定するには信頼性に乏しく，用いるべきではないと考える．

文献

1）Heenen S, et al：How can the response to volume expansion in patients with spontaneous respiratory movements be predicted? Crit Care, 10：R102, 2006
2）Amoozgar H, et al：Detection of pulsus paradoxus by pulse oximetry in pediatric patients after cardiac surgery. Pediatr Cardiol, 30：41-45, 2009
3）Freitas FG, et al：Predictive value of pulse pressure variation for fluid responsiveness in septic patients using lung-protective ventilation strategies. Br J Anaesth, 110：402-408, 2013

索引 index

数字

1回心拍出量の適正化	96
1回心拍出量変動	114
1回拍出量変動	131, 197, 342
2D modified Simpson法	224
2D single plane area-length法	223
Ⅲ音	35
3D TEE	224
3次元心エコー法	128
3点誘導	137
4-2-1ルール	286
5点誘導	136
11の最小断面	148

欧文

A

Advanced TEE	143, 145
AKI	227
alpha-stat法	264
APCO	69, 196
AR	42, 298
area length法	127
AS	42, 298
auto-transfusion	289

B

Basic TEE	143, 145, 151
Beer-Lambert法	254
BN-NICO	208
Brugada症候群	279
BTシャント	303

C

CABG	296
CCO	179
CNAP™	212
CO	269
co-load	291
Crawford分類	305
CRT	331
CVP	112, 131, 166

D

da Vinciサージカルシステム	319
DCM	43
DDGアナライザ	188
deadly triad	327
De Bakey分類	305
decision making	144
DHCA	265
diastolic augmentation	275
dicrotic notch	49, 163
DO_2	93, 96
DO_2I	96
dP/dt	119
DST®	338
dysoxia	230

E

Ea	31, 40
ECPR	328
EC法	86
EDPVR	31, 39
EF	118, 125
EGDT	89
EQUANOX™	255
ERASプロトコル	101
esCCO™	201
ESPVR	31, 39
EV1000	76
EVLW	76, 187
EVWI	78
EW	40

F

Fallot四徴症	303
FAST	329
FFP	288
Fickの原理	44
fluid challenge	112
FORE-SIGHT® ELITE	255
Forrester分類	30, 33
FPV	123
Frank-Starlingの心機能曲線	32
Frank-Starlingの法則	22
%FS	119

G

GDT	95, 107
GEDI	78, 187
GEF	187
Gibson法	126
global function	118
GLS	119
goal-oriented therapy	89
Guytonの静脈還流曲線	27

H

Haldane効果	234
hANP	274
HCM	43
heart-lung interaction	114
HES製剤	291
HFpEF	30
HFrEF	30

I

IABO	328
IABP	275
ICD	279
iE33	129
INVOS™ 5100C	254, 333
ITBV	187

J

JB-POT	145

K

KDIGO Clinical Practice Guideline for Acute Kidney Injury	227
kissing papillary muscle sign	153
Korotkov音	157

L

LAP	171
Laplaceの法則	65
LiDCO法	192
LiDCOplus	193
LiDCOrapid	83, 197
LiDCOrapid CNAP™	212
LVEDP	171
LVEDV	222
LVESV	222

M

Mモード	125, 224
macrocirculatory levelの指標	235
Masimo SET技術	80
MBL法	254
mean systemic filling pressure	27
MEP	247
method of discs法	127
microcirculatory level	235
MICS	266, 315
mini-challenge	112
modified Simpson法	127
MPI	123
MR	42, 299
MS	299

index

MTT ... 188	PVC ... 139	TAVI ... 322
multifocal PVC ... 140	PVI ... 80, 114, 342	TCCS ... 56
N	PVPI ... 78, 187	TCD ... 56, 256
Nellcor™ パルスオキシメータ ... 341	PWTT ... 201	TEE ... 143, 145, 151
NICaS2004 ... 208	**Q**	Teichholz 法 ... 126, 224
NICO ... 219	Qp/Qs ... 302	TFM-3040 ... 208
NICOM シグナル波形 ... 210	QRS コンプレックス ... 137	TOF ... 303
NICU ... 330	QT 延長症候群 ... 279	TRS ... 255
NIRO®-200NX ... 255	**R**	**U**
NIRS ... 253, 266	Radical-7® ... 80, 341	U 波 ... 137
normotensive ischemic acute renal failure ... 229	RALP ... 293, 294	**V**
NRS ... 139	RBC ... 288	V-A ECMO ... 277
NSTEMI ... 141	RCP ... 265	Valsalva 手技 ... 36
O	regional function ... 119	VCO_2 ... 219
ONSD ... 261	RI ... 55	VERIFI アルゴリズム ... 215
OPCAB ... 297	R on T 型の PVC ... 140	VFM ... 31
P	rSO_2 ... 254, 329, 333	VSD ... 301
P 波 ... 137	Rule of Threes ... 291	V-V ECMO ... 277
PAC ... 52	RUSH exam ... 329	**W**
$PaCO_2$ ... 236	RVP ... 322	West の Zone 分類 ... 62
PADP ... 173	**S**	West 分類 ... 172
PAP ... 171	SCP ... 265	windkessel モデル ... 50
PASP ... 173	$ScvO_2$ ... 73, 179	WPW 症候群 ... 279
PAWP ... 131, 171	SenSmart™ Model X-100 ... 255	
PC ... 288	SERCA2a ... 30	**和文**
PCCO ... 199	short run ... 140	**あ**
PCI ... 283	SjO_2 ... 250	悪性高熱症 ... 243
ΔPCO_2 ... 233	SpO_2 ... 338, 340	亜硝酸薬 ... 273
PCO_2 difference ... 233	SPV ... 114, 131	圧波形分析式心拍出量測定法 ... 199
PCO_2 gap ... 233	SQI ... 177	圧容量曲線 ... 38
PCPS ... 275, 276, 328	square wave ... 36	アドレナリン ... 271
PDE III 阻害薬 ... 272	SRS ... 254	アンダーダンピング波形 ... 165
PE ... 40	SSCG2012 ... 89	**い**
PEP ... 201	Stanford 分類 ... 305	医原性異常高体温 ... 243
$P_{ET}CO_2$ ... 219, 236	Starling™ SV ... 209	異常 Q 波 ... 142
PGE_1 製剤 ... 273	Starling の抵抗効果 ... 63	インピーダンス ... 208
pH-stat ... 264	STEMI ... 141	**う**
PI ... 55, 80, 115	Stevenson/Nohria 分類 ... 34	植え込み型除細動器 ... 279
PiCCO ... 184, 199	Stewart-Hamilton 法 ... 48	右室拡張能 ... 124
PLR ... 112, 326	ST 上昇型心筋梗塞 ... 141	右室収縮能 ... 123
Pombo 法 ... 125, 224	ST 非上昇型心筋梗塞 ... 141	うっ血 ... 34
PPV ... 97, 114, 131, 342	$S\bar{v}O_2$ ... 73, 176, 263	運動誘発電位 ... 247
pre-load ... 291	SVR ... 269	**え**
PTEeXAM ... 145	SVV ... 80, 97, 114, 131, 197, 342	エスクロン™ ... 86, 208
pulse contour 法 ... 49	Swan-Ganz カテーテル ... 46	エフェドリン ... 272, 291
PulseCO アルゴリズム ... 83, 197	systolic unloading ... 275	エンドリーク ... 249
PVA ... 31, 40	**T**	
$Pv-aCO_2$ ... 233	T 波 ... 137	
	TAPSE ... 123	

索引 345

お

オーバーシュート	60, 164
オーバーダンピング波形	165
オキシトシン	291
オキシメトリーカテーテル	251
オシロメトリック法	158, 165, 213

か

外傷死の3徴	327
外的仕事	40
解剖学的死腔	240
拡張型心筋症	43
拡張末期圧・容積関係	39
下行大動脈短軸断面	149
下行大動脈長軸断面	149
下肢挙上テスト	112
過剰輸液	109
下大静脈閉塞法	39
カテコラミン	270
カプノグラム	237
カプノメーター	236
カラーフロードプラー	147, 153
カルシウム拮抗薬	273
換気血流比不均衡	240
観血的血圧測定システム	58
観血的動脈圧	162
間歇法	180
眼血流速度	259
眼動脈	259
冠動脈バイパス手術	296
灌流指標	80, 115

き

機械的補助循環	275
気管支チューブ	316
気管支ブロッカー	316
気腹	293
奇脈	164
逆Fick法	46
逆行性脳灌流	265
急性腎傷害	227
仰臥位低血圧症候群	290
胸腔内血液容量	187
共振	59
局所脳酸素飽和度	254
局所壁運動異常	121
虚血	140
虚血性心疾患	282, 284
近赤外線分光法	253, 266

く

空間分解分光法	254
空気塞栓	154
駆出前期時間	201
駆出率	125
クリアサイトシステム	212

け

経胃中部短軸断面	149
経カテーテル的大動脈弁留置術	322
経眼窩超音波ドプラ法	259
経胸壁ドプラ法	204
頸静脈球	251
頸静脈血酸素飽和度	250
頸静脈怒張	35
経食道心エコー	143, 222
経食道ドプラ法	204
経頭蓋超音波カラードプラ法	56
経頭蓋超音波ドプラ法	56, 256
経肺熱希釈法	78, 184
経皮的心肺補助	328
経皮的心肺補助装置	275, 276
経皮的熱流補償法	243
経壁圧	168
血圧	269
血圧上昇	335
血圧測定	157
血液凝固障害	328
血管拡張薬	245, 272
血管収縮薬	272
血中酸素濃度	45
減衰係数	59

こ

降圧薬	272
高体温	241, 243
後負荷	24, 39, 65
後負荷不整合	67
抗不整脈薬	281
硬膜外麻酔	103
呼気終末二酸化炭素分圧	219
呼吸性変動	114, 342
鼓膜温	245
混合静脈血酸素飽和度	73, 176

さ

サードスペース	108
サーミスタ	243
最小11断面	147
サイドストリーム方式	236
左室拡張能	122
左室拡張末期圧	171, 174
左室駆出率	118
左室コンプライアンス曲線	131
左室収縮能	118
左室内径短縮率	119
左室のセグメント	119
左室容積	125
左室流入血流伝搬速度	123
左室流入血流波形	122
左房圧	171, 174
左-右シャント	301
産科麻酔	289
三尖弁閉鎖不全症	183
三尖弁輪収縮期移動距離	123
酸素運搬量	93, 96
酸素供給指数	96
酸素消費量	46, 176, 177
酸素飽和度	176, 333

し

時間カプノグラム	237
時間分解分光法	255
色素希釈法	188
子宮左方転位	290
指示液	186
指示薬	46
視神経鞘径	261
自然周波数	59
実効動脈エラスタンス	40
シバリング	241, 245
収縮期圧変動	114, 131
収縮期圧容積面積	31
収縮期壁応力	65
収縮末期圧・容積関係	39
周術期GDT	95
重症敗血症治療	89
重症敗血症の定義	91
周波数特性	59
重複切痕	163
出血性ショック	327
術後回復能力強化プログラム	101
術後管理	105
術前管理	101
術前絶飲食ガイドライン	102
術中管理	103
受動的下肢挙上	326
受動的高体温	243
循環血液量	169
循環血液量減少	245
循環作働薬	268, 326
循環平衡点	29
順行性脳分離体外循環	265
昇圧薬	270

index

晶質液の過剰投与 108
上大静脈血酸素飽和度 73
小児心臓手術 300
小児麻酔 285
静脈還流曲線 27
静脈血酸素飽和度 73
静脈‒動脈血二酸化炭素分圧較差 233
触診法 158
食道温 245
ジルチアゼム 273
人為的低体温 241
心肺虚血 282
心原性ショック 328
人工血管置換術 305
人工心肺 245, 251, 310
人工心肺装置 262
心室駆出期 38
心室充満期 38
心室性期外収縮 139, 280
心室中隔欠損症 301
新鮮凍結血漿 288
腎臓 227
心電図モニター 136
心内圧 171
心嚢液貯留 155
心肺脳蘇生 329
心拍出量 22, 44, 48, 86, 176, 184, 188, 192, 195, 201, 208, 212, 219, 222, 269
心拍出量曲線 28
心拍出量測定 69, 180, 204
心拍数 137
深部静脈血栓症 103
心不全 30, 44, 282
心房細動 278, 280
心房中隔欠損症 155

す
ステップ応答試験 60
ステントグラフト 249
ステントグラフト内挿術 309
ストレインゲージ 58

せ
制限的輸液戦略 109
正常洞調律 139
成人単純先天性心疾患 155
静的指標 112, 131, 337, 342
赤外線温度計 243
脊髄灌流圧 247
脊髄虚血 247

赤血球液 288
全拡張終期容量 78, 187
全拡張終期容量係数 78
全心駆出率 187
選択的脳灌流 251
前負荷 24, 40, 130

そ
総機械的エネルギー 40
臓器低灌流 34
早期目標指向型治療 89
僧帽弁逆流症 154, 299
僧帽弁狭窄症 153, 299
僧帽弁収縮期前方運動 68
僧帽弁閉鎖不全症 42, 67
僧帽弁輪速度波形 123
組織低灌流 234
塞栓子 258

た
体温 103
体温モニター 241
体外循環非使用冠動脈バイパス手術 297
体血管機能曲線 27
体血管抵抗 269, 302
体動 338
体動脈圧 269
大動脈解離 305
大動脈手術 306
大動脈内バルーンパンピング 275
大動脈の弾性性 50
大動脈閉塞バルーン 328
大動脈弁逆流症 298
大動脈弁狭窄症 42, 67, 153
大動脈弁閉鎖不全症 42, 153
大動脈瘤 305
対麻痺予防 309
多形性PVC 140
断層法 127
ダンパー 60

ち
中心静脈圧 22, 131, 166
中心静脈カテーテル 73, 185
中心静脈血酸素飽和度 73, 179
中枢‒末梢温度較差 241
中枢‒末梢血流勾配 62
中部食道右室流入流出路断面 149
中部食道四腔断面 147
中部食道上下大静脈断面 149
中部食道上行大動脈短軸断面 147

中部食道上行大動脈長軸断面 147
中部食道大動脈弁短軸断面 149
中部食道長軸断面 147
中部食道二腔断面 147
長軸方向グローバルストレイン 119
聴診法 157
超低体温循環停止 265
直腸温 245

て
帝王切開 289
低灌流 34
低酸素血症 340
抵抗係数 55
抵抗指数 55
低侵襲心臓手術 266, 315
ディスク法 224
低体温 241, 251
低体温循環停止 251
電気的心臓計測法 86
電気的バイオインピーダンス 86
電子体温計 243

と
頭高位 295
頭低位 293
動的指標 112, 114, 132, 325, 337, 342
動脈圧 83
動脈圧波形 49, 59, 163
動脈圧波形解析法 195
動脈血酸素飽和度 338
動脈コンプライアンス 50
動脈容量 83
動脈留置カテーテル 185
等容性圧上昇率 119
等容性弛緩期 38
等容性収縮期 38
特性インピーダンス 50
トノメトリー法 160
ドパミン 271
ドブタミン 271
ドプラ法 204, 222
トランジットタイム血流計 57
トランスデューサー 164, 335
トレインパルス刺激 248

に
ニカルジピン 273
二酸化炭素呼出量 219
二酸化炭素産生量 219
ニトログリセリン 273

入院前カウンセリング……………101
乳酸……………230
乳酸アシドーシス……………231
乳酸クリアランス……………231
乳酸値……………179
尿量……………227

ね
熱希釈法……………47, 49, 180

の
脳局所酸素飽和度……………329
脳虚血……………255
濃厚血小板……………288
脳酸素飽和度……………253
脳循環モニタリング……………256, 259
脳代謝モニタリング……………250, 253
能動的高体温……………243
ノルアドレナリン……………271

は
バイオインピーダンス法……………208
バイオリアクタンス法……………208
肺血管外水分量……………76, 187
肺血管外水分量係数……………78
肺血管抵抗……………302
肺血管透過性係数……………78, 187
敗血症性ショック……………89
敗血症診断基準……………91
肺血栓塞栓症……………240
肺血流……………62
肺血流減少型心疾患……………303
肺血流増加型心疾患……………301
肺血流評価……………221
肺高血圧危機……………303
肺静脈圧……………62
肺水腫……………78
肺塞栓症……………154
肺動脈圧……………62, 171
肺動脈温……………245
肺動脈拡張期圧……………173
肺動脈カテーテル
……………46, 52, 64, 97, 171, 176, 180
肺動脈収縮期圧……………173
肺動脈楔入……………131
肺動脈楔入圧……………64, 171
肺動脈弁閉鎖音……………35
肺胞死腔……………240
肺胞内圧……………62
拍動係数……………55
拍動指数……………55
バソプレシン……………272

発汗……………241
発熱……………243
パルスオキシメータ……………340
パルスカンター法……………195
半径短縮率……………120
ハンプ®……………274

ひ
鼻咽頭温……………245
非観血的動脈圧……………157, 165
ひずみゲージ……………58
肥大型心筋症……………43
ピトレシン®……………272
皮膚温……………245
非ふるえ熱産生……………241
病的異常高体温……………243
頻脈性不整脈……………280

ふ
フィジオキャル法……………215
フェニレフリン……………272, 291
不感蒸泄……………108
腹部頸静脈反射……………35
不整脈……………139, 278
不整脈原性右室心筋症……………279
部分的二酸化炭素再呼吸法……………219
プリセップカテーテル……………99, 179
プレチスモグラフ……………213
フロートラック センサー
……………69, 99, 196
プロスタグランジンE_1……………273

へ
平均血圧……………161
平均循環時間……………188
平均体循環充満圧……………27
ペースメーカ……………279
壁厚増加率……………120
弁疾患……………283

ほ
膀胱温……………245
房室伝導時間……………137
乏尿……………228
ポテンシャルエネルギー……………40
ボリュームビュー……………198
ボリュームビューカテーテル
……………76, 184

ま
末梢血管拡張……………241
末梢血管収縮……………241
末梢血管抵抗……………50, 70
慢性心不全……………29

み
耳式体温計……………243
脈圧変動……………114, 131, 342
脈波伝播時間……………201
脈波伝播時間解析法……………201
脈波変動指標……………80, 114, 342

む
無酸素発作……………303
無負荷ボリューム……………213

め
メインストリーム方式……………236

も
目標指向型輸液管理……………107

ゆ
輸液……………327
輸液過剰……………337
輸液管理……………111
輸液最適化……………109
輸液反応性……………111, 130, 169, 197, 337
輸血……………327

よ
容積補償法……………160, 212, 213
容量血管……………166
容量負荷……………283

り
離散型酸素飽和度変換……………338
リズムコントロール……………278
リチウム希釈法……………192
量カプノグラム……………239

れ
レートコントロール……………278
連続心拍出量……………179
連続法……………182

ろ
肋間開胸手術……………315
ロボット支援肝切除術……………295
ロボット支援手術……………293
ロボット支援心臓手術……………319
ロボット支援腹腔鏡下前立腺全摘術
……………293, 294
ロボット支援腹腔鏡下大腸手術
……………295

編者プロフィール

国沢卓之（くにさわ　たかゆき）
旭川医科大学　麻酔・蘇生学講座

1972年北海道旭川市にて出生．旭川市内の小中高校を卒業し，1997年旭川医科大学を卒業．東京女子医科大学，マイモニデス・メディカルセンターでの国内・海外留学を経て，2015年10月15日に同講座　三代目教授に就任．
専門：心臓麻酔，静脈麻酔，経食道心エコー検査（TEE），運動機能モニタリング．北米におけるTEE資格（Diplomate in Advanced PTE, Diplomate in Advanced RePTE）を2005年，2014年に取得．日常の臨床・研究・教育業務に加えて書籍執筆・講演など精力的に活動中．

麻酔科医として必ず知っておきたい周術期の循環管理

循環モニタリングの原理、各種測定法から手術別循環管理の実際とトラブルシューティングまで

2016年6月10日　第1刷発行	編　集	国沢卓之
	発行人	一戸裕子
	発行所	株式会社　羊　土　社
		〒101-0052
		東京都千代田区神田小川町2-5-1
		TEL　　03（5282）1211
		FAX　　03（5282）1212
		E-mail　eigyo@yodosha.co.jp
		URL　　www.yodosha.co.jp/
© YODOSHA CO., LTD. 2016	装　幀	関原直子
Printed in Japan	印刷所	日経印刷株式会社
ISBN978-4-7581-1116-4		

本書に掲載する著作物の複製権，上映権，譲渡権，公衆送信権（送信可能化権を含む）は（株）羊土社が保有します．
本書を無断で複製する行為（コピー，スキャン，デジタルデータ化など）は，著作権法上での限られた例外（「私的使用のための複製」など）を除き禁じられています．研究活動，診療を含み業務上使用する目的で上記の行為を行うことは大学，病院，企業などにおける内部的な利用であっても，私的使用には該当せず，違法です．また私的使用のためであっても，代行業者等の第三者に依頼して上記の行為を行うことは違法となります．

[JCOPY] ＜（社）出版者著作権管理機構　委託出版物＞
本書の無断複写は著作権法上での例外を除き禁じられています．複写される場合は，そのつど事前に，（社）出版者著作権管理機構（TEL 03-3513-6969，FAX 03-3513-6979，e-mail：info@jcopy.or.jp）の許諾を得てください．

羊土社のオススメ書籍

臨床の疑問に答える
静脈麻酔Q&A99

内田 整／編

TIVAの適応と禁忌は？術中覚醒の防止策は？高齢者のTIVAの注意点は？薬物動態モデルはすべての患者に使える？など、臨床でよく出会う疑問にダイレクトに答える！具体的なやさしい解説で、静脈麻酔の入門に最適！

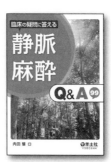

- 定価（本体4,500円＋税） ■ A5判
- 244頁 ■ ISBN 978-4-7581-1114-0

術中神経モニタリングバイブル
術後神経合併症予防のための実践的手法とその解釈

川口昌彦, 中瀬裕之／編

神経合併症予防に必須の術中神経モニタリングの方法とその解釈のしかたを1冊に網羅！異常を確実に捉えるための各種モニタリングの必須知識と実践法を解説．神経モニタリングに関わる全医療者必携の1冊です！

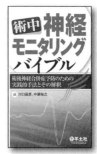

- 定価（本体5,500円＋税） ■ B6変型判
- 351頁 ■ ISBN 978-4-7581-1110-2

小児麻酔ポケットマニュアル

小児の生理・薬理学的特徴から各科手術の麻酔・管理のポイント

蔵谷紀文／編

基本的な小児麻酔を安全に行うための実践的な知識をまとめた1冊．知っておくべき生理・薬理学的知識から、各科手術における麻酔科管理のポイントがわかる．これから小児麻酔を勉強しようとしている若手麻酔科医にオススメ！

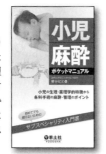

- 定価（本体4,800円＋税） ■ B6変型判
- 235頁 ■ ISBN 978-4-7581-1106-5

産科麻酔ポケットマニュアル

帝王切開（予定・緊急）、産科救急、無痛分娩、合併症妊婦などの麻酔管理の基本とコツ

角倉弘行／著

麻酔管理の進め方と産科麻酔に必要な産科的知識を解説した実践マニュアル．まず身につけたい基本手技から病態に応じた対応、産科救急まで麻酔科医に必要なすべてを網羅．サブスペシャリティ習得を目指す方は必読！

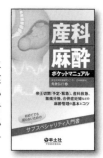

- 定価（本体5,200円＋税） ■ B6変型判
- 359頁 ■ ISBN 978-4-7581-1105-8

発行 羊土社 YODOSHA
〒101-0052 東京都千代田区神田小川町2-5-1　TEL 03(5282)1211　FAX 03(5282)1212
E-mail：eigyo@yodosha.co.jp
URL：www.yodosha.co.jp/

ご注文は最寄りの書店、または小社営業部まで

羊土社のオススメ書籍

研修医のための 外科の周術期管理 ズバリおまかせ！

森田孝夫, 東条 尚／編

初期研修医のための周術期管理解説書の決定版！周術期を4つのstepに分け, 治療方針決定の考え方や合併症対策など, 各stepでの必須事項を解説. 患者の治療段階を把握し, 今何をすべきかが見えてくる1冊！

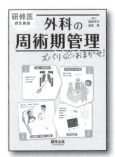

- 定価（本体4,200円＋税） B5判
- 276頁 ISBN 978-4-7581-1773-9

チーム医療による 周術期管理まるわかり
安全で質の高い術前術後管理を行うための、チーム内の役割と連携

川口昌彦, 古家 仁／編

多職種連携のために, まずは各スタッフの仕事を知ろう！麻酔管理から薬剤管理, 栄養管理, 口腔機能管理, リハビリテーション等について, 各役割ごとに術前〜術後管理のポイントを押さえてやさしく解説した入門書！

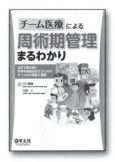

- 定価（本体3,400円＋税） A5判
- 263頁 ISBN 978-4-7581-1113-3

研修医に絶対必要な 器具・器械がわかる本。
使い方と使い分けマスターガイド

野村 悠, 田中 拓, 箕輪良行／編

同じような器具だけど, どう違う？どう使う？日常診療, 救急, 手術の現場でよく使う器具の特徴や, 意外と知らない同じ用途の器具同士の違いと使い分けがよくわかる！研修医の手技上達の近道となる1冊！

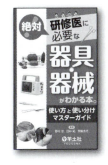

- 定価（本体2,900円＋税） B6変型判
- 237頁 ISBN 978-4-7581-1775-3

わかって動ける！ 人工呼吸管理ポケットブック
「どうしたらいいのか」すぐわかる、チェックリストと頻用データ

志馬伸朗／編

研修医必携！「こういう時はどうするんだっけ？」現場で知りたいことをすぐ引けて, 呼吸器設定や患者評価の表など対応時に役立つデータが満載！設定から調節, 離脱, トラブル対応まで, チェックリストで判断できる！

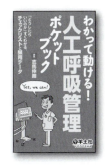

- 定価（本体3,500円＋税） B6変型判
- 189頁 ISBN 978-4-7581-1755-5

発行 羊土社 YODOSHA
〒101-0052 東京都千代田区神田小川町2-5-1 TEL 03(5282)1211 FAX 03(5282)1212
E-mail：eigyo@yodosha.co.jp
URL：www.yodosha.co.jp/

ご注文は最寄りの書店, または小社営業部まで

羊土社のオススメ書籍

臨床に役立つ機器のしくみと活用法
周術期モニタリング徹底ガイド
基本からピットフォールまで

讃岐美智義,内田 整／編

手術室やICUで使われる様々な機器を網羅！機器の製造元の企業が原理と使い方の基本を解説し，第一線で活躍中の麻酔科医が使用できる場面，役立つ病態やピットフォールなど臨床での活用法を解説した画期的な1冊！

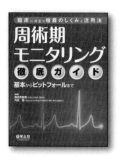

- 定価（本体5,800円＋税）　■ B5変型判
- 332頁　■ ISBN 978-4-7581-1109-6

心臓麻酔ポケットマニュアル改訂版
心血管作動薬、人工心肺の知識から心臓手術の麻酔・管理のポイント

野村実,黒川智,清野雄介／編

わかりやすいと好評の「心臓麻酔サブスペシャリティ入門書」の改訂版！TEEのチェック点，体外循環の注意点，術中トラブルの回避など，すぐに役立つ周術期管理のコツが学べます．サブスペシャリティ習得におすすめ！

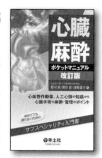

- 定価（本体5,400円＋税）　■ B6変型判
- 454頁　■ ISBN 978-4-7581-1115-7

気道管理に強くなる
エビデンスに基づいた、確実に気道確保するための考え方・器具選び・テクニック

大嶽浩司／監，森本康裕，駒澤伸泰，上嶋浩順／編

気道評価などの基本から，各種声門上器具・ビデオ喉頭鏡の使い分け，困難気道の対応まで，エビデンスやガイドラインに基づいて解説！確実に気道管理するための，知識とテクニックが身につく一冊です．

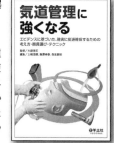

- 定価（本体5,400円＋税）　■ B5判
- 232頁　■ ISBN 978-4-7581-1791-3

臨床にダイレクトにつながる循環生理
たったこれだけで、驚くほどわかる！

Richard E. Klabunde／著
百村伸一／監
石黒芳紀，讃井將満／監訳

循環生理のモヤモヤ解消！初学者や理解が曖昧な方はもちろん，急性期医療に携わる医師は必読．臨床力が確実にUP！

※原題：Cardiovascular Physiology Concepts 2nd ed.

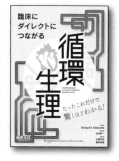

- 定価（本体5,200円＋税）　■ B5判
- 271頁　■ ISBN 978-4-7581-1761-6

発行　羊土社 YODOSHA　〒101-0052　東京都千代田区神田小川町2-5-1　TEL 03(5282)1211　FAX 03(5282)1212
E-mail：eigyo@yodosha.co.jp
URL：www.yodosha.co.jp/
ご注文は最寄りの書店，または小社営業部まで